BASTEI
LÜBBE

Martina Walter

RISKANTE ENTSCHEIDUNG

BASTEI LÜBBE

BASTEI-LÜBBE-TASCHENBUCH
Band 61434

Erste Auflage: Juli 1999

Einbandgestaltung: Manfred Peters
Titelfoto: Image Bank, Alain Daussin
Satz: hanseatenSatz-bremen, Bremen
Druck und Verarbeitung: Cox & Wyman, Ltd.
Printed in Great Britain
ISBN 3-404-61434-8

Namen und Orte der Handlung wurden aus persönlichkeitsrechtlichen Gründen geändert. Eventuelle Ähnlichkeiten mit lebenden oder verstorbenen Personen sind daher nicht beabsichtigt und somit rein zufällig.

Mit einer Kindheit voll Liebe
kann man ein halbes Leben
hindurch die kalte Welt
aushalten.

Jean Paul

— I —

Der letzte Abend vor der Operation. In weniger als zwölf Stunden entscheidet ein Ärzteteam über mein weiteres Leben. Morgen werde ich 15. Morgen ändert sich mein Leben, für immer.

Ich sehe mit bangem Blick von dem schmalen Krankenhausbett in den sternklaren Winterhimmel. Gibt es dort oben genug Schutzengel, die morgen an meiner Seite stehen werden? Was passiert, wenn die Engel morgen schon einen anderen Auftrag haben? Ich will es mir nicht vorstellen, aber meine Gedanken sind stärker als ich. Wenn Dr. Heisenbergs Hände morgen nur ein wenig zittern, bin ich für den Rest meines Lebens querschnittsgelähmt. Nie wieder gehen, laufen, springen. Mein Zukunft, die ich mir so aufregend und bunt vorstelle, wäre vorbei, ehe mein Leben richtig begonnen hat.

»Mach dir keine Gedanken«, hat mich der Arzt vor zwei Stunden bei der letzten Untersuchung zu beruhigen versucht. »Ich habe schon so viele Wirbelsäulen versteift.« Im ersten Augenblick haben mich seine Worte tatsächlich ein wenig beruhigt. Je mehr Routine der Arzt hat, desto sicherer kann ich mich doch fühlen. Jetzt fällt mir auf, daß Dr. Heisenberg nicht gesagt hat, ihm sei noch nie eine Operation mißglückt. Wie viele der Patienten, denen er die Wirbelsäule mit Metallstäben und Haken versteift hatte, können noch gehen?

Bis zum letzten Moment habe ich mich gegen diese Operation gewehrt. Seit wir im Sommer erfahren haben, daß meine Wirbelsäulenverkrümmung nur durch eine Operation aufgehalten werden kann, ist die Angst mein ständiger Begleiter. Ich kenne das große Risiko. Nicht nur, daß ich nach der Operation ein ganzes Jahr lang vom Hals bis zu den Hüften eingegipst werde. Nicht nur, daß ich mich mit der versteiften Wirbelsäule nie wieder normal werde bewegen können. Viel größer und alles andere überschattend ist die unbeschreibliche Furcht vor der möglichen Querschnittslähmung. Die Ärzte befestigen zwei metallene Stäbe und einige Haken an meinen Wirbeln. Damit soll die Wirbelsäule aufgerichtet und gleichzeitig gehalten werden. Dr. Heisenberg und seine Kollegen müssen dabei ganz nah am Rückenmark arbeiten. Verletzen sie das Rückenmark, werde ich querschnittsgelähmt aus der Narkose erwachen.

Ich bin die unfreiwillige Hauptperson in einem Drama, in dem es um mein Leben geht. Mein ganzes Leben. Seitdem feststeht, daß ich operiert werden muß, bin ich gegen die Versteifung meiner Wirbelsäule. Ich will das nicht. Ich will weg hier aus diesem tristen Gebäude, weg von den Ärzten, die niemals mich als Menschen sehen, sondern nur als einen Fall, der behandelt werden muß. Ich will normal leben, einfach so wie andere junge Mädchen auch.

Jetzt ist es zu spät. Ich kann nicht mehr zurück. Wenn in dieser Nacht nicht gerade die Welt untergeht, liege ich morgen früh um 7 Uhr auf dem Operationstisch. Alle Vorbereitungen sind getroffen. Statt eines Abendessens habe ich vor einer Stunde einen kleinen gelben Plastikbecher mit Beruhigungssaft bekommen. Ich war so nervös, meine Hände zitterten, der Saft floß aufs Bett. Die zweite Portion der angstmildernden Flüssigkeit mußte ich vorsichtshalber über dem Waschbecken trinken. Keine der Schwestern hatte große Lust, heute abend mein Bett noch einmal frisch zu beziehen.

Morgen, nach der Operation, geben sie mir sowieso neue Laken und Bettwäsche.

Schlaflos wälze ich mich in dem Bett hin und her, ziehe die Decke bis ans Kinn. Das Beruhigungsmittel zeigt keine große Wirkung. Ich werde einfach nicht müde. Warum liege ich hier, in diesem Krankenhaus, so viele hundert Kilometer von zu Hause entfernt? Ich hätte doch heute nachmittag noch ausreißen sollen. Als ich um 15 Uhr von der Beschäftigungstherapie kam, war mir der Gedanke an Flucht durch den Kopf geschossen. Wenn ich mit dem Bus zum Bahnhof führe, könnte ich einen Zug nach Hause nehmen. Vielleicht hätte mein Geld gerade für eine Fahrkarte gereicht. Ich hätte doch nur eine einfache Fahrt, auf keinen Fall eine Rückfahrkarte gewählt. Wäre ich erstmal wieder daheim, brächte mein Vater es nicht übers Herz, mich zurückzuschicken.

Meine Mutter schläft in dieser Nacht nur wenige Kilometer entfernt von der Klinik bei Elisabeth. Sie hat versprochen, bei mir zu sein, wenn ich morgen nachmittag aus der Narkose aufwache. Sie will meine Hand halten, wenn wir erfahren werden, ob ich mein weiteres Leben im Rollstuhl verbringen muß. Vom ersten Moment an, als sie die Krankheit entdeckt hat, hat meine Mutter alles getan, um mir zu helfen. Sie ist überzeugt, daß die Operation der einzige Weg ist, mir noch zu helfen. Wenn ich doch auch so fest an einen positiven Ausgang der Operation glauben könnte ...

II

Ich saß abends in der Badewanne und vergnügte mich mit dem weichen Schwamm.

»Tina, raus aus der Wanne, das Wasser wird zu kalt.« Meine Mutter nahm das große Badelaken, das sie über der Heizung angewärmt hatte, und hielt es vor mich hin. Ich stand auf, kletterte aus der Wanne und wurde in das wunderbar weiche Frotteetuch gehüllt. Meine Mutter rubbelte mich trocken und kämmte mir die dunkelbraunen Haare, die ich gerade wachsen ließ. Ich war so stolz, daß sie fast schulterlang waren. Jetzt konnte ich zwei freche Zöpfe aus ihnen machen, die wir in der Schule Rattenschwänze nannten. Ich bückte mich, um in meine Schlafanzughose zu steigen.

»Bleib mal so«, hörte ich die Stimme meiner Mutter. Warum sollte ich so bleiben, den Kopf nach unten, ein Bein in der Hose, das andere daneben? Ich fühlte, wie ihre Hand über meinen Rücken strich.

»Ich glaube, wir sollten schnellstens zum Orthopäden gehen«, sagte meine Mutter und hielt mir das Pyjamaoberteil hin. Schon wieder zu einem Arzt, wie ich das haßte. Ich wollte nichts anderes als so schnell wie möglich ins Bett und dort noch ein wenig in dem Dornröschen-Buch blättern, das mir Franziska zum Geburtstag geschenkt hatte. Ich liebte das Buch. Die Geschichte der Prinzessin, die sich an der Spindel sticht, in einen langen Schlaf fällt und dann von einem wunderschönen Prinzen wachgeküßt wird, war hier mal nicht mit

Zeichnungen illustriert, sondern in Fotos dargestellt. Ich wurde nicht müde, mir die Bilder wieder und wieder anzusehen, und entdeckte bei jedem Mal ein anderes Detail, das mich faszinierte.

»Schau nicht mehr zu lange in das Buch, du hast morgen um acht Uhr Schule«, ermahnte mich meine Mutter, als sie mich im Bett zudeckte.

»Dann lies du mir noch was vor«, verlangte ich. Von spannenden Geschichten bekam ich nie genug. Meine Mutter nahm ein kleines Buch vom Tisch und setzte sich auf die Bettkante.

»Pippi im Taka-Tuka-Land?«

Ich nickte begeistert. Das war so ein lustiges Buch. Mit sanfter Stimme las meine Mutter Astrid Lindgrens Geschichte vor. Ihre großen grünen Augen folgten den Zeilen. »Du hast genau die gleichen Augen wie deine Mutter«, staunten viele Leute, die uns zusammen sahen. Ich blickte dann immer etwas skeptisch. Meine Mutter war doch so zart. Sie hatte mittelblonde Haare und einen zierlichen Knochenbau. Ich war ganz anders. Ich war sehr groß. Immer schon war ich deutlich größer als andere Kinder meines Jahrgangs. Mein Gesicht war eher rund und pausbäckig. Ich war eindeutig der Meinung, wie mein Vater auszusehen. Stabil, mit dunklen Haaren, einem runden Kinn und kräftigem Körperbau.

»Schläfst du schon?«, unterbrach meine Mutter meine Gedanken.

»Ich habe nur ein bißchen nachgedacht. Findest du auch, daß meine Augen wie deine aussehen?«

»Ja, sie sind sich wirklich ziemlich ähnlich. Jetzt mach sie aber schnell zu und schlaf schön. Morgen hast du einen anstrengenden Tag vor dir.«

Mit dieser Vermutung lag meine Mutter ganz richtig. Es war nicht nur ein anstrengender Tag, er war auch der erste Schritt auf einem langen Weg, in dem die Krankheit immer mehr Raum in meinem Leben einnahm. Am nächsten Nachmittag, gleich nach der Schule, saß ich mit meiner Mutter im Wartezimmer von Dr. Ortschan. »Dr. med. Hans-Jörg Ortschan, Arzt für Orthopädie« stand auf dem Schild, das ich laut buchstabierte. Vor vier Wochen war ich in die zweite Klasse gekommen, und ich war ganz stolz darauf, endlich richtig lesen zu können.

Meine Mutter wirkte nervös, sie rutschte unruhig auf dem Plastikstuhl hin und her.

»Sind wir jetzt dran?«

Ich fand diese ganze Warterei so langweilig.

Der Arzt, der uns wenige Minuten darauf in sein Sprechzimmer rief, bot meiner Mutter einen Stuhl an. Ich kauerte mich auf die Lehne.

»Ich befürchte, meine Tochter hat eine Skoliose«, eröffnete meine Mutter das Gespräch. »Auf der rechten Seite stehen ihre Rippen heraus. Was sollen wir jetzt tun?«

Der Arzt hörte sich an, daß ich schon fünf Jahre lang jede Woche zweimal zur Krankengymnastik ging.

»Hast du ab und zu Rückenschmerzen?« fragte er mich. Ich verneinte. Schmerzen hatte ich keine. Nur diese ewige Turnerei fand ich lästig.

Ich mußte mir meine Strickjacke, die Bluse und das Unterhemd ausziehen.

»Jetzt stell dich mal ganz gerade hin.« Der Arzt stellte sich hinter mich. Ich drehte den Kopf und blickte meine Mutter an. Was sollte das, warum schwieg sie ebenso wie Dr. Ortschan?

»Bück dich, so weit du kannst, nach vorne.«

Das war kein Problem für mich. Ich ließ meinen Oberkörper ganz weit runter, bis ich mit den Handflächen den Boden berühren konnte. Aus diesem ungewohnten Blickwinkel, durch meine Beine hindurch, sah ich den Arzt neben seinem Schreibtisch stehen.

»Du kannst wieder hochkommen und dich anziehen.«

Der Arzt wandte sich meiner Mutter zu.

»Sie haben recht, das deutet auf eine Skoliose. Zur Sicherheit machen wir eine Röntgenaufnahme.«

Ich wurde in eine kleine, muffige Kabine geschickt. Dort mußte ich mich wieder ausziehen und warten, bis mich eine Arzthelferin rief. Auf Socken ging ich in einen abgedunkelten Raum, in dem merkwürdige große Geräte standen.

»Dein Rücken wird jetzt geröntgt, damit wir deine Wirbel besser anschauen können«, sagte die junge Frau. Sie bat mich, mich ganz nah an die kalte Metallplatte zu stellen. Die Arme mußte ich in den Hüften aufstützen.

»Wenn ich gleich rausgehe, rufe ich dir etwas zu. Das mußt du dann machen.«

Ich nickte bloß. Die Frau ging in einen winzigen Raum. Sie ließ die Tür nur einen kleinen Spalt weit offen.

»Tief einatmen und dann nicht mehr atmen«, rief sie mir zu.

Ich holte ganz tief Luft, blies die Wangen auf und hielt den Atem an. Das Gerät hinter meinem Rücken machte ein surrendes Geräusch. »Jetzt weiter atmen«, kam die Stimme aus dem Raum. Ich war erleichtert, denn so lange hatte ich noch nie die Luft anhalten müssen.

Die Arzthelferin kam zu mir. Sie holte eine große helle Platte aus dem Gerät, an dem ich stand.

»Du kannst dich anziehen, und dann wartest du noch in der Kabine.«

Wenig später brachte sie mich in das Sprechzimmer zurück. Dr. Ortschan hängte die Bilder an eine Wand, die mit einem sehr starken Licht beleuchtet war. Er deutete auf die hellen Stellen auf den Aufnahmen.

»Das ist deine Wirbelsäule«, erklärte er mir. »Und dort siehst du die einzelnen Wirbel. Wenn du genau hinschaust, kannst du erkennen, daß diese Wirbel hier«, er tippte auf einige Stellen in der Mitte des Rückgrates, »sich zur Seite verschieben. Sie sind wie ein S geschwungen.«

Ich kniff meine Augen zusammen, um es besser erkennen zu können. Trotzdem sahen für mich alle Wirbel gleich aus. Ich wagte aber nicht, dem Arzt zu widersprechen.

Meine Mutter saß ganz vorne auf der Stuhlkante.

»Wie schlimm ist es?« fragte sie Dr. Ortschan.

»Sie sehen es ja selbst«, antwortete der Arzt. »Mit dem bloßen Auge ist noch nicht viel zu erkennen, aber das Röntgenbild zeigt eindeutig eine Veränderung der Wirbelsäule.«

Ich spürte, daß meine Mutter wie versteinert war.

»Seit Jahren geht sie turnen, ich habe doch alles getan, um das zu verhindern«, seufzte sie hilflos.

Der Arzt zuckte mit den Schultern und holte einen Rezeptblock aus der Schreibtischschublade.

»Ich schreibe jetzt eine spezielle Krankengymnastik auf«, sagte er. Dann sah er mich an.

»Du mußt dich immer schön gerade halten. Nicht zuviel sitzen. Wenn du lesen willst, leg dich dazu auf den Bauch und zieh deine Wirbelsäule schön lang.«

Gerade sitzen, das tat ich doch den ganzen Tag. »Sitz gerade« war der Satz, den ich täglich mehrmals hörte. Meine Mutter ließ keine Gelegenheit aus, mich an eine aufrechte Haltung zu erinnern.

An der Hand meiner Mutter lief ich nach Hause. Ich spürte, daß etwas nicht stimmte. Meine Mutter, die sonst immer ein Ohr für mich oder einen meiner Brüder hatte, die wir jederzeit mit allen unseren Fragen bei ihrer Arbeit unterbrechen konnten, ging vollkommen in sich gekehrt durch die Straßen. So hatte ich sie noch nie erlebt.

Für sie waren in der vergangenen halben Stunde ihre schlimmsten Befürchtungen Wirklichkeit geworden. Seit meiner Geburt vor sieben Jahren war ihre größte Angst gewesen, daß ich, genau wie sie, eine Skoliose bekäme.

Meine Mutter war zehn Jahre alt, als Ärzte feststellten, daß sich ihre Wirbelsäule verschob. Die einzelnen Wirbel rutschten aus der aufrechten Stellung zur Seite weg, manchmal verdrehten sie sich dabei auch noch.

Durch die Skoliose werden im Laufe der Jahre alle Organe in Mitleidenschaft gezogen. Je stärker die Wirbelsäule zusammenrutscht, desto mehr werden Lunge, Darm, Magen, Leber, Nieren und Herz gequetscht und können damit in ihrer Funktion erheblich beeinträchtigt werden. Äußerlich ist die Skoliose daran zu erkennen, daß sich die Rippen an einer Seite des Körper stärker herausbiegen. Sie bilden den sogenannten Rippenbuckel.

An meinen Rippen hatte auch meine Mutter gemerkt, daß meine Wirbelsäule nicht mehr gerade war. Ihre eigene Erkrankung machte sie hellwach für jede Veränderung an meinem Skelett. Sie hatte bereits dafür gesorgt, daß ich vorbeugend so früh wie möglich zum Turnen ging. Dabei sollten meine Muskeln gestärkt werden, um die befürchtete Wirbelsäulenverschiebung aufzufangen und auszugleichen.

Es hatte nichts genutzt. Jetzt mußten wir lernen, mit der befürchteten Diagnose »Skoliose« zu leben.

Für mich bedeutete das zunächst einmal, noch mehr zu turnen und noch häufiger die Ermahnung zu hören, gerade zu sitzen. Ansonsten änderte sich in meinem Leben nichts. Noch nicht. Ich ging ganz normal zur Schule, durfte sogar am Sportunterricht teilnehmen. Ich liebte vor allem die Ballspiele. Mit den kleinen dunkelblauen Bällen, die in der Sporthalle in einem großen Netz gleich neben der Sprossenwand aufgehängt waren, spielte ich am liebsten. Auch zu Hause war für meinen zwei Jahre jüngeren Bruder Torsten und mich der Ball lange Zeit das liebste Spielzeug.

Die Sprossenwand in der Sporthalle umging ich, wenn es irgendwie möglich war. Die kannte ich aus meinen nachmittäglichen Turnübungen in einer Krankengymnastischen Praxis nur zu gut.

»Stell dich vor die Wand und greife so weit nach oben, wie du kannst.« Frau Kerstan, die Krankengymnastin, stand hinter mir und hielt meine Hüften fest. Ich hangelte mich nach oben und klammerte mich an die Stange, die ich gerade noch fassen konnte.

»Jetzt zieh dich ganz weit nach oben, noch eine Sprosse weiter«, spornte mich Frau Kerstan an. Ich mühte mich, zog mich noch mehr in die Länge.

Danach sollte ich mich auf eine hellrote Gummimatte auf den Boden legen. Frau Kerstan hielt meine Beine fest, ich mußte die Arme hinter dem Kopf verschränken und mit dem Oberkörper hochkommen. Bei jedem Aufrichten schielte ich auf das runde Trampolin, das in der rechten Ecke stand.

»Darf ich heute zum Abschluß mal auf dem Trampolin springen?« Das Turngerät reizte mich sehr. Ich stellte es mir so befreiend vor, auf dem federnden Tuch in die Luft zu hopsen. Einmal nur wollte ich das ausprobieren.

»Das geht leider nicht, Martina.« Die Krankengymnastin lehnte meinen Wunsch ab. »Du solltest nichts tun, wodurch deine Wirbel gestaucht werden.«

»Aber nur ein einziges Mal?« So schlimm konnte das doch nicht sein. Frau Kerstan reagierte gar nicht auf meinen weiteren Versuch, sie zu überreden.

Nach einer dreiviertel Stunde durfte ich mich wieder anziehen. Auf dem Flur wartete meine Mutter. Sie begleitete mich zu jeder Gymnastikstunde. Mit sieben Jahren konnte ich noch nicht allein mit dem Bus quer durch die Stadt fahren, vor allem da ich dabei sogar noch einmal umsteigen mußte.

»Fertig«, begrüßte ich sie freudig. »Wir können los.«

Bloß schnell weg hier war mein Gedanke. Ich wollte nach Hause.

»Frau Walter«, hielt uns Frau Kerstans Stimme auf. »Wir sollten mal über Martinas Schulsport reden.«

Ich zerrte meine Mutter weiter. »Komm, wir müssen los, sonst fährt der Bus.« Ich ahnte, daß da nichts Gutes auf mich zukam.

»Nun warte doch«, entgegnete meine Mutter. »Ich will nur kurz hören, was Frau Kerstan möchte.«

Unwillig ging ich zur Turnhalle zurück. Ich setzte mich auf den mit braunem Leder bezogenen Kasten und baumelte mit den Beinen. Puh, war das warm hier drin. Beim Turnen, nur mit einem engen Sportanzug bekleidet, merkte ich das gar nicht. Jetzt trug ich lange Hosen, einen roten Rollkragenpullover und einen dunkelblauen Mantel. Es war Mitte November und draußen bitterkalt. Ich wickelte meinen Schal ab und zog mir die Mütze von meinem Kopf.

»Ich halte es für sinnvoll, wenn Martina so schnell wie möglich vom Schulsport befreit wird«, sagte Frau Kerstan zu meiner Mutter.

»Aber warum denn das? Sie braucht doch soviel Bewegung wie möglich, um damit ihre Muskulatur zu stärken.« Meine Mutter konnte den Gedanken der Krankengymnastin nicht folgen.

»Schon, aber beim normalen Schulsport kommen zu viele Bewegungen vor, die Martinas Wirbelsäule eher schaden. Denken Sie doch nur an die Ballspiele, bei denen sie springt. Jedes Mal, wenn sie auf den Boden auftrifft, werden die Wirbel etwas zusammengedrückt.«

Ich hörte erschrocken zu und preßte die Mütze in meiner Hand enger zusammen.

»Heute wollte sie schon wieder auf das Trampolin. So ein Sport ist Gift für eine Skoliose-Erkrankte!« Frau Kerstan war ganz offensichtlich in ihrem Element.

Was hieß denn hier »schon wieder«? Es war Wochen her, seit ich das letzte Mal gebeten hatte, einmal springen zu dürfen.

»Wenn Sie mir nicht glauben, fragen Sie doch Ihren Orthopäden, der wird meine Aussage schon bestätigen«, schnarrte sie weiter.

Meine Mutter nickte.

»Wir haben in drei Wochen sowieso einen Termin. So lange kann das wohl noch warten.«

Mit diesen Worten verabschiedete sie sich von der Krankengymnastin und kam auf mich zu.

»Binde dir den Schal ordentlich um«, bat sie mich. »Draußen schneit es.«

Im Bus zappelte ich auf meinem Sitz hin und her.

»Stimmt das, mit dem Sport? Darf ich nie mehr Ball spielen?« Ich sah meine Mutter mit großen Augen an.

»Ich weiß es nicht, Mäuschen«, seufzte sie, sichtbar erschöpft. »Es wird wirklich das Beste sein, wir fragen Dr. Ortschan. Der muß es wissen.«

Er war der gleichen Meinung wie die Krankengymnastin.

»Ich schreibe dir gleich ein Attest, das gibst du in der Schule ab«, sagte Dr. Ortschan bei der nächsten Untersuchung.

»Vielleicht kann ich ja nur bestimmte Teile auslassen?« versuchte ich einen Handel. Es paßte mir ganz und gar nicht, keinen Sport mehr machen zu dürfen.

»Du kannst allein nicht erkennen, was deinem Rücken schadet und was nicht.« Der Arzt blieb hart. »Es ist besser, wenn du nur die gymnastischen Übungen machst, die du bei Frau Kerstan lernst.«

Die langweiligsten der Welt, fand ich. Immer nur auf den Bauch, Arme und Beine strecken und anheben. Oder im Schneidersitz sitzen, die Arme auf den Boden stützen, dann den Rücken ganz gerade ziehen. Der gemeinschaftliche Sport in der Schule gefiel mir viel besser. Dort konnte ich mit Marie hüpfen und springen, mit Anja, Kerstin und Bernadette um die Bälle kämpfen.

Am nächsten Tag stand ich nach Schulschluß vor meiner Klassenlehrerin.

»Ich darf keinen Schulsport mehr machen«, verkündete ich knapp und hielt ihr das ärztliche Attest hin.

Frau Gerling verstand nicht.

»Warum denn nicht? Bist du krank?«

»Nein, nein, nicht richtig. Es ist nur so, daß mein Rücken nicht ganz gerade ist. Deshalb darf ich nicht mehr mitturnen.«

Ich drückte ihr das Papier in die Hand und verließ, so schnell es ging, den Raum. Sie sollte meine Tränen nicht sehen.

Auf dem Weg nach Hause trödelte ich herum. Ich ging ganz langsam. Der Rücken tat mir doch gar nicht weh, warum machten alle so ein Theater? Gestern beim Arzt hatte ich meinen Rücken in einem Spiegel gesehen. Ich fand, er war genau richtig und keineswegs schief. Und überhaupt, was sollte ich denn in den Turnstunden jetzt machen?

Diese Frage klärte sich schnell: Ich saß am Rand. Ich kauerte auf den dicken Gymnastikmatten mit den runden Noppen und wartete mit Blick auf die große Wanduhr, daß die Schulstunde ein Ende nahm. Es war so langweilig, den anderen nur zuzusehen. Außerdem fühlte ich mich ziemlich ausgegrenzt, wenn die anderen aus der Klasse sich nach der Stunde umzogen und dabei eifrig diskutierten etwa ob es richtig war, Anja in die Mannschaft zu nehmen. Ihre Würfe waren ja sehr gut, aber sie lief einfach zu langsam. Dazu durfte ich nichts sagen. Ich beobachtete alle beim Spiel ganz genau und konnte erkennen, wer laufstark war und wessen Stärken eher im kräftigen Wurf lagen. Aber ich hütete mich, einen Kommentar dazu zu geben. Ich spielte nicht mehr mit.

Mein ganzes Schulleben hindurch habe ich Sportstunden aus der Zuschauerposition erlebt. Ich kenne die schmalen Bänke aller Turnhallen der Schulen, die ich 13 Jahre lang besuchte. An heißen Sommertagen habe ich Stunden am Rand von Sportplätzen und Aschenbahnen verbracht. Die anderen trainierten für die lokalen Bundesjugendspiele, konnten beim Lauftraining ihre eigenen Grenzen ausloten, bildeten Mannschaften zum Handball oder Volleyball. Ich sah zu.

Nicht immer verstanden meine Mitschüler, warum ich mich so schlecht fühlte, wenn ich nur zusehen konnte. »Ich weiß gar nicht, was du willst«, meinte Marie. »So toll ist es auch nicht, sich bei den Übungen am Barren blaue Flecke zu holen oder japsend einem Ball hinterherzuhechten.« Ich saß in der Umkleidekabine neben ihr und sah zu, wie sie sich nach der Sportstunde anzog.

»Du glaubst gar nicht, wie gerne ich deine blauen Flecken hätte«, seufzte ich. »Du kannst ganz normal mitmachen, ich muß mich aufs Zuschauen beschränken.«

Marie setzte sich neben mich und legte ihre warme Hand auf meinen Arm. »Vielleicht ist das wirklich ziemlich blöd. Aber deswegen bist du doch nicht unnormal.« Sie lächelte mich aufmunternd an. »Oder hat einer was Blödes gesagt?« fragte sie dann.

Ich schüttelte den Kopf. »Nein, niemand.« Meine Klassenkameraden hatten es einfach so hingenommen, daß ich beim Sport von nun an nicht mehr dabei war. Für sie änderte sich nichts, ihr Leben ging weiter seinen Gang.

Mein Sport bestand aus Krankengymnastik. Sie nahm mehr und mehr Raum in meinem Leben ein. Zum Jahresbeginn hatten meine Eltern mich beim Musikunterricht angemeldet. Jeden Mittwoch von 15 bis 16.30 Uhr konnte ich mich mit den Orffschen Instrumenten vergnügen. Dienstags und donnerstags mußte ich zu Frau Kerstan zum Turnen, das war seit drei Jahren so.

Ich liebte die Mittwochnachmittage. Damit ich garantiert an mein Lieblingsinstrument, das Xylophon, konnte, kam ich immer besonders pünktlich zum Unterricht. 90 Minuten lang vergaß ich die Welt um mich herum und gab mich den satten, vollen Tönen hin. Eine Erholung zwischen den »Gymnastiktagen«. Über vier Wochen hinweg konnte ich das Musizieren genießen. Dann machte mir die Krankengymnastik einen Strich durch die Rechnung.

»Vom ersten März an mußt du montags und mittwochs zum Turnen kommen«, erklärte Frau Kerstan in einer Gymnastikstunde. »Ich habe die Stunden umgelegt.«

»Das geht nicht«, erwiderte ich. »Mittwochs habe ich Musikunterricht.«

»Darauf mußt du dann wohl verzichten. Dein Rücken ist doch schließlich wichtiger.«

Ich war wütend. Natürlich war er wichtig. Dennoch gab es auch andere Dinge, die wichtig waren. Ich wollte weiterhin an der Orff-Gruppe teilnehmen.

»Ich komme seit Jahren immer am Dienstag und am Donnerstag«, versuchte ich Frau Kerstan umzustimmen.

»Von der nächsten Woche an habe ich neue Patienten, da mußte ich den ganzen Plan umstellen.«

»Warum kommen die nicht am Mittwoch?« begehrte ich auf.

»Weil ich die Stunden so eingeteilt habe«, kam es barsch zurück. »Jetzt konzentriere dich lieber auf deine Übungen.«

Nach dem Turnen stürmte ich zu meiner Mutter, die im Flur auf mich wartete. Meine Stimme überschlug sich, als ich ihr von der Ungerechtigkeit erzählte.

»Beruhige dich erst mal«, sagte meine Mutter. »Ich gehe gleich rein und rede mit Frau Kerstan. Da ist bestimmt etwas zu machen.«

Meine Mutter irrte. Die Krankengymnastin blieb hart. Nein, sie hatte ihre Turnstunden neu geordnet, und künftig fände meine Gymnastik eben am Montag und am Mittwoch statt.

»Mittwochs geht Martina zur Orffschen Musikerziehung. Das macht ihr viel Freude.« Meine Mutter bemühte sich, die Situation aus meiner Sicht verständlich zu machen.

»Ab März nicht mehr«, bestimmte Frau Kerstan. »Da kommt sie mittwochs zu mir, und wir turnen hier.«

Das Thema schien für sie damit beendet. Nicht aber für meine Mutter.

»Martina muß schon auf so manches verzichten, warum jetzt auch noch auf die Musik?« Sie ließ nicht locker.

Die Krankengymnastin baute sich vor meiner Mutter auf.

»Hören Sie, Frau Walter, Sie müssen entscheiden, was wichtiger für Martinas Leben ist: ihre Gesundheit oder so ein bißchen Musik.«

»Es ist beides wichtig«, erwiderte meine Mutter.

Aber die Entscheidung fiel letztlich doch gegen meinen Musikunterricht und für die geänderten Gymnastikstunden. Genau zweimal durfte ich noch zur Orffschen Musikerziehung, dann hatte die Krankengymnastik mittwochs Vorrang.

Wieder hatten wir einen Termin bei einem Orthopäden, wieder ein anderer Spezialist. Wie viele Ärzte hatten jetzt schon meinen Rücken angesehen? Dieser verzichtete auf ein neues Röntgenbild. Er schaute sich die Aufnahmen an, die wir mitgebracht hatten. Dann mußte ich meinen Oberkörper freimachen und mich bücken.

»Gehst du regelmäßig zum Turnen?« fragte er mich. Ich nickte.

»Für ein Korsett ist es noch zu früh«, meinte der Arzt zu meiner Mutter. »Aber wir müssen den Rücken beobachten. Sie ist sehr groß, das ist für diese Krankheit nicht gut.«

Schon als Kleinkind war ich sehr groß gewesen. Jetzt

überragte ich meine gleichaltrigen Klassenkameraden um Kopflänge. Ich wuchs sehr schnell.

Der Arzt schlug vor, daß ich nachts in einem Gipsbett schlafen solle.

»Dein Rücken liegt darin ganz gerade, und die Wirbel können sich nicht weiter verbiegen.«

Ich konnte mir unter einem Gipsbett nichts vorstellen. Ein Bett, das war für mich der Inbegriff von Wärme, Weichheit, Ruhe. Wilfried, mein älterer Bruder, hatte sich vor ein paar Jahren das rechte Bein gebrochen, das dann für einige Wochen eingegipst wurde. Ich konnte mich noch genau daran erinnern, daß alle seine Freunde auf dem harten weißen Zeug unterschrieben hatten. Ich hatte mich so geärgert, daß ich noch nicht schreiben konnte.

»Macht nichts«, hatte mich Wilfried getröstet und mich auf die Couch gehoben, auf der er lag. »Dann zeichnest du mir eben etwas.« Er hatte mir einen roten Filzstift in die Hand gedrückt.

»Einen Indianer?«

»Einen, oder auch zwei. Ganz wie du willst!«

»Und ein Lagerfeuer? Wo alle drumherum sitzen und Lieder singen?« Ich liebte Indianer und Lagerfeuer und verbrachte Stunden damit, dunkelhaarige Squaws und rotgesichtige Häuptlinge mit aufwendigem Kopfschmuck zu malen.

»Male ein ganz großes Lagerfeuer, genau hier auf mein Knie.« Wilfried hatte mich festgehalten, damit ich in aller Ruhe seinen Gips verzieren konnte. Ich liebte meinen großen Bruder sehr.

Meine Mutter machte also einen Termin aus, an dem die Gipsschale angefertigt werden würde. Ich kam in einen hellen Raum, in dem sich außer einer schmalen Liege und einem runden Drehstuhl nichts befand. Eine Arzthelferin legte ein großes Gummilaken auf die Liege.

»Zieh dich bitte aus und leg dich auf den Bauch dorthin.« Sie deutete auf die Liege. »Deine Sachen kannst du auf den Hocker legen.«

Ordentlich faltete ich meinen Baumwollrock, die Bluse, Socken und Unterwäsche auf dem Hocker zusammen. Was würde jetzt mit mir geschehen? Meine Mutter wartete draußen. Es schien mir nicht so, als würde ich von der Arzthelferin mehr erfahren.

Bevor ich anfangen konnte, mir viele Gedanken zu machen, kam auch schon der Arzt. Ich drehte meinen Kopf, um ihn zu sehen. Er trug über seinem weißen Stehkragenkittel eine fast bodenlange grüne Schürze, die viele weiße Flecken aufwies.

Die Arzthelferin hatte einen Tisch neben die Liege geschoben, darauf stand eine große flache Schüssel mit Wasser. Jetzt legte sie kleine rollenförmige Pakete daneben.

»Was ist das?« wollte ich wissen.

»Das sind Gipsbinden.« Sie öffnete eines der Pakete und zeigte mir eine weiße Rolle. Es sah aus wie ein ganz grober Stoff.

»Das ist Gips?« Ich konnte mir beim besten Willen nicht vorstellen, wie daraus eine Schale werden sollte, in der ich schlafen konnte.

Sie legte ein paar der Binden in die Schale.

»Sie werden jetzt naß, und dann legt der Doktor sie auf deinen Rücken.«

Ich mußte mich ganz gerade hinlegen. Der Arzt hielt meine Hüften fest, während die Arzthelferin meinen Kopf behutsam nach vorne zog. Meine Arme mußte ich nach hinten nehmen und ein Stück vom Körper abspreizen. Jetzt wurde eine kalte Masse auf meinen Rücken geschmiert.

»Das ist nur Creme, damit wir den Gips nachher besser abnehmen können«, erklärte der Arzt. Aber schon kurz danach fühlte ich die erste Gipsbinde auf meinem Rücken.

Ich schauderte. Mein Rücken wurde feucht und ganz warm. Mit sicheren Griffen legte der Arzt eine Gipsbinde nach der anderen auf meinen Rücken. Der Druck wurde immer stärker.

»Du mußt eine Viertelstunde so liegen bleiben, dann nehme ich den Gips wieder ab«, erklärte mir der Arzt. Ich rührte mich nicht. Wie das Ding wohl aussah, das da auf meinem Rücken lag ...

Zwanzig Minuten später wurde dieses Geheimnis gelüftet. Die Helferin nahm die Gipsschale von mir herunter und legte sie auf einen Tisch.

»Die trocknet jetzt. In vier Tagen kannst du sie abholen«, sagte sie zu mir. Ich schlüpfte schnell in meine Kleidung und suchte meine Mutter, die noch im Wartezimmer saß.

»Fertig?« fragte sie.

Ich nickte. »Es war ziemlich eklig«, beschwerte ich mich. »Sehr naß und ganz warm. In vier Tagen können wir das Gipsbett abholen.«

An der Hand meiner Mutter ging ich nach Hause und wollte vergessen, was da auf mich zukam. Die vier Tage verflogen aber schnell. Meine Mutter steckte ein großes wollenes Bettlaken und einen alten Kissenbezug in ihre Tasche, ehe wir uns am fünften Tag auf den Weg zum Orthopäden machten.

In der Praxis lag die Gipsschale schon im Sprechzimmer des Arztes, als wir es betraten. Ich betastete sie. Hart war sie, sehr hart. Der Arzt bat mich, mich einmal probehalber in die Schale zu legen. Ich zog Pullover und Bluse aus und ließ mich in das weiße Ungetüm sinken. Das Gipsbett reichte von meinen Halswirbeln bis zu den Oberschenkeln.

»Drückt es irgendwo?« fragte der Arzt.

Irgendwo? Der machte wohl Witze. Es drückte überall.

»Du wirst dich ganz schnell daran gewöhnen«, versicherte mir der Mediziner.

Ich sah ihn skeptisch an. Da war ich mir nicht so sicher. Wie sollte ich mich daran gewöhnen, nachts stramm wie ein Zinnsoldat auf dem Rücken zu liegen?

»In der ersten Zeit sollten Sie ein langes Laken unter die Gipsschale legen, das sie über Martina verknoten«, meinte der Arzt und wandte sich meiner Mutter zu. »Wir haben die Erfahrung gemacht, daß sich die Kinder nachts oft aus dem Gipsbett rausdrehen und daneben legen. So kann es natürlich nicht wirken.«

Meine Mutter packte die Schale in das hellblaue Bettlaken und steckte ein Ende in den Kissenbezug. Sie trug das unhandliche Bündel ganz vorsichtig, um nirgends damit anzustoßen. Schnell könnte eine Ecke von der Schale abbrechen.

»Zeit zum Schlafengehen.« Mein Vater kam in mein Zimmer, wo ich gerade in ein Puzzle versunken auf dem Fußboden kauerte. »Und vergiß nicht, dir die Zähne zu putzen.«

Im Zeitlupentempo zog ich mich aus. Ich holte meinen Lieblingsschlafanzug aus dem Schrank, den mit dem kleinen aufgenähten Pinguin auf der Brust. Ausgiebig putzte ich meine Zähne, viel länger als die angeordneten drei Minuten. Dann kämmte ich meine dunkelbraunen Haare.

»Ich habe die Schale schon in dein Bett gelegt«, rief meine Mutter mir durch die Badezimmertür zu. Mist, sie hatte es also nicht vergessen. Allerdings hatte ich auch nicht wirklich daran geglaubt.

Unschlüssig stand ich vor meinem Bett. Da sollte ich mich jetzt reinlegen, für die ganze Nacht? Ich schluckte. Ich wollte es nicht. Aber wenn es sein mußte.

Ich legte mich in den Gips.

»Mama, es ist so hart.«

Meine Mutter setzte sich auf mein Bett.

»Du wirst dich bestimmt ganz schnell daran gewöhnen.«

»Aber es drückt wirklich überall.«

Da lag ich erst fünf Minuten in dem Ding und schon taten mir die Rippen weh. Wie würde das erst nach einer ganzen Nacht sein?

»Kannst du nicht irgendwas reinlegen, damit es weicher wird?«

Meine Mutter überlegte.

»Höchstens ein ganz dünnes Bettlaken«, meinte sie. »Du sollst doch genau so liegen wie bei der Anfertigung. Nur dann ist dein Rücken in der richtigen Position.«

Mir liefen die Tränen über das Gesicht. »Aber es tut so weh.«

Ich war todunglücklich. Nein, ich wollte nicht in diesem harten Ding liegen, das mich zwang, starr zur Decke zu blikken. Ich wollte mich richtig gemütlich ins Bett kuscheln.

»Ich will nicht ins Gipsbett«, weinte ich und wischte mit dem Schlafanzugärmel die Tränen ab.

»Hier, nimm das.« Meine Mutter drückte mir ein Taschentuch in die Hand. »Versuch es doch diese eine Nacht«, bat sie mich. »Wenn es gar nicht geht, überlegen wir morgen weiter.«

Ich schniefte und putzte mir die Nase.

»Es drückt überall«, beschwerte ich mich.

»Das glaube ich dir wirklich. Aber vielleicht kannst du dich doch daran gewöhnen.«

Ich legte mich zurück in die Gipsschale. Meine Mutter deckte mich zu.

»Ich lasse das Licht auf dem Flur noch ein bißchen an«, versprach sie mir. Das war ein altbewährtes Hausmittel, um mich zu trösten.

Diesmal half es aber nicht. Die Minuten verstrichen mit einer nie gekannten Langsamkeit. Ich lag wach, der Schlaf wollte nicht kommen. Um einschlafen zu können, legte ich mich normalerweise auf die rechte Seite, zog die Beine an und steckte den rechten Arm unter mein Kopfkissen. Das alles ging jetzt nicht. Ich spürte den harten Gips an meinen Rippen. Er drückte durch den Frottee-Schlafanzug hindurch.

Er kam doch noch, der Schlaf. Vor lauter Erschöpfung glitt ich nach einer Zeit, die mir wie eine Ewigkeit erschien, ins Reich der Träume.

Am nächsten Morgen fühlte sich mein ganzer Körper steif an. Ich stand auf, wusch mich, zog mich an.

»Da lege ich mich nie wieder rein«, verkündete ich am Frühstückstisch.

»War es so schlimm?« fragte mein Vater, der für Torsten und mich Pfefferminztee aufgoß.

»Es ist so hart. Ich habe gar nicht richtig geschlafen.«

Den ganzen Tag über ging mir das Gipsbett nicht aus dem Kopf. Gegen Abend saß ich an meinen Hausaufgaben, konnte mich aber nicht konzentrieren. Gleich war es halb sechs. In zweieinhalb Stunden mußte ich ins Bett. Wieder in dieses Ungetüm. Nur mühsam arbeitete ich die Rechenaufgaben durch.

»Ich habe ein Leinentuch in das Gipsbett gelegt«, sagte meine Mutter beim Abendessen. »Dann ist es nicht ganz so hart und auch nicht so kalt.«

Ich stocherte in meinem Essen herum, richtigen Appetit hatte ich nicht.

»Muß ich mich da wirklich wieder reinlegen?«

»Versuch es doch noch einmal, deinem Rücken zuliebe. Oder willst du später so einen Rücken haben wie ich?« Meine Mutter ließ nicht locker.

Wie sollte ich jetzt wissen, was ich später wollte. Ich wußte nur eines mit Sicherheit: Ich wollte nicht in das Gipsbett.

Kurz nach 20 Uhr lag ich jedenfalls wieder in der Schale. Das Laken machte mir das Liegen nur wenig bequemer.

Es war die zweite von ungezählten Nächten, die ich in den kommenden Jahren in Gipsbetten schlafen würde. Sobald ich ein Stück gewachsen war, wurde in der Praxis des Orthopäden ein neues Gipsbett für mich angefertigt. Mit der Zeit gewöhnte ich mich tatsächlich in etwa an diese Unterlage. Sie war hart und unbequem, aber sie ließ es zu, daß ich tagsüber ganz normal leben konnte. Lange war mir diese Freiheit nicht mehr gegönnt.

Denn obwohl ich die Nächte im Gipsbett verbrachte, regelmäßig zur Krankengymnastik ging und von meiner Mutter pausenlos aufgefordert wurde, gerade zu sitzen, wurde mein Rücken immer schiefer. Die Röntgenaufnahmen zeigten eindeutig, daß die Skoliose zunahm.

»Es gibt in Hannover einen Arzt, der hat große Erfolge bei Skoliosen.« Meine Mutter hatte von einem Orthopäden gehört, der Skoliose-Kranke für einige Wochen eingipste und so eine Verschlimmerung der Krümmung aufhielt. Jede Verschlechterung an meiner Wirbelsäule ließ meine Mutter noch verzweifelter nach weiteren Behandlungsmethoden suchen.

Wir erhielten schon bald einen Termin in Hannover. Die Fahrt dorthin würde länger als eine Stunde dauern.

»Du mußt deine Hausaufgaben heute abend machen, der Zug fährt schon um vierzehn Uhr«, sagte meine Mutter beim Frühstück. Das bedeutete, ich könnte nach Schulschluß nur schnell noch etwas essen, dann müßten wir los zum Bahnhof.

Solche Tage mochte ich überhaupt nicht. Ich sehnte mich nach dem ganz normalen Rhythmus, in dem andere zehnjährige Mädchen lebten. Vormittags Schule, dann ein gemeinsames Mittagessen, Hausaufgaben und schließlich Zeit für Hobbys.

Tatsache aber war, daß ich neben den Turnübungen zu Hause an zwei Nachmittagen in der Woche mehr als zweieinhalb Stunden beschäftigt war mit Krankengymnastik. Ich war gezwungen, in die Klinik zu gehen, dort brav die langweiligen Übungen zu absolvieren, um dann wieder zurück nach Hause zu gehen. Die restliche Zeit vor dem Abendessen reichte oft nicht mal mehr für die Hausaufgaben. So manches Mal mußte ich mich auch am Abend noch mit meinen Büchern befassen.

Es blieb mir zu wenig Zeit, richtige Freundschaften aufzubauen. Ich traf mich ab und an mit Marie, aber viel mehr war nicht möglich. Wenn die anderen in der Pause von Ballettstunden und Reitunterricht erzählten, hörte ich zu. Was hatte ich schon zu berichten? Ich konnte mir nicht vorstellen, daß sich irgendwer für die Schilderungen meiner Krankengymnastik interessierte.

In Hannover angekommen, brachte uns die Straßenbahn in eine ruhige Villengegend. Dr. Eggerich lebte und praktizierte in einer weißen Villa mit einem gepflegten Garten.

»Mein Name ist Walter. Wir haben einen Termin.« Meine Mutter stellte uns der schon etwas älteren Sprechstundenhilfe vor, die auf unser Klingeln geöffnet hatte. Wir wurden in ein großzügig geschnittenes Wartezimmer gebracht. Die Wände waren mit dunklem Holz vertäfelt. Leise nahmen wir auf den dunkelroten Lederstühlen Platz.

»Müssen wir lange warten?« Ich wollte die ganze Angelegenheit so schnell wie möglich hinter mich bringen.

»Keine Sorge, wir haben ja einen Termin.« Meine Mutter war zuversichtlich. Keine 20 Minuten später standen wir dem Arzt gegenüber.

»Dein Rücken wird also langsam krumm«, sagte er nach einem Blick auf die Röntgenbilder. »Vielleicht kann ich dir helfen.«

Dr. Eggerich setzte sich an seinen Schreibtisch und sah uns an. »Ich habe vor, deine Wirbelsäule ganz lang auseinanderzuziehen. Dazu legst du deinen Kopf in eine Schlinge, mit deren Hilfe ich dich so hoch wie möglich aufrichte. Wenn du dann ganz gerade bist, mache ich dir einen Rumpfgips. Deine Knochen gewöhnen sich an die gerade Haltung und behalten sie auch später bei.«

Schon damals schätzte ich es sehr, wenn ich ausführlich erklärt bekam, was mit mir geschehen würde. Es war mein Körper, und ich mußte verstehen, was mit mir geschehen würde. Ich faßte Vertrauen zu dem Arzt.

»Wird es sehr weh tun?« fragte ich.

»Keine Sorge. Wir strecken dich nur so weit, wie du es ertragen kannst. Und gipsen tut überhaupt nicht weh.«

Das brauchte er mir nicht zu erklären. Im vergangenen Jahr hatte ich mir beim Rollschuhlaufen am linken Arm die Elle gebrochen. Der Arm wurde in der Unfallklinik gerichtet und dann eingegipst. Gips, das wußte ich auch von dem Gipsbett, war eine weiße Masse, die beim Auftragen ganz heiß ist und später ziemlich kalt wird.

»Ich kann Ihnen einen Termin für die übernächste Woche anbieten«, wandte sich der Arzt an meine Mutter.

»Ich glaube, ich sollte erst mit meinem Mann darüber sprechen.« Meine Mutter war bereit, den Versuch zu wagen, aber mein Vater sollte ebenfalls zustimmen.

Ich würde gestreckt und eingegipst in einer mindestens drei Stunden andauernden Prozedur. Dann mußte der Gips gut trocknen. Dabei sollte ich mich nicht viel bewegen und mich außerdem in gut geheizten Räumen aufhalten. Der feuchte Gips könnte bei Kälte oder Zugluft im Handumdrehen zu einer Erkältung führen. Das alles bedeutete auch, daß ich fast eine Woche lang nicht zur Schule gehen konnte.

»Ich werde zuviel Unterricht versäumen«, klagte ich auf der Rückfahrt. Ich suchte nach Gründen, die gegen die Behandlung sprachen. So nett der Arzt auch war, ganz geheuer war mir die Sache nicht. So ein Gipsbett, das war das eine. Das konnte ich immerhin verlassen. Aber dieser Gips wäre fest an mir. Ich hätte keine Chance, ihn abzulegen.

»Nach drei Tagen darfst du ja wieder in die Schule. Meinst du nicht, daß du die drei Tage nachholen kannst?« Wahrscheinlich wäre das wirklich kein Problem. Ich lernte leicht, sowohl im Unterricht als auch selbständig aus Büchern. Aber mir gefiel die Idee mit dem Eingipsen nicht.

Drei Wochen später fuhren wir im Wagen nach Hannover. Mein Vater hatte einen Tag Urlaub genommen.

»Es ist doch viel zu gefährlich, wenn ihr den Zug nehmt«, hatte er argumentiert. Wir wußten nicht, wie ich mich in dem Gips würde bewegen können. Bedrohlicher aber war die Kälte, die im Zug wahrscheinlicher war als im Auto. »Wenn ich die Heizung ordentlich aufdrehe, kann der Gips schon im Wagen trocknen.«

Zunächst einmal mußte ich eingegipst werden. Nach einem kurzen Gespräch im Behandlungszimmer führte mich die Arzthelferin in einen weißgefliesten Raum. Dort stand ein Gerät, das für mich sofort »der Galgen« war. Eine weiß lackierte Stange ragte hoch in die Luft. Oben baumelte ein Ledergurt, der mit einem hellen Vlies verstärkt war.

»Zieh dich schon mal aus, wir kommen gleich«, ordnete die Frau an, während sie Gipsbinden heraussuchte und Schüsseln voller Wasser bereitstellte. Ich legte meine Jeans, Strickjacke, Bluse, Unterhemd auf einen kleinen Drehhocker. Socken und Unterhosen durfte ich anbehalten. Der Arzt trat ein.

»Du mußt dich hier hinstellen und ganz ruhig stehen bleiben.« Dr. Eggerich legte den Lederriemen unter mein Kinn. »Ich drehe jetzt an der Kurbel, dabei wirst du in die Länge gezogen. Sag sofort Bescheid, wenn du Schmerzen bekommst.«

Immerhin schien er bereit, meine Einwände anzuhören. Millimeter für Millimeter wurde mein Kopf in die Höhe gezogen.

»Geht es noch?« Ich wollte nicken, aber das geht nicht, wenn der Kopf in einer Schlinge ruht. »Hmmm.« Mehr konnte ich nicht sagen. Ich spürte, wie meine Wirbelsäule sich streckte.

»Au.« Jetzt tat es weh.

»Das reicht auch. Dann können wir mit dem Gipsen anfangen.« Aus den Augenwinkeln konnte ich beobachten, wie die Helferin Dr. Eggerich eine nasse Gipsbinde reichte. Ich erschrak, als ich die Nässe auf meinem Bauch spürte. »Gleich wirst du ein bißchen ins Schwitzen geraten, das gehört dazu.« Der Arzt wollte mich wirklich in den Vorgang einbeziehen.

Ich hatte mir einen Punkt an der Wand gesucht, den ich fixierte. Umfallen konnte ich nicht, die Schlinge hielt mich. Während der Arzt sorgfältig eine Binde nach der anderen um meinen Körper wand, floh ich in Gedanken von diesem Ort. Ich erinnerte mich an den Sommer, den ich mit meiner Oma an der Nordsee verbracht hatte. Fünf Jahre war das jetzt her. Wir hatten in einer kleinen Pension gewohnt, in der es einen Hund gab. Einen großen Boxer, Rex, mit dem ich gleich Freundschaft geschlossen hatte. Er schien mir damals sehr groß, aber schon bald zeigte sich, daß er der gutmütigste Hund war, den ich je kennenlernen sollte. Mit Rex war ich oft durch den Garten getobt.

Obwohl es an manchen Urlaubstagen recht kalt gewesen war, hatte mich nichts davon abhalten können, mich in die Fluten der Nordsee zu stürzen. Ich glaubte, auch jetzt das Wasser auf meiner Haut zu spüren, und hatte den salzigen Geruch des Wassers in der Nase.

»Ich lasse dich jetzt langsam wieder herunter.«

Die Stimme des Arztes holte mich aus meinen Erinnerungen. Dr. Eggerich lockerte die Schlinge, ich bewegte meinen Kopf vorsichtig hin und her. Dann sah ich an mir herunter. Von der Hüfte bis zum Schlüsselbein war ich eingegipst. Ich spürte die Wärme, die sich allmählich ausbreitete.

»Der Gips bindet jetzt ab. In zwei Tagen ist er ganz hart, dann kannst du dich normal bewegen«, erklärte Dr. Eggerich. Normal bewegen? Da hatte ich meine Zweifel.

»Setz dich am besten auf diesen Stuhl; deine Mutter wird dir beim Anziehen helfen.«

Tatsächlich, die Arzthelferin hatte meine Mutter schon in

den Raum geholt. Sie hielt mir die Jeans hin, damit ich reinsteigen konnte. Mich selbst bücken, um die Hose anzuziehen, das konnte ich nicht mehr.

Vor zwei Stunden war ich noch ein normal bewegliches Mädchen gewesen, jetzt fühlte ich mich wie der hilfloseste Mensch der Welt. Ich ahnte nicht, was noch kommen sollte ...

Nach einer scheinbar endlosen Rückfahrt im Auto legte ich mich zu Hause im Wohnzimmer auf die Couch. Wenn ich jetzt eines nicht wollte, dann alleine in meinem Zimmer sein. Der Gips wurde langsam kalt. »Bring mir doch noch eine Decke.« Es war ein frühlingshafter Tag, und ich lag im gut geheizten Wohnzimmer unter drei Wolldecken und fror. Unter mir war ein altes Bettlaken ausgebreitet. Der Gips war noch so feucht, daß er überall weiße Spuren hinterließ.

Ich vertiefte mich in ein Buch aus der Bücherei. Die Geschichte aus Amerika handelte von Claudia, einem deutschen Mädchen, das als Austauschschülerin für ein Jahr nach Wisconsin gegangen war. Erst hielt sie es vor Heimweh fast nicht aus. Als sie sich jedoch an die neue Umgebung gewöhnt hatte, wollte sie beinahe nicht wieder nach Deutschland zurück. Vielleicht würde ich mich auch an diesen festen Panzer in meinem Oberkörper gewöhnen und ihn später vermissen. Im Augenblick schien mir das zwar völlig abwegig, aber es machte mir so ein kleines bißchen Mut.

Am nächsten Morgen war der Gips schon trockener. »Klingt ganz hohl«, kommentierte ich mein Klopfen auf meinen Bauch.

»Das ist ein gutes Zeichen, dann ist er bald ganz trocken«, freute sich mein Vater mit mir. Er hatte mir, bevor er zur Arbeit fuhr, schon das Frühstück gebracht. Gestern abend hatte ich vor lauter Aufregung keinen Bissen herunterbekommen, jetzt knurrte mein Magen.

»Heute noch und morgen, dann kommst du besser damit

zurecht.« Papa hielt mir die Zeitung hin, ich durfte mir heute einen Teil aussuchen. Wir teilten uns jeden Morgen die Tageszeitung, ein Ritual, das wir beibehielten, solange ich zu Hause lebte. Frühstücken bedeutete für mich als Kind schon neben der ersten Mahlzeit des Tages auch ein einvernehmliches Schweigen hinter der Zeitung.

Mich zu waschen gelang mir mit dem Gips nur unter großen Schwierigkeiten. Ich konnte mich nicht bücken. Gut, ich hätte in die Knie gehen können, aber dazu war der Gips einfach zu schwer. Von einem Tag zum anderen war ich steif geworden.

»Ich helfe dir dabei.« Meine Mutter heizte das Badezimmer, damit mir nicht kalt würde. Gesicht und Arme zu waschen war mir noch in etwa möglich. Alles andere lag außerhalb meines Bewegungsbereiches.

Das Anziehen war nicht minder problematisch. Sobald ich die Arme über den Kopf hob, um mir einen Pullover überzustreifen, stieß ich mit den Schultergelenken an den Gips, was ziemlich schmerzte. Also mußte eine Bluse her, dazu eine weite Strickjacke.

»Wie gut, daß Anne mir die rote Jacke geschenkt hat.« Meine Cousine hatte im Jahr zuvor eine dunkelrote Jacke für mich gestrickt. Damals war sie etwas zu weit und zu lang. Jetzt paßte sie optimal.

Auch wenn ich es nicht geglaubt hatte – mit jeder Stunde gewöhnte ich mich mehr an den Gips. Ich verbrachte den Tag auf dem Sofa, las ein bißchen, malte und wartete, daß die Zeit verging. Jede Stunde, die vorüber war, brachte mich dem etwas normaleren Leben zurück.

Zwei Tage später war der Gips wirklich trocken. Ich durfte wieder zur Schule.

»Hoffentlich rempelt mich in der Pause auf dem Schulhof niemand an.« So ein bißchen komisch war mir schon, als ich meine Tasche packte.

»Du darfst in der Pause in der Klasse bleiben, ich habe mit Frau Twelgmann gesprochen.« Das war von meiner Mutter gut gemeint, aber genau das wollte ich nicht. Wenn ich in der Pause in der Klasse blieb, was normalerweise nur an Regentagen erlaubt war, würde ich eine noch größere Sonderrolle einnehmen, als ich sie durch den Gips sowieso schon hatte.

»Ich kann mich ja am Rand aufhalten, wo nicht so viel los ist«, schlug ich vor. Ich fiele dann weniger auf.

Meine Mutter machte sich Sorgen.

»Das ist zu gefährlich.«

Ich grinste sie an. »Mehr als kaputtgehen kann der Gips nicht. Dann kriege ich eben einen neuen.«

Laß mir dieses kleine Stück Normalität, bat ich innerlich.

»Du kannst es ja probieren«, stimmte sie schließlich zu.

Schule im Gips war anstrengender als Schule ohne Gips. Beim Sitzen drückte er schon mal, und durch die überstreckte Haltung tat mir der Rücken weh. Ich biß die Zähne zusammen. Bloß jetzt nicht sagen, ich will nach Hause. Dann bestünde die Gefahr, daß ich seltener zur Schule dürfte oder mich in den Pausen vielleicht im Sanitätsraum ausruhen müßte. Auf keinen Fall.

Ich lernte, mit den Schmerzen zu leben.

Nachts konnte ich nicht sehr gut schlafen. Vor allem an den Schulterblättern rieb der Gips jedesmal, wenn ich mich umdrehte. Dadurch wachte ich auf, und es dauerte eine Weile, ehe ich wieder einschlafen konnte.

Nach einigen Tagen hatte ich mich tatsächlich an den Gips gewöhnt. Mein Bewegungen waren zwar weniger geschmeidig als sonst, aber in den meisten Situationen kam ich allein zurecht. Die anderen mied ich lieber. Ich wollte niemanden um Hilfe bitten, zu Hause nicht und schon gar nicht in der Schule. Noch mehr Aufmerksamkeit zu erregen wäre noch schlimmer als der Gips an sich.

Nach vier Wochen fuhren wir wieder nach Hannover.

»Hoffentlich hat es geholfen.« Meine Mutter an der Seite, saß ich im Gipsraum. Gleich würde der Gips abgenommen werden.

Mit einer kleinen Säge schnitt Dr. Eggerich den Panzer auf. Ich lag ganz reglos auf der Trage und wagte kaum zu atmen.

Der Arzt nahm die obere Hälfte ab. »Huch, ist das kalt.« Ich fror, hatte man mir doch meine Schutzhülle genommen.

»Setz dich einfach hin«, forderte mich der Arzt auf. Einfach ging das nicht, denn nach dem Monat im Gips war ich ziemlich steif. Ich stützte mich mit meinen Armen ab. Vier Augen fixierten meinen Rücken.

»Das sieht doch ganz gut aus.« Dr. Eggerich war zufrieden. Die Reaktionen meiner Mutter konnte ich nicht erkennen, sie stand hinter mir.

»Kann ich mich anziehen?« Ich hatte keine Lust mehr, mich anstarren zu lassen.

»Natürlich. Und zu Hause kannst du in aller Ruhe ein heißes Bad nehmen.«

Bevor wir die Praxis verließen, bekamen wir weitere Ratschläge zur Verbesserung der Krankheit mit. Ich sollte jeden Tag ein Magnesiumpräparat schlucken. Das würde die Knochen stärken. Außerdem riet Dr. Eggerich, weiterhin viel zu turnen. »Nur so können die Muskeln den Ausgleich zu der Verkrümmung schaffen«, erklärte er.

Ich war froh, diese Behandlung erst einmal hinter mir zu haben. Jetzt gehörte mein Körper wieder mir. Ich konnte ihn wieder wahrnehmen. Zu Hause freuten sich Papa und Torsten mit uns über das Ergebnis. Mein Rücken sah wirklich besser aus als vor einem Monat. Ich hielt mich auch ohne Gips und Korsett sehr gerade.

— III —

Die erste Röntgenkontrolle nach sechs Monaten zeigte, daß der Erfolg nur von kurzer Dauer war. Die Verkrümmung hatte sich erneut verstärkt.

Gar nicht weit von unserer Wohnung entfernt eröffnete gerade zu dieser Zeit eine Orthopädische Klinik. Es war die erste in Braunschweig, in der Patienten auch ambulant behandelt wurden. Dr. Mehlau hieß der Arzt, der uns in dem großen, kahlen Untersuchungszimmer begrüßte. Vor einer Stunde war mein Rücken wieder einmal geröntgt worden. Der Arzt begann sofort, meine Röntgenbilder zu studieren.

»Die Wirbelsäulenverkrümmung ist stärker geworden. Wahrscheinlich hattest du gerade einen Wachstumsschub, der die Zunahme der Skoliose begünstigt. Du mußt jetzt ein Korsett tragen«, sagte Dr. Mehlau dann zu mir.

Ein Korsett? Was sollte das sein?

»Das Korsett sorgt dafür, daß du immer aufrecht gehst und sich deine Rippen nicht weiter verbiegen können. Du mußt es dreiundzwanzig Stunden am Tag tragen, nur zum Waschen darfst du es ablegen. Auch nachts mußt du es anbehalten. Gleichzeitig ist es notwendig, daß du viel Gymnastik machst, damit die Muskeln nicht erschlaffen.«

»Meinen Sie, daß so ein Korsett bei Skoliose hilft?« Meine Mutter wollte mehr wissen.

»Die Patienten müssen diszipliniert sein und das Korsett

wirklich immer tragen. Es ist Ihre Pflicht als Mutter, darauf zu achten.«

»Ich habe gehört, daß man Wirbelsäulenverkrümmungen, wie Martina sie hat, heutzutage schon operieren kann.«

»Gute Frau, wissen Sie eigentlich, was Sie da sagen? Diese Operationen sind lebensgefährlich. Die Ärzte arbeiten so eng am Rückenmark, daß eine Querschnittslähmung im Ausschluß wahrscheinlich ist. Wollen Sie Ihrem Kind das zumuten?«

Nach dieser Abfuhr verzichtete meine Mutter auf weitere Einwände.

»Ein Korsett ist die wirkungsvollste Behandlung zur Korrektur von Skoliosen. Wenn es konsequent und über viele Jahre getragen wird, kann es die Wirbelsäulenverkrümmung verbessern«, fügte Dr. Mehlau hinzu.

Noch in der gleichen Woche hatte ich einen Termin in einer Orthopädischen Werkstatt. Dort sollte das Korsett angefertigt werden.

»Als Grundlage benötigen wir einen Gipsabdruck deines Oberkörpers«, sagte Herr Schatzschneider, der Orthopädie-Mechaniker. Er strich sich die langen, fettigen Haare aus der Stirn und forderte mich auf, mich im Nebenraum auszuziehen.

»Was für ein ekliger Typ«, dachte ich. So eine ungepflegte Frisur und dazu dieser starke Körpergeruch. Hoffentlich kommt er mir beim Gipsen nicht zu nah.

Erleichtert stellte ich fest, daß eine Kollegin von ihm den Rumpfgips anfertigte. Wie das ablief, wußte ich ja schon aus Hannover. Ich wurde an einem Galgen ganz lang und gerade gezogen, dann wickelte die Frau eine Gipsbinde nach der anderen um meinen Oberkörper.

»Bleib bitte eine Viertelstunde so stehen«, sagte sie, nachdem sie die letzte Binde abgewickelt hatte. »Dann schneide ich den Gips auf.«

Fünfzehn Minuten lang stand ich in dem hellgefliesten Raum. Ich wagte nicht, meine Füße zu versetzen. Mein linkes Bein schlief ein, ich bewegte es ein bißchen im Knie. Die Zeit verstrich im Schneckentempo. Ich konnte meinen Blick kaum von den Zeigern der großen Uhr nehmen, die über der Eingangstür hing.

»So, dann wollen wir mal.« Die junge Frau nahm eine der großen Gipsscheren, die im Regal lagen. »Zieh am besten deinen Bauch ein, damit ich nicht in deine Haut schneide.«

Sie setzte die Schere direkt an meinem Hals an und schnitt den Gips auf.

»Ich klappe ihn jetzt auf, und du drehst dich vorsichtig heraus. Paß auf, daß der Abdruck an den Seiten nicht reißt.«

Ich schlängelte mich aus dem Rumpfgips.

»Du kannst dich anziehen. Dann vereinbaren wir einen Termin zur ersten Anprobe in zwei Wochen.«

Als ich nach dieser Zeit wieder in die Orthopädie-Werkstatt kam, stand dort ein Gestell mit Hüften aus grauem Kunststoff. Aus dem Hüftgestell ragte vorne und hinten je eine Metallstange in die Höhe. Die würden meinen hinterkopf und mein Kinn tragen. Von der hinteren Stange gingen rechts und links je zwei Lederbänder ab, in deren Mitte graue, ovale Plastikscheiben befestigt waren.

»Was ist denn das?« Ich stand da und vergaß vor Entsetzen, meinen Mund wieder zu schließen.

»Dein Korsett«, sagte Herr Schatzschneider.

Ich konnte es nicht glauben. Dieses Ungetüm sollte das Korsett sein, das ich von heute an 23 Stunden am Tag tragen mußte?

»Wie soll ich denn da reinkommen?« stotterte ich.

»Erst mal mußt du dich bis auf die Unterwäsche ausziehen. Du trägst das Korsett immer über der Unterwäsche, merk dir das.«

Ich wäre nie auf die Idee gekommen, das Ding auf die nackte Haut zu lassen. Brav tat ich, wie mir geheißen wurde.

Herr Schatzschneider klappte das Korsett auf. Seitwärts zwängte ich mich hinein. Dann zog der Mechaniker die Lederbänder fest und hakte sie an der vorderen Stange ein.

»Das drückt«, beschwerte ich mich. Die Plastikscheiben bohrten sich schmerzhaft in meine Rippen. »Die Scheiben sind zu eng.«

»Die heißen Pelotten«, korrigierte mich Herr Schatzschneider, »und die müssen so eng sitzen. Sie üben einen passiven Druck auf deine Verkrümmung aus. Dadurch können wir einen Rippenbuckel verhindern.«

Das würde ich nicht mehr erleben. Wenn ich noch ein paar Minuten in diesem Ding bliebe, wäre ich nämlich tot, schlicht und einfach zerquetscht.

»Ich kriege aber keine Luft.«

»Du mußt einfach zur anderen Seite atmen.«

Der hatte gut reden. Jetzt konnte ich nur ganz flach atmen, das würde ich nicht lange aushalten.

»In ein, zwei Wochen merkst du gar nicht mehr, daß du ein Korsett trägst.«

Ich hätte das Taschengeld eines ganzen Jahres dagegen verwettet.

Das Korsett veränderte mein Leben vollkommen. Das Schlimmste war die große Einschränkung meiner Bewegungsfreiheit. Mit dem Korsett war ich so steif, daß ich meinen Oberkörper gar nicht mehr bewegen konnte. Schuheanziehen wurde zu einer echten Herausforderung. Ich klappte in der Hüfte nach vorne und bemühte mich; dennoch konnte ich die Schnürsenkel eher fühlen als sehen.

Meine Blusen, Pullover, Hosen und Röcke paßten auf einmal nicht mehr. Das Korsett trug an den Hüften an jeder Seite einige Zentimeter auf.

»Wir kaufen dir neue Sachen«, tröstete mich meine Mutter.

»Brauchen wir nicht, wenn wir auf das Ding verzichten.«

Ich wollte es nicht tragen. Doch da ich morgen zum ersten Mal mit dem Korsett zur Schule gehen sollte, mußten wir noch heute in die Stadt und neue Garderobe für mich besorgen.

»Damit kann ich nicht sechs Stunden lang sitzen«, prophezeite ich.

»Versuch es doch erst einmal«, bat meine Mutter. »Du hast doch gehört, daß Dr. Mehlau gesagt hat, mit dem Korsett kann deine Skoliose gelindert werden.«

Ich glaubte ihm nicht. Selbst wenn, so schief war mein Rücken nicht. Ich wollte nicht in dieses Ungetüm eingesperrt werden. Hatte es nicht gereicht, daß ich schon jahrelang an keinem Schulsport mehr teilnehmen durfte und meine Nächte stocksteif in einem Gipsbett verbrachte? Bei jeder dieser Behandlung, auch bei dem Rumpfgips, hatten mir die Mediziner, einer wie der andere, versichert, es sei das ultimative Mittel gegen die Skoliose. Ich hatte alles brav über mich ergehen lassen und hinterher jedes Mal feststellen müssen, daß man mich angelogen hatte.

Die neue Jeans saß an meinen Hüften, schlabberte aber an den Oberschenkeln. »So gehe ich nicht raus!« Ich betrachtete mich lange im Spiegel des Geschäftes, in dem wir die neue Kleidung aussuchten. Mein Blick fiel gleich darauf auf die Stangen des Korsetts, die aus dem Ausschnitt der Bluse herausragten. Sie reichten hinten bis an den Hinterkopf, vorne stützten sie mein Kinn ab. Wir hatten schon eine besonders weite Bluse ausgewählt, trotzdem konnte jeder auf den ersten Blick sehen, daß ich ein Korsett trug.

»Binde doch ein Tuch um die Stangen«, schlug meine Mutter vor.

»Hast du mal auf das Thermometer gesehen? Draußen sind vierundzwanzig Grad, und ich binde mir ein Halstuch um«, erwiderte ich. Ein völlig indiskutabler Vorschlag.

Weder Jammern noch meine Weigerungen halfen, am nächsten Morgen mußte ich im Korsett zur Schule. Auf meinem bisherigen Stuhl konnte ich nicht sitzen. Schon nach einer halben Stunde waren mir beide Beine eingeschlafen, weil die Plastikhüften des Korsetts auf die Nerven an den Hüften drückten. Das nächste Problem war, daß ich wegen der hohen Metallstütze unter dem Kinn den Kopf nicht beugen und folglich nicht in meinen auf dem Tisch liegenden Büchern und Heften lesen konnte.

In den beiden großen Pausen wagte ich mich nur an den Rand des Schulhofes. Wenn mich jemand anrempelte, so befürchtete ich, würde ich wie ein Stein zu Boden fallen und mich an den Stangen zusätzlich verletzen. Sehnsüchtig wartete ich auf das Unterrichtsende. Nur schnell nach Hause und das Korsett ausziehen. »Wenigstens zum Essen«, bat ich meine Mutter. Die war gar nicht begeistert von der Idee.

»Du sollst es dreiundzwanzig Stunden tragen, das hast du doch gehört«, ermahnte sie mich. Ich blieb stur.

»Ich sehe gar nicht, was auf dem Teller ist. Das Korsett drückt und schneidet in meine Rippen«, beschwerte ich mich weiter und nahm das stählerne Ungetüm ab. Die alten Jeans an, dazu eine weite Bluse, schon fühlte ich mich wieder wohl.

Jede Stunde, die ich im Korsett verbringen mußte, bedeutete eine fast unerträgliche Qual für mich. Neben den neugierigen, fragenden und abschätzenden Blicken, die ich auf mich zog, störte mich meine Unbeweglichkeit am meisten. Das Korsett drückte und zwickte. In kürzester Zeit hatte ich dort, wo die Pelotten auf den Rippen auflagen, Druckstellen.

»Die sollten Sie einfach mit ein wenig medizinischem Alkohol betupfen. Wenn das nicht reicht, pudern Sie die Flächen ab«, riet Dr. Mehlau meiner Mutter bei der Untersuchung. Er nahm an diesem Tag das Korsett offiziell ab, überprüfte den Sitz und hatte die Gelegenheit, Korrekturen anzubringen. Die hintere Kopfstütze saß nicht korrekt, sie mußte nachgestellt werden. »Wenn du das Korsett eisern trägst, ist deine Skoliose in ein paar Jahren Vergangenheit.«

Vier Jahre lang habe ich Korsetts getragen. Vom ersten bis zum letzten Tag habe ich sie gehaßt. Dem ersten folgten fünf weitere. Immer wenn ich ein gutes Stück gewachsen war oder wenn sich die Verkrümmung der Wirbelsäule verstärkt hatte, erhielt ich ein neues Korsett. Die Prozedur zum Erstellen der Ungetüme blieb die gleiche wie beim ersten Mal. Auch die Probleme, die beim ersten Korsett auftauchten, begleiteten mich über die vier Jahre. Die Unbeweglichkeit, das Eingesperrtsein, die Schwierigkeiten, passende Kleidung zu finden, mit denen die Korsetts wenigstens etwas verdeckt werden konnten. Es war die Hölle für mich, und ich konnte mir nicht vorstellen, daß es noch etwas Schlimmeres geben konnte ...

»Ende Februar fahren wir für eine Woche ins Landschulheim, zum Skilaufen. Hier habt Ihr einen Zettel, auf dem die wichtigsten Informationen stehen.« Frau Weiland, unsere Klassenlehrerin, verteilte die fotokopierten Informationsblätter, die wir an unsere Eltern weiterreichen sollten.

»Wäre das toll: Ski laufen.« Ich träumte davon, durch das weiche Weiß zu gleiten. Leider war mir das ebenso verboten wie alle anderen Sportarten. Ich seufzte. Diese Reise fand wohl ohne mich statt.

»Die Klasse fährt zum Skilaufen. Ich möchte lieber gar nicht mit als die ganze Woche am Rande zu stehen und zusehen zu müssen.« Beim Mittagessen erzählte ich von der geplanten Reise.

»Ich rufe Frau Weiland an«, sagte mein Vater. »Vielleicht

kannst du hierbleiben und in einer Parallelklasse am Unterricht teilnehmen.«

Leider zeigte sich die Lehrerin wenig einsichtig.

»Wie stellen Sie sich das vor, Herr Walter. Das würde bedeuten, daß Martina eine zusätzliche Woche Ferien hat. Nein, nein, schlagen Sie sich das aus dem Kopf. Außerdem wird ihr die frische Luft guttun.«

»Meine Tochter kann doch solange in eine andere Klasse gehen. Sehen Sie nicht, welchen Belastungen Sie das Kind aussetzen, wenn sie wieder nur zusehen kann.«

»Daran sollte sie sich doch wohl gewöhnt haben. Die Klassenfahrt ist Pflicht, tut mir leid.«

So schnell gab mein Vater nicht auf. Er ließ sich einen Termin beim Schulleiter geben und erklärte ihm den Fall.

»Sehen Sie, Martina darf aus gesundheitlichen Gründen seit Jahren nicht am Schulsport teilnehmen. Wenn sie mit in das Landschulheim fährt, steht sie den ganzen Tag am Rand der Piste und sieht zu, wie die anderen ihren Spaß haben. Wollen Sie ihr das antun?«

Der Direktor zögerte. »Als Vater kann ich Sie verstehen. Aber was sollen denn die anderen Schüler sagen? Immer hat irgendwer keine Lust, mit auf die Fahrt zu gehen. Wenn ich Martina erlaube, statt dessen Unterricht zu haben, kommt der nächste an und erfindet auch etwas. Es geht einfach nicht.«

»Herr Strobel, ich erfinde hier nichts, Martina hat eine schwere Wirbelsäulenverkrümmung. Die ist inzwischen so schlimm, daß sie Tag und Nacht ein Korsett tragen muß.«

Mein Vater war wütend und zugleich verzweifelt über so viel Unverständnis.

»Schon, schon, die Lage ist sicher nicht einfach für sie. Aber ich habe meine Richtlinien und an die muß ich mich halten. Martina wird mitfahren müssen.«

In gedämpfter Stimmung packte ich am Sonntagnachmittag meine Reisetasche. Warme Socken, warme Unterwäsche,

Schal, Mütze, Handschuhe. Am nächsten Morgen gab es ein großes Hallo, als der Bus Punkt 8 Uhr vor der Tür stand und wir einstiegen. Die anderen waren ganz aufgekratzt und freuten sich, ihre neuen Skiausrüstungen ausprobieren zu können. Ich nahm neben Margret Platz, die selbst im Bus ihre dunkelrote Pudelmütze nicht absetzen wollte.

»Schwitzt du nicht?« Ich sah ihr in das gerötete Gesicht.

»Nicht die Spur. Außerdem, so als richtiger Sportler muß man sich abhärten.«

Margret tat, als sei die Fahrt ins Landschulheim eine Vorbereitungszeit für die nächsten Olympischen Winterspiele. Vielleicht hat sie die Tage auch wirklich so erlebt.

Für mich wurde es die deprimierendste Woche meiner ganzen Schulzeit. Das Wetter war ideal, der Schnee genau richtig für meine Klassenkameraden, die größtenteils Anfänger waren und es genossen, von einem professionellen Skilehrer trainiert zu werden.

Meine Tage bestanden darin, mit der Gondel nach oben zu fahren und zuzusehen, wie einer nach dem anderen den Abhang hinunterglitt. Dann setzte ich mich wieder in die Gondel und ließ mich ins Tal bringen, um bei der gemeinsamen mittäglichen Brotzeit dabeizusein. Am Nachmittag wiederholte sich der Vorgang.

Ich war so froh, als wir am Freitagmittag den Bus bestiegen und nach Hause fuhren. Niemals mehr würde ich so etwas mitmachen. Künftig würde ich mich stärker wehren.

Immer wieder wurde ich durch das Korsett zur Außenseiterin. Ich hatte einfach nicht die gleiche Beweglichkeit wie meine Klassenkameraden. Die Halsstütze hinderte mich daran, den Kopf zu senken. In den normalen Schulstunden kam ich mit dieser Behinderung nach einiger Übung zurecht, richtig schwierig aber wurde es im Handarbeitsunterricht, der jeden Donnerstag auf meinem Stundenplan stand. Frau Krumrei wollte uns beibringen, mit einer elektrischen Nähmaschine umzugehen. Nach den ersten Probenähten sollten wir alle einen Rock mit Gummizug aus Baumwollstoffe nähen.

»Was ist los, Martina, warum fängst du nicht an?« Frau Krumrei stand hinter mir und sah, daß ich bisher nur die Maschine eingeschaltet hatte.

»Ich sehe nicht, was ich tue«, erklärte ich ihr. Ich konnte mich nicht, wie Sonja neben mir, bücken und in der Maschinennadel die Öse für den Faden suchen. Durch das Korsett war es mir unmöglich, auf die Maschine zu sehen.

»Nun gib dir mal ein bißchen mehr Mühe. Die anderen haben schon die ersten Nähte fertig, und du bist immer noch beim Einfädeln.«

Ich drehte mich um und schaute meine Lehrerin an. »Aber ich sehe doch nichts«, wiederholte ich.

»Knie dich doch einfach vor die Maschine, dann sind deine Augen auf der Höhe der Nadel.«

Hinknien. Ich sollte mich hier, vor allen anderen, vor die Maschine knien und das Nähgarn einfädeln. Abgesehen davon, daß ich den Vorschlag einfach entwürdigend fand, ging es schlichtweg nicht. Im Korsett kam ich vom Boden kaum wieder hoch.

Das eifrige Reden, das bisher den Raum erfüllt hatte, war verstummt. Die anderen bemühten sich, ihre Neugierde nicht zu offensichtlich zu zeigen. Es war aber klar zu erkennen, daß sie sich unwohl fühlten. Sie hatten sich inzwischen daran gewöhnt, daß ich bei vielen Sachen nicht mitmachen konnte. Ich bekam Hilfe, wann immer es nötig war.

Aber die Situation jetzt war neu. Sollten sie sich öffentlich mit der Lehrerin anlegen und vielleicht einen Tadel oder sogar eine schlechtere Zensur riskieren? So weit ging die Solidarität doch nicht.

Nach einer Weile sah Frau Krumrei ein, daß ich es allein nicht schaffen würde, das Nähgarn einzufädeln. Sie nahm an meiner Stelle Platz und machte die Maschine nähfertig.

»So, jetzt leg aber los. Du hast schon viel zuviel Zeit verloren«, herrschte sie mich an.

Auch jetzt kam ich nicht weiter. Ich konnte das Stück Stoff, auf dem wir die verschiedenen Nähte ausprobieren sollten, ebenfalls nicht sehen. Beim Nähen muß man den Kopf senken, meistens sogar den Rücken beugen, um die Arbeit im Blick zu haben. Mein Korsett hinderte mich daran.

»Versuch doch, es zu fühlen«, schlug Sonja vor, die mit ihren Probenähten schon fertig war. Nähen nach Gefühl, eine ganz tolle Idee.

Am Ende der Stunde sollten wir die Probestücke abgeben. Mein Stoff war unversehrt, keine Naht zierte ihn.

»Dafür muß ich dir eine Arbeitsverweigerung ins Klassenbuch eintragen«, bellte Frau Krumrei, als sie mein Musterstück sah.

»Das können Sie nicht!« So ein Ungerechtigkeit. Es lag doch nicht an meinem mangelnden Willen, es lag an meiner Unbeweglichkeit, daß ich nicht an der Maschine nähen konnte.

»Du hättest dir mehr Mühe geben müssen«, tadelte mich die Lehrerin weiter. Mehr Mühe! Ich sah sie mit vor Zorn funkelnden Augen an.

»Haben Sie schon mal versucht, quasi blind ein neues Gerät zu bedienen? Ich kann nicht sehen, was ich nähe. Ich kann weder meinen Kopf noch meinen Rücken beugen, können Sie das nicht erkennen?«

Frau Krumrei wurde abwechselnd rot und blaß. »Bisher hast du doch auch ganz normal deine Aufgaben erledigt«, verteidigte sie sich.

»Aber wie denn, wie? Haben Sie nicht gesehen, daß ich beim Stricken Nadeln und Wolle hoch in der Luft halte, damit ich erkenne, was ich da mache? Ist Ihnen nie aufgefallen, welche Schwierigkeiten ich schon dabei hatte, weil mir nach ein paar Minuten die Arme schwer werden und weh tun?«

Ich nahm meine Tasche. Sollte sie doch eintragen, was sie wollte. Sie sah und verstand einfach nichts. Ich biß auf meine Unterlippe, um die Tränen zurückzuhalten, und machte ganz leise die Tür zum Handarbeitsraum hinter mir zu.

Zum Glück verhielten sich die meisten Lehrer anders. Frau Krumrei blieb eine Ausnahme. Aber wieder einmal hatte mir jemand gezeigt, daß ich nicht war wie die anderen. Immer stieß ich an Grenzen, die mir durch das Korsett gesetzt wurden.

Sommerferien, sechs Wochen ohne Schule. Für zwei Wochen wollte ich mit Torsten zu Tante Gertrud und Onkel Bert in den Westerwald fahren. Unsere Eltern hatten für diese Zeit eine Reise an den Rhein geplant. Koblenz sollte ihre erste Station sein, dann wollten sie sich einige Städte und Orte entlang Deutschlands bekanntestem Fluß ansehen.

Damit wir uns nicht langweilten, hatten wir für die Ferien die Dinge einpacken dürfen, die uns in der Freizeit am meisten Spaß machten. Torsten war ganz stolz auf sein orangefarbenes Bonanza-Rad, das unbedingt mit mußte. Er hatte es vor einem Monat zu seinem zehnten Geburtstag bekommen.

»Du solltest nicht mit dem Rad fahren. Es hat keine Rücktrittbremse«, warnte mich mein Vater, als er an unserem Ferienort das Fahrrad aus dem Auto lud.

»Interessiert mich sowieso nicht«, antwortete ich. Ich hatte mir viele Bücher eingepackt, Papier und Buntstifte. Lesen und zeichnen und möglichst wenig Korsett tragen, so stellte ich mir die idealen Sommerferien vor. Meine Mutter sah das natürlich anders.

»Zieh es jeden Tag wenigstens ein paar Stunden an. Du kannst doch auch im Korsett im Garten liegen und lesen«, ermahnte sie mich. Das könnte ich, aber es wäre doch nicht angenehm. Ich wollte beim Lesen in einer Hängematte sanft schaukeln, in den blauen Himmel träumen, Sommer auf der Haut spüren. Mit dem Ungetüm war sogar das Liegen auf einem Bett sehr unbequem. Die Nackenstütze scheuerte am Hinterkopf, ich müßte steif auf dem Rücken liegen und das Buch mit beiden Armen hoch über meinem Kopf halten.

Ich wußte genau, daß ich das Korsett wenigstens in den Ferien nicht tragen wollte. Deshalb blieb ich meiner Mutter eine Antwort lieber schuldig.

Trotz spannender Geschichten und der Freiheit, das Korsett so oft wie möglich abzulegen, begann ich bald, mich zu langweilen. Ich beneidete Torsten, der auf seinem blitzenden Rad die Dorfstraßen entlangsauste. Eigentlich hatte ich schon Lust, es auch mal zu probieren.

»Leihst du mir das Rad heute nachmittag?« wollte ich beim sonntäglichen Mittagessen von Torsten wissen. Tante Gertrud sah von ihrem Teller auf. Ehe Torsten sich entscheiden konnte, ob brüderliche Liebe vor Besitzerstolz ging, brachte sie ihr Veto ein.

»Dein Vater hat dir das Radfahren verboten.«

Ich quetschte meine Kartoffeln zu Brei.

»Na und. Ich bin doch ganz vorsichtig.«

»Aber was ist, wenn du fällst?« Sie blieb hart. »Du bist mit dem schweren Rad gar nicht vertraut.«

»Was ist, wenn ich vor Langeweile sterbe?« Ich war sauer. »Nie darf ich etwas.« Ich legte mein Besteck beiseite, schlug die Arme unter und setze mein »Ich-bin-beleidigt«-Gesicht auf. Immer nur Gymnastik, Korsett anziehen. Nie durfte ich wie andere Mädchen zum Sport. Aschenbahnen kannte ich vom Danebensitzen. In Turnhallen hatte ich bereits Stunden meines Lebens damit verbracht, meinen Klassenkameraden beim Laufen, Hüpfen und Klettern zuzusehen. Die ganze Welt erschien mir wieder furchtbar ungerecht, besonders an diesem strahlenden Sommertag, an dem Radfahren die verlockendste Sache überhaupt war.

Torsten spürte meine tiefe Verzweiflung.

»Sie kann doch ein bißchen vor dem Haus fahren«, schlug er Tante Gertrud vor. »Außerdem hat das Rad zwei Handbremsen«, setzte er hinzu und entkräftete im vorhinein das Argument der fehlenden Rücktrittbremsen. Bonanza-Räder waren zu der Zeit der letzte Hit für Radfahrer, und sie nahmen gern in Kauf, daß diese Räder nur mit Handzugbremsen zum Stillstand gebracht werden konnten.

Ich witterte in Torstens Angebot eine Chance.

»Wenn du willst, kannst du doch dabei sein«, sagte ich zu Tante Gertrud.

Noch zögerte sie.

»Was ist, wenn du fällst?«

»Ich passe auf«, versprach ich. »Ich fahre nur ganz langsam.« An Tante Gertruds Gesicht erkannte ich, sie würde ihre Erlaubnis geben.

Das Essen war für mich damit beendet. Zwar wartete ich noch ab, bis Tante Gertrud und Torsten ihren Vanillepudding mit Kirschen aufgegessen hatten, doch ich selbst wollte kein Dessert. Dazu war ich viel zu aufgeregt.

»Seid ihr endlich fertig«, drängelte ich.

»Geh ruhig schon raus. Aber bleib unbedingt vor dem Haus«, mahnte Tante Gertrud. »Dann habe ich ein Auge auf dich, während ich spüle.«

Ich sprang von meinem Stuhl auf. Beaufsichtigte Freiheit war besser als gar keine.

Nach zehn Minuten fand ich das Radfahren auf dem Hof eintönig. Ein Rad ist ein Verkehrsmittel, mit dem man die ganze Welt erkunden kann. Mir würden die Straßen und Feldwege rund um den kleinen Ort im Mittelgebirge schon reichen.

Vielleicht konnte ich heute nachmittag, zum Spaziergang, das Rad mitnehmen.

Ich bekam tatsächlich die Erlaubnis, Tante Gertrud, Onkel

Bert und Torsten bei dem kurzen Sonntagsausflug rund ums Dorf auf dem Rad zu begleiten.

»Fahr nicht zu weit vor und schön langsam«, forderte meine Tante. Langsam fand ich zwar nicht schön, aber brav fuhr ich den dreien 20 Meter voraus, kehrte um und kam wieder bei ihnen an. Eine Weile lang waren wir alle mit diesem Sonntagnachmittag sehr zufrieden. Ich hatte endlich ein bißchen Abwechslung, Tante Gertrud genoß die Entspannung nach der Hausarbeit, Onkel Bert erklärte Torsten das Getreide, das für Mitte Juli bereits sehr hoch stand. In den nächsten Tagen sollte die Ernte beginnen.

Eine richtige Idylle. Ich fuhr dem Trio gemächlich voraus. Bis die Straße plötzlich eine Biegung nach rechts machte und sofort steil bergab führte. Das Rad wurde immer schneller.

»Ich kann nicht bremsen«, schoß es mir durch den Kopf. Eine Fußbremse existierte nicht. Die Handbremsen zogen so stark, daß ich senkrecht über den Lenker katapultiert werden und mir auf dem Asphalt den Kopf aufschlagen würde, wenn ich sie betätigte.

Die nächste Kurve. Ich spürte, daß ich das Rad nicht mehr lange halten konnte. Angst, pure Angst. Links und rechts von mir strohblonder Weizen. Schlagartig erkannte ich in den üppigen Feldern meine Rettung. Mit einer einzigen Bewegung zog ich den Lenker nach links und steuerte direkt in das Getreidefeld. Der unebene Boden und der Richtungswechsel brachten das Rad augenblicklich zum Stehen. Ich fiel über die linke Seite auf den Boden. Die Welt um mich versank.

Als ich die Augen wieder öffnete, lag ich bäuchlings zwischen Weizenähren. Irgend etwas war geschehen, aber was? Mein linker Arm lag ganz seltsam vor mir. Vorsichtig hob ich den Kopf. Das jedenfalls war möglich. Ich versuchte, mich mit beiden Armen abzustützen und aufzustehen. Ein stechender Schmerz durchfuhr meinen linken Arm und ließ mich laut aufschreien. Tränen liefen über mein Gesicht. Ich hob die linke Hand. Es tat so weh. Der ganze Arm fühlte sich eigenartig an, gar nicht wie mein Arm. Ich weinte und weinte und hatte große Angst. Würde mich jemals in dem Kornfeld jemand finden?

Zwei Stunden später lag ich bei einem Unfallchirurgen auf dem Operationstisch. »Ich werde dich ein bißchen betäuben und dann deinen Arm richten«, erklärte mir Dr. Mannsfeld.

Das Röntgenbild hatte gezeigt, daß an meinem linken Arm sowohl das Ellenbogen- als auch das Handgelenk gebrochen war. Zunächst sollten die Knochenbrüche gerichtet und anschließend der Arm geschient werden. Morgen käme ich in eine Klinik, in der die notwendige Operation durchgeführt werden würde.

Im Moment war mir alles recht, was diese furchtbaren Schmerzen aus meinem Arm nahm. Zum Glück hatte ich keinen offenen Bruch. Die Haut war unversehrt.

Ich atmete den Narkoseäther ein und begann zu zählen.

»Zehn, neun, acht, ...« Eine riesige helle Sonne in meinem Kopf wurde immer größer, größer, größer. Ich war in ein gleißend helles Licht getaucht. So viel Licht hatte ich noch nie gesehen.

Mir war übel. Ich schlug die Augen auf.

»Mir ist so schlecht.« Eine Krankenschwester strich mit einem feuchten Lappen über meine Stirn.

»Gleich geht es dir besser. Das kommt von der Narkose.«

Eine neue Übelkeitswelle erfaßte mich. Bloß nicht brechen, war mein Gedanke. Tief atmen. Ich tastete nach meinem Arm. Er lag, in einer Gipsschiene, im rechten Winkel auf meinem Bauch.

»Ich muß mich übergeben.« Wie sollte das gehen, wo ich doch fest auf dem Rücken lag.

»Atme gleichmäßig ein und aus«, riet mir die Krankenschwester. Ich tat, was sie sagte. Langsam wurde es besser. Ich begann, Teile der Situation zu erfassen. Ich lag auf einem Operationstisch, mein linker Arm ruhte fest in einer Schiene. Jetzt fiel es mir wieder ein. Das Rad. Ich war gestürzt. Ich hatte in dem Kornfeld gelegen. Die Erinnerung war wieder da.

Dr. Mannsfeld nahm meine rechte Hand.

»Deine Tante wartet draußen. Du setzt dich jetzt schön langsam hin. Für deinen Arm gebe ich dir eine Schlinge, die du um den Nacken hängst.«

Für die Nacht steckte der Arzt mir ein paar Schmerztabletten in die Jackentasche.

»Morgen mußt du in eine Klinik.«

Ich saß da und versuchte, das Schwindelgefühl in meinem Kopf loszuwerden.

»Die Gelenke müssen eingerenkt und wahrscheinlich gestreckt werden.« Dr. Mannsfeld hatte nur eine Erstversorgung vorgenommen.

Meine Eltern kamen noch in der Nacht aus ihrem Urlaub zurück. Ich hatte unruhig geschlafen. Wegen des Armes konnte ich mich nicht umdrehen. Außerdem hatte ich scheußliche Schmerzen.

»Nimm ruhig mal eine Tablette«, bot mir meine Mutter an, als sie morgens an meinem Bett saß. Wichtiger und hilfreicher als die Medikamente war meine Mutter, die endlich bei mir war.

»Ich habe wirklich aufgepaßt« war das erste, was ich zu ihr sagte. »Die Straße war ... und die Bremsen und die Schnekke.« Ich stammelte unter Tränen.

»Die Schnecke?« Ein fragender Blick meiner Mutter.

»Vor mir. Direkt vor mir auf dem Boden.«

Ich schluckte. Ich hatte den ganzen Unfall wieder vor Augen. Spürte das Aufschlagen in dem Feld, das unwirkliche Gefühl in meinem Arm. Ich erinnerte mich an meinen Bruder, der auf einmal neben mir gekniet und panisch nach unserer Tante gerufen hatte. Die Fahrt im Wagen in die nächste Kreisstadt, den Arm, in ein Frotteetuch gehüllt, von meiner rechten Hand gehalten.

Aufgrund Dr. Mannsfelds Hinweis auf eine länger andauernde Behandlung hatten meine Eltern entschieden, die Operation und alle weiteren Nachbehandlungen in unserem Heimatort durchführen zu lassen.

Am nächsten Mittag, nach fast 400 Kilometern Fahrt, kamen wir zu Hause an. Wir fuhren direkt in die Unfallklinik. Meine Personalien wurden notiert, dann mußte ich zum Röntgen. In weniger als einer Stunde fand ich mich in einem Krankenzimmer im sechsten Stock wieder. Fünf Betten, drei davon belegt. Meine Mutter legte die wenigen Dinge, die ich bei mir hatte, auf den Nachttisch.

»Leg dich ein bißchen hin und ruh dich aus«, sagte sie. In ein paar Minuten würden wir zum Stationsarzt gerufen werden, der mit uns die Behandlung besprechen wollte.

»Zwei ungünstige Brüche.« Der Arzt klemmte die Röntgenbilder an einer Leuchtwand fest und zeigte auf die betroffenen Stellen. »Außerdem ist das schon fast achtundvierzig Stunden her.« Er schaltete die Lampen aus. »Wir operieren morgen früh. Dann kommt sie für ein paar Wochen in einen Streckverband. Aber ich sage Ihnen gleich, der Arm wird wohl nicht wieder.«

Welch eine Prognose nach zwei schmerzvollen Tagen und einer stundenlangen Fahrt über die stark befahrene Autobahn. Nicht nur meine Nerven waren inzwischen ziemlich gereizt. Auch meine Mutter war völlig erschöpft. Die direkte Art des Arztes aber weckte ihre Lebensgeister.

»Sie haben hier ein zwölfjähriges Kind vor sich, das seit zwei Tagen Schmerzen hat. Wir alle wissen nicht, was mit dem Arm wird. Wir haben alle Angst. Und dann kommen Sie mit so einer düsteren Aussage. Wie würden Sie es empfinden, wenn Ihnen das jemand so drastisch sagen würde?« Ihre Augen funkelten vor Zorn.

Die Löwin kämpfte für ihr Junges. Statt mich mit Vorwürfen zu überhäufen, statt mich an das Verbot meines Vater zu erinnern, stand meine Mutter auf und forderte Verständnis für mich und meine Lage.

Der Arzt schrak zurück. »Ich muß die Dinge realistisch sehen«, verteidigte er sich.

»Realistisch muß aber nicht pessimistisch sein.« Meine Mutter ließ nicht locker. »Wir sollten doch gemeinsam auf eine erfolgreiche Operation hoffen.«

An nächsten Morgen wurde ich früh in einen großen Operationssaal gerollt. Während ich in der Narkose lag, brachten die Chirurgen die Gelenke in ihre normalen Stellungen zurück. Durch das Ellenbogengelenk schossen sie einen ein Zentimeter dicken und 20 Zentimeter langen Metallstift. Als ich am Mittag aus der Narkose erwachte, schwebte mein Arm über mir. Er wurde von einem Leinentuch gehalten, das an einer Stahlstange hing, die wiederrum am Kopfende meines Bettes befestigt war.

In den drei Wochen, die ich nach der Operation am Ellenbogen- und Handgelenk in der Klinik verbrachte, kamen mich meine Eltern jeden Nachmittag besuchen. Ich lag bewegungslos auf dem Rücken. Mein linker Arm hing in einem Streckverband über meinem Kopf. Mehrere Kilo Gewicht am Ende des Strecks sollten dafür sorgen, daß der Arm seine ursprüngliche Länge wiederbekam. Beim Unfall hatten sich die Knochen zusammengeschoben. Trotz des konsequenten Streckens ist mein linker Arm heute noch zwei Zentimeter kürzer als der rechte.

Den drei Wochen im Streckverband folgten fast zwei Monate, in denen der Arm von den Fingerspitzen bis knapp unter die Achseln eingegipst war. Tagsüber trug ich den Arm in einem Schlingenverband, der um meinen Hals hing. Nachts legte ich ihn vorsichtig neben mich, so daß die Hand auf meinem Bauch ruhte. An eine bequeme Schlafposition war in dieser Zeit nicht zu denken. Ich schlief auf dem Rücken, wie auch in den Wochen im Streck.

Der schwere Gipsarm zog an meiner Wirbelsäule. Unglücklicherweise zu genau der Seite, an der sich meine ohnehin zu weichen Wirbel sowieso schon zusammenzogen. Manches Mal merkte ich förmlich, wie schief ich mich hielt.

Durch den Unfall wurde so indirekt auch meine Wirbelsäule in Mitleidenschaft gezogen. Der Gips machte es extrem schwierig, das Korsett zu tragen. Ich konnte mich mit Gipsarm und Korsett nur sehr unsicher bewegen, die Verletzungsgefahr war sehr groß. Folglich trug ich das verhaßte Teil aus Stahl, Kunststoff und Leder nur, wenn ich mich in der Wohnung aufhielt. Sollte ich hier fallen, war meistens jemand da, der mir rasch helfen konnte.

Die Folgen des dauerhaften Zuges nach links durch den schweren Gips zeigte eine Röntgenaufnahme, die ein halbes Jahr nach dem Unfall gemacht wurde. Meine Wirbelsäule war wieder ein bißchen schiefer als bei der letzten Kontrolluntersuchung. Nicht sehr viel. Fast zu wenig, um es mit dem bloßen Auge zu bemerken. Aber die Krankheit schritt schleichend voran.

Der Unfall war in den Sommerferien passiert. Im August wechselte ich auf das Gymnasium. Der erste Schultag begann mit einer Feierstunde. Alle neuen Schüler saßen mit ihren Eltern in der Aula. Einige Mitschüler kannte ich schon aus meiner Grundschulzeit, andere hatte ich noch nie zuvor gesehen. Nach einer kurzen Rede wurden alle neuen Schüler auf die Bühne gebeten, wo unsere Klassenlehrer uns erwarteten.

Beim Gang zum Podium versuchte ich, meinen Gipsarm so eng wie möglich an mich zu pressen. Ich hatte mich an dem Morgen für eine helle Bluse entschieden, fast exakt in der Farbe des Gipses. Mein Ziel war, so wenig wie möglich aufzufallen, was sich jedoch nur zum Teil verwirklichen ließ. Weder war der sperrige Gips zu verbergen noch die Tatsache, daß ich erheblich größer war als die meisten anderen Schüler.

Als Teenager fand ich es ausgesprochen lästig, immer und überall sichtbar zu sein. Ich hatte eben Gardemaß. Damit konnte ich mich hinter niemandem verstecken. Heute ist das anders. Ich genieße es, aus der Menge herauszuragen. Es hat viele Vorteile, größer zu sein als andere, was mir aber erst im Erwachsenenalter bewußt wurde. Als Kind und Jugendliche wollte ich nur eines: so sein wie alle anderen auch.

Die komplizierten Brüche und die langen Wochen im Gips hatten dazu geführt, daß mein Arm steif war. Nachdem der Gips entfernt worden war, lag ein magerer Arm vor mir, der sich keinen Zentimeter bewegen ließ. Ich probierte es, den Arm zu strecken: ohne Erfolg. Ich versuchte, meine Hand anzuheben: unmöglich. Mehr als vier Wochen intensives Training in einer Klinik waren nötig, bis ich den linken Arm wieder benutzen konnte. Täglich hatte ich mehrmals Gymnastik, die den Arm fit machen sollte. Weil jeder Versuch, den Arm auch nur ein bißchen zu drehen, so schmerzhaft war, verabreichte man mir vor den Übungen Schmerztabletten. Gleichzeitig wurde der Arm für einige Minuten in große Kühlpacks gelegt. Auch das half, den Schmerz zu lindern. Drei Wochen lang sah es so aus, als wären alle Mühen vergebens. Die Gelenke ließen sich keinen Millimeter bewegen. Die Ärzte überlegten, ob eine erneute Operation notwendig sei, vielleicht sogar das Einsetzen eines künstlichen Ellenbogengelenks. Dann, von einem Tag zum anderen, gehorchte mein Arm mir plötzlich. Nur in einem geringen Ausmaß, aber es war ein Anfang. Von Tag zu Tag verbesserte sich die Beweglichkeit. Ich übte, übte, übte. Immer wieder schob ich den Arm an der Wand hoch, streckte ihn, beugte ihn. In der Beschäftigungstherapie webte ich dunkelblaue Tischsets. Natürlich nur mit dem linken Arm, der dadurch trainiert werden sollte.

Im November war der Arm wieder soweit hergestellt, daß ich ihn belasten konnte, fast so gut wie vor dem Unfall.

Jetzt gab es kein Aufschieben und keine Ausreden mehr, ich mußte wieder in das Korsett. Morgens nach dem Waschen quälte ich mich in das Monstrum, das ein normales Leben für mich so schwierig machte. Das Korsett wurde immer mehr zu einem Alptraum für mich. Es machte mich nur steif und sperrig. Ich sah nicht ein, warum ich mich so wenig bewegen sollte.

Zusätzlich zu dem Korsett belastete mich die permanmente Krankengymnastik. Auf dem Gymnasium hatte ich jetzt die Chance, Arbeitsgemeinschaften am Nachmittag zu belegen. Da gab es so vieles, was mich interessierte: die Kunstgruppe, den Fotoclub, die Schülerzeitung. Weil aber zwei Nachmittage komplett durch die Gymnastik vereinnahmt waren, konnte ich mich lange nicht so engagieren, wie ich wollte. Schließlich mußte auch noch Zeit für Hausaufgaben bleiben.

Die neue Schulform brachte zudem neue Fächer mit sich. Neben Englisch lernte ich jetzt auch Französisch. Auch Chemie stand nun auf dem Stundenplan. Dazu kamen Geschichte und Physik, Fächer, in denen ich bisher nicht unterrichtet worden war.

Viel freie Zeit blieb mir nicht.

Mein Leben hatte so etwas wie einen Rhythmus. Alles wurde geprägt durch die Skoliose. Das Korsett erinnerte mich jeden Augenblick daran, daß ich nicht so gesund wie andere war. Dabei fühlte ich mich nicht krank. Ich war in meinen Augen ein Mädchen, das nicht ganz gerade gebaut war, aber immer noch hielt ich die ganzen Behandlungen für übertrieben. Sie waren mir extrem lästig und erlaubten es mir nicht, so zu leben, wie ich es mir eigentlich vorstellte.

Ich haßte das Korsett und ich haßte die Krankengymnastik. Dennoch prägten gerade diese beiden Elemente mein Leben wie nichts anderes. Wir alle hofften, daß die Krankheit durch die konsequente Behandlung zum Stillstand kommen würde. Deswegen trug ich weiterhin das Korsett und machte die langweiligen Turnübungen.

Bis im Juni 1976 die Wende eintrat.

Ich mußte zur halbjährlichen Routineuntersuchung in die Orthopädische Klinik. Wieder mal hatte ich einen Vormittag in der Schule versäumt und langweilte mich in dem Wartezimmer. Die wenigen Zeitschriften, die dort auslagen, waren alt und völlig zerlesen. Die Mittagszeit rückte näher, als wir endlich aufgerufen wurden. Gemeinsam mit meiner Mutter betrat ich das Behandlungszimmer. Uns gegenüber standen drei Ärzte. Zwei waren uns bekannt, den dritten hatten wir noch nie gesehen. Weder stellte er sich vor, noch wurde er von seinen Kollegen vorgestellt.

Im Hintergrund, an einer Leuchtwand, hingen die neuesten Röntgenbilder meines Rückens. Wie vertraut mir mein Inneres, meine Knochen doch waren. Und wie uninteressant. Ich wußte doch schon, was jetzt kam: »Wenn du nur schön turnst und immer das Korsett trägst, dann wird das schon.« Das konnte ich inzwischen rückwärts im Schlaf singen. Allerdings glaubte ich schon lange nicht mehr daran.

Ich war müde, hatte Hunger und wollte nach Hause. Das alles war so öde wie immer. Niemand bot uns einen Platz an. Wir standen vor den Röntgenbildern und harrten der Dinge, die kamen.

»Jetzt ist der geeignete Zeitpunkt gekommen, daß Ihre Tochter operiert wird. Mit den herkömmlichen Methoden kommen wir nicht mehr weiter.« Operieren. Das Wort riß mich aus meinen Gedanken. Wovon redete dieser Arzt? Was meinte er? Unsicherheit im Blick meiner Mutter.

»Es wird eine neue Spezialklinik eröffnet, dort sollten Sie Ihr Kind schnellstens vorstellen. Der Kollege dort hat bereits Erfahrung im Versteifen von Wirbelsäulen. Allerdings sage ich Ihnen gleich: Bei jeder Operation steht der Rollstuhl daneben.«

Die Orthopäden hatten das jüngste Röntgenbild, vor zwei Stunden gemacht, mit dem Vorgänger verglichen. Die Verkrümmung hatte sich wieder verschlimmert. Inzwischen hatte ich eine Skoliose von mehr als 60 Grad. Bei derart schweren Verkrümmungen, so erfuhren wir später, die auf konservative Behandlungsmethoden wie Gymnastik und Korsett nicht ansprechen, sind Operationen das einzige Heilungsmittel.

Der Oberarzt beschrieb mich, als sei ich gar nicht anwesend. Er hatte kein Mädchen mit einer Wirbelsäulenverkrümmung vor sich, sondern sah nur eine sich kontinuierlich verschlechternde Skoliose. »Wir sind der Meinung, Ihre Tochter sollte sehr schnell operiert werden. Wie Sie wahrscheinlich wissen, gibt es in den meisten Kliniken lange Wartelisten.«

Meine Mutter wurde wütend. Hatte sie nicht bei der letzten Vorstellung vor einem halben Jahr erneut nach einer Operation gefragt? Ihr Vorschlag war damals mit einem leicht überheblichen Lächeln abgewiesen worden, als gehöre er ins Land der Phantasie.

»Warum haben Sie nicht schon vor sechs Monaten davon gesprochen, dann hätten wir vielleicht schon einen Operationstermin?« machte sie sich Luft. »Ich habe doch immer wieder auf eine Operation hingewiesen.« Damals hatte es statt einer ehrlichen Antwort beschwichtigende Sätze gegeben: Solch eine Operation sei doch kein Kinderspiel, die Entscheidung wolle gut überlegt sein. Mit den Wartezeiten sei es auch nicht so schlimm, vorausgesetzt, man wähle die richtige Klinik.

Nun informierte man uns, daß in Norddeutschland gerade ein bereits bestehendes Krankenhaus in ein Skoliose-Zentrum umgewandelt werden würde. Der Chefarzt dort bringe viel Erfahrung mit, wurde betont.

»Am besten vereinbaren Sie noch heute einen Vorstellungstermin, dann kann in ein paar Wochen operiert werden. Meine Sekretärin gibt Ihnen die Adresse und die Telefonnummer«, schloß Dr. Sander die Unterhaltung.

Müde und unendlich aufgewühlt traten wir den Heimweg an. Das Gespräch brachte mein ganzes bisheriges Leben ins Wanken. Was war mir lieber: ein Leben lang im Korsett und die vage Hoffnung, die Skoliose kommt zum Stillstand, oder eine Operation mit der Option auf eine Querschnittslähmung? Spätestens jetzt war sie vorbei, meine Kindheit.

Zu Hause wartete mein Vater mit dem Essen. Es gab Kartoffelbrei mit Bratwürstchen, dazu einen Gurkensalat. Papa kochte gerne und gut.

»Das hat aber lange gedauert«, waren die Worte, mit denen er uns empfing, während er den Tisch deckte. In einer Stunde begann sein Dienst als Korrektor bei der Zeitung, und vorher wollte er noch mit uns zusammen essen. Eine gemeinsame Mahlzeit am Tag war uns wichtig. Häufig war sie die einzige Gelegenheit, bei der sich die ganze Familie traf und Neuigkeiten austauschen konnte.

Torsten war inzwischen aus der Schule nach Hause gekommen und hatte Hunger. »Was ist denn hier los?« fragte er, als er uns so unverwandt im Wohnzimmer stehen sah.

»Die wollen mich operieren«, platzte ich heraus und schluckte alle Tränen herunter, die in meiner Kehle saßen. Ich verschwand in meinem Zimmer, um so schnell wie möglich das harte Korsett auszuziehen. Wenn schon Operation, dann sollte es jetzt aber endgültig vorbei sein mit der Quälerei. »Wenn das Ding sowieso nicht hilft, ziehe ich es nie wieder an«, verkündete ich.

Alle hatten sie mich angelogen. Ich hatte das Gestell getragen. Zwar nicht immer, nicht die von den Orthopäden geforderten 23 Stunden am Tag. Aber ich hatte es sehr oft angezogen, sogar in die Schule. Das war fiel mir besonders schwer gefallen, denn das Korsett machte mich so unförmig und steif. Ich war ständig zur Krankengymnastik gegangen, auch wenn so viele andere Dinge verlockender waren. Geholfen hatte beides nicht.

»Wenn ich das gewußt hätte mit der Operation, hätte ich das Korsett niemals angezogen.« Ich war voller Wut auf die ganze Welt, auf alle, deren Rücken gerade war und deren Leben herrlich normal verlief. Und ich spürte zum ersten Mal eine nie gekannte Verzweiflung und Hilflosigkeit. Tief in mir wußte ich, daß die Operation unausweichlich war. Aber ich wollte sie nicht. Nein, niemand würde mir den Rücken versteifen, das konnte ich nicht zulassen.

Meine Eltern und Torsten saßen mittlerweile beim Essen. Meine Mutter erzählte von unserem Vormittag. »Die Ärzte meinen, wir sollten Tina so schnell wie möglich operieren lassen. Es gibt eine neue Spezialklinik für solche Versteifungen.«

Papa schüttelte den Kopf. »Und wenn es schiefgeht? Du weißt doch, wie gefährlich diese Operationen sind. Willst du etwa, daß sie ihr Leben lang im Rollstuhl sitzt?«

Vom ersten Moment an war mein Vater gegen die Operation. Das Risiko schien ihm viel zu groß. Bei allen Komplikationen, die sich später einstellen sollten, drückte er mit jeder Geste aus: »Ich habe die Operation nicht gewollt. Ich war von Anfang an dagegen.«

Für meine Mutter begann an diesem Frühsommertag die erste von vielen schweren Wochen. Sie war zu diesem Zeitpunkt die einzige, die für eine Operation plädierte. »Ihr seht doch, welche Beschwerden ich heute schon habe«, beschwor sie uns. »Was meint ihr, wie es mir geht, wenn ich noch zwanzig Jahre älter bin.«

Ihre Tage waren häufig geprägt von unerträglichen Kopfschmerzen. Durch die Verkrümmung der Wirbelsäule wurden so viele Nerven gequetscht, daß die Schmerzen manchmal wochenlang zu einem Dauerzustand wurden. Außerdem litt sie zunehmend unter ihrem sichtbaren Rippenbuckel. Keine Jacke war locker genug, keine Bluse hatte genug Weite im Rücken, um den sichtbaren Teil ihrer Behinderung zu kaschieren. Was für mich das Korsett war, war für sie ihr Rippenbuckel. In ihren Augen blickten alle sofort auf ihren Rücken und sahen »Mit der Frau stimmt was nicht.«

In den Jahren, die seit meiner Operation vergangen sind, ist die Wirbelsäulenverkrümmung meiner Mutter noch schlimmer geworden. Viele alltägliche Verrichtungen wie Einkaufen oder Saubermachen kann sie kaum mehr allein bewältigen. Sie ist gezwungen, ihre Zeit genau zu planen und mit ihren Kräften zu haushalten.

Als jetzt die Entscheidung für oder gegen eine Operation im Raum stand, erinnerte sich meine Mutter an ihre Jugend. Ihre Skoliose hatte aufgrund vieler unglücklicher Verkettungen und der noch geringen Erfahrungen bei der Behandlung von Wirbelsäulenerkrankungen nicht so therapiert werden können, wie es notwendig gewesen wäre. Meine Mutter wurde 1935 geboren, die Kindheit fiel mitten in den Zweiten Weltkrieg. Schon mit zehn Jahren war sie Vollwaise. Erst fiel ihr Vater, der als Soldat in Innsbruck stationiert war, zwei Jahre später starb ihre Mutter an Brustkrebs. Meine Mutter wuchs bei einer Tante auf, ihre beiden älteren Schwestern kümmerten sich um sie und den ein Jahr jüngeren Bruder.

Die Skoliose meiner Mutter wurde erkannt und so gut es ging behandelt. Die Menschen hatten gerade einen schlimmen Krieg überlebt. Es ging darum, das Land wieder aufzubauen. Die Behandlung dieser Erkrankung steckte noch in den Anfängen. Meine Mutter mußte ein Korsett tragen und regelmäßig die Krankengymnastik besuchen. Aber die Erfolge blieben aus. 1955 wies man sie in die Universitätsklinik Münster ein. Dort wurden zu der Zeit schon Skoliose-Patienten operiert. Die Wirbelsäulen wurden ausschließlich durch Knochenspäne, die aus den Hüften entnommen wurden, versteift. Metall nutzte man damals noch nicht für Implantate. Die Ärzte dort stellten nach intensivem Studium der Röntgenbilder fest, daß meine Mutter mit ihren 21 Jahren für diese Operation schon zu alt war.

Als uns jetzt die Möglichkeit einer Operation für mich genannt wurde, schoben sich bei meiner Mutter Bilder aus vergangenen Tagen wieder ins Bewußtsein, Erinnerungen an eine verpaßte Chance wurden wach. Bei uns zu Hause drehte sich in der nächsten Zeit alles um das Thema Wirbelsäulenversteifung.

Ich machte in jedem Gespräch deutlich: »Ich will davon nichts wissen. Es ist viel zu gefährlich. Außerdem ist meine Skoliose nicht so schlimm. So wenig, wie die Rippen zu sehen sind. Und ein Jahr Schule will ich auch nicht versäumen. Kommt gar nicht in Frage.« Ich wiederholte meine Argumente ständig. Nein, ohne mich.

»Laß uns doch wenigstens mal hinfahren und sehen, was die Ärzte dort sagen«, schlug mir meine Mutter als Kompromiß vor. »Dann haben wir eine bessere Entscheidungsgrundlage.«

Die brauchte ich gar nicht, meine Entscheidung stand schon fest.

Heute bin ich überzeugt, daß meine Mutter in diesen Wochen eine übermenschliche Kraft aufbringen mußte, um uns von der positiven Chance einer Operation zu überzeugen.

Sie mußte dabei an zwei Fronten gleichzeitig kämpfen:

gegen mich, die ich eine Operation schlichtweg ablehnte, und gegen meinen Vater, der mir diese Torturen auf jeden Fall ersparen wollte.

Aber wir wurden mürbe. Stundenlang dachte ich über die Situation nach. Eine Operation wollte ich auf keinen Fall. Andererseits konnte ich auch keine Alternative erkennen. Zwar hoffte ich immer noch auf das Wunder, eines Morgens wachzuwerden und mein Rücken wäre gerade. Auf Wunder gibt es aber keine Garantie. Was würde denn auch passieren, wenn ich Mama den Gefallen täte und mit ihr mal in die Klinik führe? Es war doch ganz unverbindlich. Tief in mir schlummerte die leise Hoffnung, der Arzt dort würde feststellen, daß ich für eine Operation gar nicht geeignet sei. Zu alt, zu groß, zu dunkelhaarig: Mir wäre jeder Grund recht gewesen.

Ich gab nach. Aber das Angebot durfte nicht zu offensichtlich sein. Es mußte unverbindlich bleiben. Beim Abendessen stocherte ich in meinem Salat. »Laß uns ruhig mal zu Dr. Heisenberg fahren«, sagte ich in leichtem Ton, so, als fragte ich nach dem Salzstreuer. »Wir können ja mal sehen, was die uns so zu bieten haben.«

Mama ging auf den beiläufigen Ton ein. Sie erkannte ihre Chance, mich der Operation ein Stück näher zu bringen.

»Gut, dann mache ich bei Gelegenheit einen Termin aus.«

Richtig, immer schön langsam, nur nichts überstürzen.

Es war ein heißer Sommertag, als wir zur Untersuchung in die Klinik fuhren. Auf dem Bahnhof kaufte mein Vater ein paar Zeitungen, mit denen wir uns die langen Stunden in der Bahn verkürzen konnten. Die »Bravo« fesselte mich eine Stunde lang. Die neuesten Fotos von David Cassidys Ranch in Malibu, eine Reportage über die aktuelle Platte von Abba: das war spannend, das war meine Welt. Nicht Krankenzimmer und Operationssäle.

Meine Mutter vertiefte sich in ein Frauenmagazin. Die »Fortuna« lockte ihre Leserinnen mit Ratschlägen für die perfekte Frisur und das aktuelle Sommer-Make-up, aber auch mit Tatsachenberichten. Zufall oder nicht, just in dieser Ausgabe der Zeitung, die sonst bei uns nicht gelesen wurde, war ein Artikel über eine junge Frau aus Polen abgedruckt, die wegen ihrer starken Skoliose in Deutschland operiert werden sollte. Der Bericht endete mit einem Spendenaufruf, denn sowohl der Eingriff als auch die langen Monate nach dem Eingriff in einer deutschen Klinik mußten schließlich finanziert werden. »Hier, lies das mal«, sagte meine Mutter und drückte mir das Heft in die Hand. Ich überflog die Geschichte. »Wirklich rührend«, gab ich voller Ironie zurück. Es interessierte mich allerdings nicht einen Deut, und als Zeichen wollte ich es erst recht nicht sehen.

Es sollten noch manche Momente kommen, in denen ich unwillkürlich auf die eine oder andere Art mit dem Thema Skoliose konfrontiert wurde. Auch zu Zeiten, in denen ich mich längst mit meiner Operation ausgesöhnt hatte. Es scheint, als sei die Problematik der Wirbelsäulenverkrümmung ständiger Begleiter meines Lebens.

Das Krankenhaus lag am Rande der Stadt und war in flachen, dunkelroten Backsteingebäuden untergebracht. Vorerst lief nur der ambulante Betrieb. Die ersten Patienten für eine Skoliose-Operation sollten in einigen Tagen auf Station B aufgenommen werden. Aus ganz Deutschland reisten Eltern mit ihren Kindern an, die an einer Skoliose erkrankt waren und bei denen die konservativen Behandlungen nicht ausreichten.

»Er hat so eine komische Stimme«, raunte ich meinen Eltern zu, als wir nach kurzer Wartezeit im Untersuchungszimmer saßen. Der Mann hinter dem enorm großen Schreibtisch war mir nicht sehr sympathisch. »Sei still, er kann dich hören«, warnte meine Mutter. Das schien mir nicht so. Dr. Heisenberg blickte mit glänzenden Augen meine Röntgenbilder an, als stünde er im Pariser Louvre vor der Mona Lisa. »Hier ist auch eine Torsion* zu sehen«, murmelte er.

Bislang hatte er sich mehr mit meiner Krankenakte und den Röntgenbildern, die wir mitgebracht hatten, als mit mir beschäftigt. Es ist ein Teil meiner Kindheits- und Jugenderinnerung, daß Ärzte sich in der Regel intensiver für meine Knochen interessierten als für mich. Sie sahen nur den Part, der zu ihrem Fachgebiet gehörte. Das Mädchen Martina nahmen sie kaum wahr.

»Zeig mir doch mal deinen Rücken«, forderte der Arzt mich auf. Diese elendige Prozedur. Ich zog Bluse und Unterhemd aus und stellte mich so gerade wie möglich vor ihm hin. Vielleicht, wenn er sieht, wie gerade ich stehen kann ...

»Jetzt bitte mal bücken«, holte mich seine Stimme in die Realität zurück. Nach einigen Momenten, die uns wie eine kleine Ewigkeit vorkamen, reichte er mir meine Bluse. »Du kannst dich wieder anziehen.«

Er könnte mich schon bald operieren, eröffnete er endlich das Gespräch. »Lange sollten Sie nicht mehr warten, Ihre Tochter ist ziemlich ausgewachsen.« Das wollte ich doch hoffen. Mehr als 1,84 Meter, die ich jetzt groß war, mußten es nun wirklich nicht sein.

»Wie sieht es mit der Gefahr einer Querschnittslähmung aus«, wollte meine Mutter wissen. Jetzt stand sie im Raum, die Frage, vor der wir uns alle fürchteten. »Die ist da, aber nur in sehr geringem Ausmaß«, versicherte uns der Arzt. Nur bei 0,2 Prozent aller Patienten würde bei der Operation das Rückenmark derart verletzt, daß sie nach dem Eingriff querschnittsgelähmt seien. Das hörte sich ja schon besser an als das, was man uns bei der Untersuchung zu Hause genannt

* Torsion = Drehung

hatte. Trotzdem, was nützte mir die schönste Statistik, wenn ich zu den 0,2 Prozent gehörte?

Dr. Heisenberg stellte das Modell einer Wirbelsäule vor uns hin. »Sehen Sie, so sieht eine gesunde Wirbelsäule aus.« Er begann, die Wirbel zu verdrehen.

»Das ist etwa der Rücken Ihrer Tochter.« Ich zog die Augenbrauen hoch. Ob er sich da mal nicht irrte? Der Mediziner erklärte, daß er in der Operation zwei Metallstäbe, die sogenannten Harrington-Stäbe, mit Hilfe diverser Schrauben an der Wirbelsäule befestigen würde. »Erst ziehen wir die Wirbelsäule maximal auseinander. An der Innenseite der Krümmung befestigen wir einen Stab, an der Außenseite einen zweiten. Die beiden Stäbe, die nach ihrem Erfinder Harrington-Stäbe genannt werden, werden mit Haken an den Wirbeln befestigt. Sie halten deine Wirbelsäule für den Rest deines Lebens gerade, Martina.«

»Wie soll ich überhaupt mit dem Stab leben? Ich kann mich dann nicht mal mehr bücken.«

Für mich war es wichtig, soviel wie möglich über den Eingriff und die Versteifung zu erfahren. Nur so konnte die Operation langsam ein wenig vertrauter werden.

»Natürlich kannst du dich bücken. Nicht gerade aus der Hüfte nach vorne. Aber eine Dame bückt sich doch sowieso, indem sie ihre Knie beugt. Schon wegen der engen Röcke.« Für Dr. Heisenberg schien das kein Problem zu sein. Ich bezweifelte, daß aus mir je eine Dame würde, die schmale Röcke trüge und sich elegant kniend bückte. Ein Blick in die Gesichter meiner Eltern sagte mir, daß sie Ähnliches dachten.

»Du kannst damit ganz normal leben, nur auf Reiten und Trampolinspringen mußt du verzichten.« Das war nicht schlimm, beides gehörte sowieso nicht zu meinen bevorzugten Hobbys.

Trotzdem schien es mir noch immer unmöglich, mit einem Stab an der Wirbelsäule ganz normal zu leben; den mußte ich doch spüren. Wenn ich mich setzte, stießen die Stäbe garantiert irgendwo an. Gehen, sitzen, einkaufen, schwimmen, tanzen – wie sollte das funktionieren?

»Den Stab merkst du gar nicht, denn er verwächst mit deiner Wirbelsäule.« Noch konnte ich das nicht begreifen: Da war der Stab, dort waren meine Wirbel. Wie sollte daraus ein Teil werden?

»Wir nehmen aus deinem linken Beckenkamm ein Stück Knochen. Das wird kleingeschnitten und zwischen die Wirbel gelegt. Dadurch werden diese angeregt, eine Knochenmasse zu bilden, die sich um den Stab herum legt.« Ich mußte ihm glauben, was er mir da erzählte. Aber ich blieb mißtrauisch.

Zum ersten Mal war von einem zweiten Eingriff, einer Knochenentnahme am Becken, die Rede. Dr. Heisenberg klärte uns auf, daß beide Eingriffe zur gleichen Zeit stattfänden. Es gäbe einen 20 Zentimeter langen Schnitt zwischen linker Hüfte und Wirbelsäule. Der wäre notwendig, um die Knochenmasse zu entnehmen. Der Hauptschnitt und damit später die größte Narbe verliefe genau entlang der Wirbelsäule, dort, wo die Stäbe befestigt werden sollten.

»Paß mal auf, wie gut das verheilt. Nach ein paar Jahren sieht kein Mensch mehr, daß du dort operiert wurdest. Du lebst ganz normal. Wenn du willst, kannst du sogar sieben Kinder kriegen, auch das geht.« Noch dachte ich zwar nicht an eine Familie, aber ich war dennoch froh, daß der Arzt das Thema anschnitt.

Meine Mutter zeigte sich skeptisch.

»Ich habe eine Skoliose, meine Tochter hat eine, ich denke schon, die Krankheit vererbt sich«, warf sie ein.

»Das ist noch nicht sicher«, beschwichtigte Dr. Heisenberg sie. Er wandte sich wieder mir zu.

»Du kannst sieben kerngesunde Jungen bekommen. Auf Jungen überträgt sich die Skoliose so gut wie nie.«

Wunderbar, davon hatte ich immer schon geträumt: Erst

versteifte man mir die Wirbelsäule, dann durfte ich vielleicht gerade noch mein Abitur machen, und schon ginge es los mit den Schwangerschaften. Schließlich dauert es eine Weile, bis sieben Buben auf der Welt sind.

Inzwischen ist bekannt, daß bei den sogenannten idiopathischen Skoliosen* eine genetische Veranlagung durchaus wahrscheinlich ist. Auch die Zahl der Patienten, die bei der Operation eine dauerhafte Querschnittslähmung erleiden, stellt sich mittlerweile etwas anders dar. Die Rede ist von »weniger als einem Prozent«. Das kann aber deutlich mehr sein als die 0,2 Prozent, die uns vor der Operation genannt wurden.

Bis zu zwei Prozent aller operativ behandelten Skoliose-Patienten leiden zudem unter zeitweisen Nervenstörungen, die ein Taubheitsgefühl in einigen Teilen des Körpers hervorrufen. Diese Beeinträchtigungen geben sich einige Wochen oder Monate nach der Operation von selbst.

»Was kommt nach der Operation?« fragte mein Vater.

»Erst mal muß Ihre Tochter ein paar Tage ganz still auf dem Rücken liegen. Nach etwa einer Woche legen wir sie in ein Gipsbett. Etwa drei Wochen nach dem Eingriff folgt ein Rumpfgips, vom Hals bis zu den Hüften. Den muß Martina genau ein Jahr lang tragen.«

Ein ganzes Jahr im Gips! Ich plumpste auf den nächsten Stuhl.

»Wie soll ich damit denn mein Leben führen?« stammelte ich.

»Du gewöhnst dich schon daran. Der Gips wird übrigens zweimal gewechselt. Jeweils nach vier Monaten bekommst du hier in der Klinik einen neuen Gips. Bei den Gelegenheiten wirst du auch gewaschen.«

---

* idiopathisch: unabhängig von anderen Krankheiten entstanden

So langsam verstand ich die Welt nicht mehr. Wollte Dr. Heisenberg damit sagen, daß ich mich ein ganzes Jahr lang nicht waschen durfte? Bevor ich überhaupt eine Frage stellen konnte, sprach der Arzt schon weiter.

»Die ersten vier Monate im Gips darfst du auf keinen Fall sitzen. Denn während der Operation schrauben wir mit einigen Haken zwei Metallstäbe an deine Wirbelsäule. Dadurch ist sie in der ersten Zeit nicht ganz so stabil, und wenn du dich setzt, ist das sehr gefährlich. Aber schon im zweiten Gips darfst du täglich einige Zeit sitzen.«

In meinem Kopf wirbelte alles durcheinander. Haken, Metallstäbe, ein Jahr Gips, nicht sitzen und nicht waschen. Bislang war von einer Operation die Rede gewesen. Niemand hatte davon gesprochen, daß noch ein anstrengendes Jahr folgen würde, in dem mein Leben so massiv eingeschränkt wäre.

Mit diesen neuen Informationen machten wir uns auf den Heimweg. Die Stunden im Zug vergingen quälend langsam. Ich wollte so schnell wie möglich nach Hause, in mein Zimmer, in mein Bett. Nur weg von dem, was mir in dem Krankenhaus angedroht worden war. Zurück in mein Leben, in meinen Alltag.

Bei der Verabschiedung hatte uns Dr. Heisenberg geraten, uns schnell zu entscheiden.

»Noch können wir hier Patienten ohne monatelange Wartezeit zur Operation aufnehmen. Ich weiß nicht, wie lange das so bleibt. Martina ist fast ausgewachsen, lange können wir mit der Versteifung nicht mehr warten«, fügte er hinzu.

Ich stürzte mich erst mal mit Feuereifer in die Schule. Nie hatte ich meine Hausaufgaben ordentlicher gemacht. Jedes Referat arbeitete ich bis ins Detail aus, was sonst gar nicht meine Art war. Ich paukte Vokabeln, lernte Formeln, zeichnete Pflanzen ab, lernte die Agrarstruktur Südamerikas auswendig. Genausogut hätte ich den Kopf in den Sand stecken können, aber leider war ich kein Vogel Strauß.

Unser Familienleben wurde in diesen Wochen nur von einem Thema bestimmt: ja oder nein zur Operation. Immer wieder brachte meine Mutter die Sprache darauf.

»Sieh es doch als Chance«, meinte sie.

»Schöne Chance, wenn ich dabei im Rollstuhl enden kann.«

»Die Gefahr ist doch gar nicht so groß, das hat Dr. Heisenberg doch versichert.«

»Aber sie ist da. Was habe ich denn davon, wenn ich zwar gerade bin, aber querschnittsgelähmt?«

»Willst du denn ein Leben lang das Korsett tragen?«

Nein, das war das letzte, was mir vorschwebte. Das Korsett wollte ich endlich loswerden, und zwar für immer. Einzig die Tatsache, daß ich nach der Versteifung nie mehr diese Ungetüm würde tragen müssen, sprach für die Operation.

Weiterhin sperrte auch mein Vater sich gegen eine Skoliose-Operation.

»Viel zu gefährlich« war sein Einwand. »Außerdem ist die ganze Sache zu wenig erprobt.«

Das war ein echtes Argument. Diese Operationen, die einen schweren Eingriff in den Körper und das spätere Leben bedeuteten, steckten quasi noch in den Kinderschuhen. Zwar hatte Dr. Heisenberg in einer Fachklinik Erfahrungen mit dem Einsetzen von Metall an der Wirbelsäule sammeln können, aber das ganze Fachgebiet an sich war noch relativ jung.

War es mir in den ersten Tagen nach dem Gespräch mit Dr. Heisenberg gelungen, das Thema Operation aus meinen Gedanken zu verbannen, so ergriff es langsam immer mehr Raum in meinem Kopf. Ich konnte mich nicht konzentrieren. Immer wieder schweiften meine Gedanken ab. Bei ganz alltäglichen Dingen wie dem Zuschnüren von Schuhen schoß es mir durch den Kopf: »Das kannst du bald nicht mehr.«

Nachmittags saß ich an meinem Schreibtisch, vor mir die

aufgeschlagenen Hefte und Bücher. Das Papier blieb leer, ich starrte aus dem Fenster. Gab es wirklich eine Alternative zu der Operation, die ich immer noch nicht wollte? Wenn der einzige Ausweg war, lebenslang ein Korsett zu tragen, wollte ich das denn? Außerdem hatte sich die Wirbelsäulenverkrümmung in den vergangenen Jahren trotz Korsett und Krankengymnastik verschlimmert.

Wir alle waren in diesen Wochen gereizt und erschöpft. Die ständigen Gespräche über das Für und Wider der Operation brauchten so viel Zeit und kosteten so viel Energie.

»Wenn wir uns doch endlich entscheiden könnten«, seufzte ich eines Abends, als wir wieder mal die Frage, die über meinem Leben stand, erörterten. Ich merkte, wie in mir der Widerstand bröckelte. Ich lehnte die Operation immer noch ab. Andererseits wollte ich endlich eine klare Entscheidung.

Die war eines Tages da. Wir hatten die vielen Gespräche und die beiden Möglichkeiten, die es gab, in unseren Herzen bewegt. Meine Mutter setzte sich mit ihren klaren Argumenten durch. Sowohl mein Vater als auch ich waren nicht überzeugt von Sinn und Erfolg der Operation. Dennoch, Ende August stand fest: Ja, meine Eltern würden die Einwilligung zur Skoliose-Operation unterschreiben.

Mein Name kam auf die Liste derer, die ebenfalls in dem Krankenhaus operiert werden sollten. In einem Telefonat erfuhren wir, daß ich noch in diesem Herbst mit einem Termin rechnen könnte.

An einem Freitag Mitte Oktober zog meine Mutter einen schmalen beigen Umschlag aus dem Briefkasten. Sie öffnete ihn und las.

»Was steht drin?« Ich war neugierig.

»Du sollst nächsten Montag in die Klinik. Dann beginnt die Vorbereitung für die Operation.«

»Nächsten Montag? So schnell?« Es war doch noch so

viel zu tun. Die Tage vergingen wie im Fluge mit all den Kleinigkeiten, die wir noch erledigen mußten.

Dann war er da, der 22. Oktober. Es war neblig und kühl. Meine Cousine Anne hatte sich angeboten, mit uns in die Klinik zu fahren. Wir saßen zu viert im Auto, meine Mutter auf dem Beifahrersitz, mein Vater am Steuer. Mein Vater, ohnehin weder ein leidenschaftlicher noch ein sehr begabter Autofahrer, fuhr unsicherer als sonst. »Wo müssen wir abfahren?« fragte er in den Wagen hinein.

»Dreh um«, hätte ich am liebsten zu ihm gesagt. »Bring mich da bloß nicht hin. Du willst es doch auch nicht.« Aber ich schwieg.

Anne warf einen Blick in den Autoatlas, verfolgte systematisch die Strecke mit ihrem Finger: »Bei der übernächsten Abfahrt mußt du raus, und dann sind es noch rund fünfzig Kilometer Landstraße, Onkel Karl.« Anne war die Lieblingsnichte meines Vaters. Die beiden gingen auf freundschaftliche Weise miteinander um. Anne entspannte die Situation einfach dadurch, daß sie bei uns war.

Wir teilten uns die Rückbank: Anne, ich und die Angst. Die Unsicherheit lag greifbar in der Luft. Was kommt auf mich zu? Geht es gut? Ist die Entscheidung richtig?

Stundenlang, tagelang, ganze Nächte hatten wir geredet, hatten Argumente diskutiert, das Für und Wider erwogen. Jetzt ging es los, es gab kein Zurück mehr.

Das Krankenhaus war in flachen Backsteinhäusern untergebracht. Alles war ebenerdig. In der Station B, die für Skoliose-Patienten reserviert war, herrschte eine bedrückende Ruhe. »Hier liegen doch junge Leute, warum sehe ich niemanden?« Während meine Eltern mit den Formalien zur Anmeldung beschäftigt waren, schaute ich mich mit Anne in den Räumen um.

»Wir haben das Mittagessen in dein Zimmer gestellt.« Schwester Hannelore, die Stationsschwester, stellte meine

Reisetasche neben das Bett, in dem ich von nun an schlafen mußte. Ich schnupperte. Ein strenger Geruch stieg mir in die Nase. Der ekelerregende Geruch von Sauerkraut mit Würstchen. Sauerkraut gehörte nicht gerade zu meinen Leibspeisen, selbst zu Hause umging ich es. Hier war das Gemüse schlimmer, als ich es mir je hatte vorstellen können. Grau, gnadenlos zerkocht und zu allem Überfluß auch noch kalt.

»Danke, ich habe keinen Hunger«, sagte ich zu der Schwester. Anne drängte mich, wenigstens das Würstchen zu essen.

»Probier du es doch, wenn es dich reizt.« Sie gab zu, das alles wenig appetitanregend aussah.

Ich sah mich in dem Zimmer um. Die Wände waren in einem blassen Gelb gestrichen. Auf dem grauen Linoleumboden standen neben einem zweitürigen Holzschrank nur drei Betten und drei Nachtschränkchen. Auf den Metallbetten lagen kratzige graue Decken; »Pferdedecken« haben wir sie später genannt, zu einer Zeit, in der Gipse, Korsetts, Röntgenaufnahmen längst der Vergangenheit angehörten und wir endlich wieder lachen konnten. Die »Pferdedecken« sollten zu einem Synonym werden für eine Zeit, die so viel verändert hat in meinem Leben.

»Wir kommen dich am Sonntag besuchen«, versprach meine Mutter, als sie sich von mir verabschiedete. Es war später Nachmittag. Sie mußte mit meinem Vater und Anne die Heimreise antreten. Dabei wollte sie sich ebensowenig von mir trennen, wie ich sie gehen lassen wollte.

Ich nickte stumm. Hätte ich nur ein Wort gesagt, wären die Tränen geflossen. Aber ich hatte mir geschworen, nicht zu weinen. Es war so schon schwer genug. Wenn ich erst mal anfinge, könnte ich nie wieder aufhören. Mein restliches Leben würde ich weinen.

»Wenn irgend etwas Dringendes ist, kannst du sicher vom Stationszimmer aus anrufen«, betonte meine Mutter. Ich wollte nicht, daß sie ging. Jede Sekunde, die sie noch hier war, wurde zur Kostbarkeit.

Noch eine Umarmung, noch ein Streicheln über den Kopf. Kein Wort kam über meine Lippen.

»Paß gut auf dich auf.« Meine Mutter griff nach ihrer Handtasche und verließ nach meinem Vater und Anne das Zimmer. Ich sollte ihre Tränen nicht sehen, so, wie ich meine nicht geweint hatte.

Ich war alleine. Ich sah mich in dem trostlosen Raum um. Das schmale Bett, die graue Decke. Draußen war es bereits dunkel. Meine Tasche stand ausgeräumt auf dem Schrank. Auf dem Bett lag ein goldbrauner Plüschdackel. Meine Eltern hatten ihn für mich ausgesucht. Er sollte über die kommenden Wochen bei mir sein. Jetzt war es mit meiner Haltung vorbei. Ich warf mich auf mein Bett, drückte den Dackel ganz eng an mich und heulte in das Kopfkissen. Nie hätte ich gedacht, daß ein Mensch so viele Tränen hat. Irgendwann schlief ich ein. Ich träumte wirr, von der Fahrt hierher, von der Untersuchung.

Als ich aufwachte, wußte ich nicht, wo ich war. Es war dunkel im Zimmer. Vorsichtig tastete ich mich zur Tür. Dort schaltete ich das Licht an. Die hellen Neonröhren flackerten auf. Ich sah mich im Spiegel an.

»Total verheult«, sagte ich zu mir selbst. »Da hilft nur viel kaltes Wasser.« Keinesfalls sollte jemand sehen, daß ich geweint hatte. Ich wusch mir das Gesicht, trocknete mich ab, kämmte meine Haare und beschloß, mich auf der Station umzusehen. Alles war besser, als hier einsam im Zimmer zu sitzen.

Es war eine kleine Station. Von dem schmalen Flur gingen 15 Zimmer ab, dazu Toiletten, ein Badezimmer mit Badewanne, ein Stationszimmer für das Personal und ein Speisesaal.

Mittags hatte man mir das Sauerkraut noch im Zimmer

serviert, das erste Abendessen gab es in dem Speisesaal, in dem sich zu den Mahlzeiten alle trafen, die noch nicht operiert waren.

Zwei Mädchen und zwei Jungen saßen mit mir an einem Tisch. Bei Graubrot, blassem Aufschnitt und lauwarmem Hagebuttentee fand eine erste Kontaktaufnahme statt.

Noch waren wir uns fremd, aber die nächsten Wochen, vielleicht sogar Monate, würden wir zusammen verbringen. Wie unterschiedlich wir auch waren, die krumme Wirbelsäule einte uns und machte aus uns eine feste Gemeinschaft.

Ich schließe nicht leicht Freundschaften. Fremden gegenüber bin ich skeptisch, wahre lange Zeit die Distanz. »Komm mir bloß nicht zu nah« drücke ich allein durch meinen Körper aus.

Die beiden Mädchen mir gegenüber ließen sich dadurch nicht beeindrucken. Heike und Silke hatten beide eine sehr schwere Skoliose, beide waren klein und zierlich. Ich war jetzt schon 1,84 Meter groß und eher kräftig.

»Bei der Operation holen wir noch ein paar Zentimeter raus«, hatte mir der leitende Arzt heute mittag nach der Aufnahmeuntersuchung angekündigt. Spinnt der denn? hatte ich gedacht. Hatte dieser Mann sich je Gedanken darüber gemacht, wie es war, als Mädchen mit 14 Jahren über 180 Zentimeter lang zu sein? Nie konnte ich mich verstecken, nie, hinter keinem.

Heike und Silke erzählten mir vom Klinikalltag.

Sie waren schon ein paar Wochen in der Klinik, hatten sich angefreundet und bereits an die Umgebung gewöhnt.

»Warum fühlen die sich nicht so schlecht wie ich?« In meinem Kopf arbeitete es. Gab es irgendeinen Grund zu lachen? Ich hatte keine Lust auf vergnügliche Unterhaltung am Tisch. Ich wollte hier weg, und zwar möglichst schnell. Ich gehörte doch hier gar nicht hin. Laß den anderen ihre Skoliosen, ich hatte nichts damit zu tun.

»Morgen früh um sieben ist Turnen«, berichtete Silke. Sie bemühte sich, mich mit dem Tagesablauf vertraut zu machen. Prima, bislang hatte ich nur nachmittags geturnt, jetzt ging es schon am frühen Morgen los.

Wieder waren meine Tage geprägt von Gymnastik. Dazu Schwimmen, Untersuchungen, Streckungen. »Wir wollen deine Wirbelsäule so elastisch machen, wie es nur geht«, hatte mir der Arzt bei der ersten Untersuchung erklärt. Je dehnbarer die Wirbelsäule, desto mehr konnte sie in der Operation gestreckt werden.

Bei dem Eingriff würden die Ärzte die Wirbel so weit wie möglich auseinanderziehen. Im gestreckten Zustand sollte die Wirbelsäule dann durch zwei Metallstäbe und mehrere Haken fixiert werden. Gleichzeitig würden die Ärzte aus meinem linken Beckenkamm die Knochenspäne entnehmen. Durch die Fixierung sei ich gerade, alles müsse sich mit der Zeit nur noch stabilisieren.

Das Problem war nur: Ich war ja gar nicht krumm. Gut, so ein bißchen ragten meine Rippen rechts mehr raus als links. Allerdings mußte man schon sehr genau hinsehen, um diese Verformung überhaupt zu entdecken. Gerade in meinen geliebten weiten Hemden und übergroßen Pullovern bemerkte niemand etwas. Außerdem tat mir nichts weh. Ich war gesund. Gesunde 14jährige Mädchen legen sich bekanntermaßen nicht ins Krankenhaus. Sie gehen zur Schule, zur Tanzstunde, ins Kino, kichern über Jungen, knutschen auf Partys.

Ich schleppte mich statt dessen mißmutig über das Klinikgelände, von der Atemgymnastik zum Turnen, von der Beschäftigungstherapie zum Schwimmen.

Mein Zimmer teilte ich mit Heidrun und Verena, die beide eine Woche nach mir in die Klinik gekommen waren. Heidrun war schon 19 und fühlte sich mächtig erwachsen. Mit uns »Kleinen«, wie sie uns nannte, wollte sie nicht viel zu tun haben. Trotzdem war sie ganz nett, und wir kamen recht gut miteinander aus. Schwieriger war es mit Verena, die das dritte Bett belegt hatte. Verena war mit ihren 14 Jahren ebenso alt wie ich. Sie war ziemlich überdreht und leicht hysterisch. Ihre ganze Aufmerksamkeit galt einem aufwendigen Make-up. Sie verbrachte Stunden damit, sich die Fingernägel oval zu feilen und perlmuttrosa zu lackieren. Ihre Augenbrauen zupfte sie jeden Morgen und strich sie mit einem feuchten Finger glatt. Nach wenigen Tagen hatten wir uns aneinander gewöhnt und akzeptierten gegenseitig unsere Macken. Was blieb uns auch anderes übrig?

Tagsüber sollte ich, sofern ich nicht mit irgendeiner Therapie beschäftigt wurde, auf dem Bett liegen, den Kopf in einer pferdehalfterähnlichen Schlinge, die Hüften mit einem Beckengurt am Bett festgebunden, und dann in zwei Steigbügel treten, um das Rückgrat zu dehnen. »Warum bist du nicht in der Streckung?« Die Schwestern paßten auf wie Schießhunde. Natürlich nur zu meinem Wohlergehen. Immer wieder bekam ich erklärt, warum es so wichtig sei, die Wirbelsäule intensiv auf den Eingriff vorzubereiten. Schließlich habe man die Chance der Operation nur einmal. Je intensiver die Vorbereitung, desto besser fiele das Ergebnis aus, beteuerte jeder. »Du sollst auf deinem Bett liegen und üben!« Schwester Hannelore warf mir mal wieder einen mißbilligenden Blick zu.

Ich dachte in den ersten Tagen gar nicht daran, dieser Anweisung zu folgen. Erstens tat es am Kiefer weh, wenn ich mich in den Halfter legte. Zweitens war es langweilig, ich konnte dabei nicht mal lesen, und hatte ich nicht, drittens, noch die Chance, den größten Teil meines Lebens querschnittsgelähmt im Rollstuhl zu verbringen? Lieber schloß ich Freundschaft mit den Mitpatienten.

Wir waren alle in einem ähnlichen Alter. Die Operation verspricht dann den größten Erfolg, wenn der Körper gerade ausgewachsen ist. Die Knochen sind zu diesem Zeitpunkt noch formbar, lassen sich in Maßen ziehen. Der günstigste Zeitpunkt fällt also mitten in die Pubertät. Jene Lebensphase, in der sowieso alles und nichts mehr geht. Die Hormone schlagen Purzelbäume, die erste große Liebe wartet, die Welt steht einem offen.

Ich wollte auch viel lieber das Leben ausprobieren. Statt Disco und Tratschen mit Freundinnen stand für mich aber zunächst das auf dem Stundenplan, was ich schon seit ewigen Zeiten machte: nämlich Gymnastik. Es kamen noch viel langweiligere Dinge hinzu.

Etwa die Beschäftigungstherapie. Hierbei ging es nicht etwa darum, uns die Zeit so angenehm wie möglich zu gestalten. Vielmehr zwang man uns zweimal in der Woche ergonomisch sinnvolle und tödlich langweilige Tätigkeiten auf, die ich in Freiheit selbst unter Androhung schwerster Strafen rigoros abgelehnt hätte.

Ich mußte aus Peddigrohr einen Korb flechten, aus welchem Grund auch immer. Zuerst wurde aus einer Spanplatte ein runder Boden ausgesägt, am Rand sollte ich in gleichmäßigen Abständen kleine Löcher bohren. Das Peddigrohr wurde zurechtgeschnitten, in handwarmem Wasser eingeweicht und mühsam zwischen den aus stärkerem Rohr bestehenden senkrechten Rippen hindurchgewunden. Heike, Silke, Michaela, Kai und Gudrun waren eifrig bei der Sache. Sie maßen ihren Bedarf an Peddigrohr genau ab, weichten ein, zogen das sperrige Rohr durch das Gerüst.

»Macht dir das etwa Spaß?« Ich sah Silke an, die mir gegenüber saß.

»Ist doch nicht so schlimm«, meinte sie.

»Doch«, begehrte ich auf. »Ich finde das ziemlich schlimm. Ich will keinen Korb flechten.«

»Den kannst du deinen Eltern zu Weihnachten schenken«, schlug sie vor. Meine Eltern würden sich sehr wundern. Mit selbstgebastelten Geschenken hatte ich sie bisher nicht überhäuft.

»Ach was, der wird doch sowieso nie fertig«, knurrte ich vor mich hin. Silkes Korb sah genauso aus, wie Körbe eben auszusehen haben. Schlank, gleichmäßig rund, dicht geflochten. Mein Korb wuchs schon nach wenigen Zentimetern eher in die Breite als in die Höhe.

»Du mußt stärker ziehen«, forderte mich Frau Hamlein, die Beschäftigungstherapeutin, auf.

Wir hatten uns auf den ersten Blick nicht gemocht. Ihr Leben bestand aus Webrahmen, Emaillearbeiten, Peddigrohr. Meins waren die Bücher, die Schule, die Chance, soviel wie möglich zu lernen, um dann viel zu erleben. Eine Möglichkeit, die man mir hier vorenthielt. Jeden Tag fragte ich mich, wie weit meine Klassenkameraden inzwischen in Englisch waren und ob sie in Mathe, einem meiner ungeliebten Fächer, endlich einen neuen Lehrer hatten. Selbst Physik reizte mich auf einmal. Bislang hatte ich jedem erklärt, daß für mich weder das Hebelgesetz noch die kommunizierenden Röhren wichtig waren. Jetzt erhielten diese Dinge eine ganz andere Bedeutung.

Ab und zu bekam ich Briefe von meinen Mitschülern. Sie stellten die einzige Verbindung zur Schule dar. Ich war so weit weg von Braunschweig, daß an einen Besuch nicht zu denken war. Bei meinem Abschied Mitte Oktober hatten alle versprochen zu schreiben. Einige hielten sich wirklich an ihre Worte. Marie schilderte in düsteren Farben die Klassenarbeiten, die jetzt drohten, Margret plante schon ihre Weihnachtsgeschenke und Annika schickte nur bunte Postkarten. Zu mehr ließ ihr der Balletunterricht keine Zeit.

Während meine Gedanken Hunderte von Kilometern weit weg waren, zog und zerrte ich, so gut es ging, am Peddigrohr. Trotzdem: Der Korb wurde nicht schmaler. Er paßte sich ebensowenig an wie ich. Wir beide gehörten nicht in diese Klinik.

Ich habe den Korb heute noch. Er hat mich in sämtliche Wohnungen begleitet, in denen ich seither gewohnt habe. Jetzt steht er auf dem Balkon und beherbergt unseren Vorrat an Wäscheklammern. Manchmal, wenn ich gerade beim Wäscheaufhängen bin und nach einer neuen Klammer greife, fällt mein Blick auf den Korb, und für wenige Augenblicke ist alles wieder da: Ich bin 14 Jahre alt, sitze beim Korbflechten und habe Angst vor dem, was mit mir passieren wird.

In der zweiten Woche wurde ich in die Stadt zum Zahnarzt geschickt. Dort sollte ein Mundschutz angefertigt werden. Der kräftige Druck, der im Streckverband auf meinen Kiefer ausgeübt wurde, drohte mein Gebiß zu verformen. Jedesmal wenn ich im Streck lag, preßten sich meine unteren Zähne fest gegen die obere Zahnreihe. Löste ich den Streck, konnte ich kaum den Mund öffnen, so stark war der Druck auf die Kiefergelenke gewesen.

»Der Zahnarzt macht einen Abdruck von deinen Zähnen, nächste Woche bekommst du den Mundschutz«, erklärte mir Schwester Hannelore, ehe ich in das Taxi stieg, das mich zur Arztpraxis bringen sollte.

Für mich war das Ganze wie ein kleiner Ausflug. Für einen Nachmittag durfte ich raus aus der Krankenhauswelt. Kam mit Menschen ins Gespräch, die ein ganz normales Leben führten. Deren Gedanken um den Feierabend kreisten und nicht um die Frage, ob sie möglicherweise bald querschnittsgelähmt waren.

Ich hatte Glück und mußte in der Praxis lange warten. Zeit, die bunten Illustrierten durchzublättern. Welch ein Luxus! Statt meinen Korb zu flechten, lehnte ich mich in meinem Stuhl zurück, schlug die Beine übereinander und sog die Geschichten über Prominenz und Adel auf. Niemand ermahnte mich, gerade zu sitzen und keiner forderte mich auf, doch endlich im Streck zu liegen. Freiheit!

Für so viel Leben nahm ich die scheußliche Gummimasse, auf die ich für den Zahnabdruck beißen mußte, gerne in Kauf.

»Der Mundschutz ist frühestens in zehn Tagen fertig«, klärte mich die Zahnarzthelferin auf, nachdem die Abdrücke genommen waren. Ich spülte meinen Mund aus und nickte.

»Muß ich ihn selbst abholen?« Ich sah eine Chance auf einem weitern freien Nachmittag.

Sie schüttelte den Kopf.

»Nein, wir bringen ihn in die Klinik.«

»Und wenn er nicht paßt?« Vielleicht bestanden ja doch die Möglichkeit zu einer zweiten Fahrt in die Stadt.

»Dann kannst du immer noch kommen. In der Regel sitzt der Mundschutz aber ausgezeichnet.«

Ich hatte Pech. Als die Schiene fast zwei Wochen später geliefert wurde, saß sie tatsächlich. Allerdings kam deutlich zu spät. Immerhin hatte ich jetzt schon beinahe vier Wochen mehr oder weniger häufig im Streck gelegen. Ein Teil meiner Zähne hatte unter dem mächtigen Druck sehr gelitten. Die leichte Schiefstellung, die dabei entstand, ließ sich auch später nicht mehr korrigieren.

Der Mundschutz ist ein elementarer Teil der Behandlung und sollte natürlich möglichst angepaßt werden, bevor die Patienten das erste Mal in den Streck kommen.

Obwohl jeden Tag Gymnastik, Schwimmen und Beschäftigungstherapie auf meinem Programm standen, gab es viele Stunden, die unausgefüllt waren. Ich lag im Streck. Meine Hüften waren mit dem Beckengurt festgeschnallt, ich trat in die Fußpedalen und dehnte meine Wirbelsäule. Der Lederriemen am Kinn drückte schmerzhaft. Mein Blick ging in den trüben, lichtlosen Novemberhimmel. Ich schaltete das Radio ein, das auf meinem Nachtschrank stand. Bonnie Tyler röhrte mit ihrer heiseren Stimme »Lost in France«. Heute war erst Dienstag. Noch vier Tage, bis ich wieder Besuch bekam.

Die Tatsache, daß fast alle nur am Sonntag besucht wurden, weil die Angehörigen nahezu jedes Patienten einfach zu weit von der Klinik entfernt wohnten, konnte mich heute nicht trösten. Ich fühlte mich novemberschwer, einsam und verlassen. Nach den Knochenbrüchen am linken Hand- und am Ellenbogengelenk hatte ich zweimal mehrere Woche im Krankenhaus gelegen. Zunächst, nachdem der linke Arm operiert worden war. Nach sechs Wochen Gips mußte ich nochmal in die Klinik, damit ich lernte, den Arm wieder zu bewegen. Aber in der Zeit hatte ich jeden Tag Besuch bekommen. Von meinen Eltern, meinen Geschwistern; Klassenkameraden hatten mal vorbeigeschaut. Das gab dem Tag ein ganz anderes Gesicht. Schon morgens nach dem Aufwachen hatte ich etwas, worauf ich mich freuen konnte.

Hier hingegen zählte ich die Tage, bis wieder Wochenende war. Meine Eltern kamen jeden Sonntag. Schon nach dem zweiten Besuchstag hatte sich herausgestellt, daß es für meinen Vater zu anstrengend war, nach einer harten Arbeitswoche auch noch die jeweils fast vierstündige Fahrt für Hin- und Rückweg zu bewältigen.

»Kein Problem«, hatte Wilfried gesagt, »dann fahre ich eben. Jetzt stand er jeden Sonntag Punkt 7 Uhr bei meinen Eltern vor der Tür. Gegen 11 Uhr waren die drei dann bei mir. Spätestens um 16 Uhr mußten sie wieder aufbrechen, da mein Bruder und mein Vater schließlich am nächsten Tag wieder arbeiteten.

Außerdem war es Herbst. Es wurde früh dunkel, es regnete oft, manchmal setzte auch schon in den frühen Abendstunden Frost ein. »Ich plane lieber eine Stunde länger für die Fahrt ein«, erklärte Wilfried. Zusätzliche Aufregung durch gefährliche Situationen während der Autofahrt oder gar einen Unfall konnte jetzt keiner von uns gebrauchen.

Endlich zu Hause, steuerte mein Bruder seine Wohnung an. Seine Frau hatte ein warmes Essen vorbereitet, um meine Eltern auf diese Weise zu entlasten und unterstützen.

Auch Torsten war froh, wenn unsere Eltern endlich wieder zurückgekehrt waren. Für ihn bedeuteten die Sonntage, daß er bei meiner Schwägerin bleiben mußte. Er war erst zwölf und konnte auf keinen Fall jeden Sonntag alleine zu Hause verbringen.

Am Wochenende war in der Klinik jeder beschäftigt. Eltern reisten an, manchmal auch Geschwister. Während der Wochen hatten wir nur uns, und so verwundert es nicht, daß schon bald eine kleine, eingeschworene Gemeinschaft entstand. Die meisten wurden auf die Skoliose-Operation mit Versteifung der Wirbelsäule vorbereitet. Bei Verena war das anders. Sie hatte sich vor einem Jahr das rechte Bein gebrochen. Damals hatte man ihr in Oberhausen eine Platte eingesetzt, die jetzt entfernt werden mußte.

Verena konnte Stunden mit Maniküre und Kosmetik verbringen. »Vielleicht begegne ich hier meinem Traummann«, erklärte sie einmal während sie sorgfältig den rosa Nagellack auftrug. Sie wedelte mit den Händen in der Luft, damit er schneller trocknete.

»Hier riecht es wie in einer Autowerkstatt«, beschwerte sich Heidrun, die mit einem Buch auf dem Bett lag und sich durch Verena gestört fühlte.

»Dann mach doch das Fenster auf«, kam es ganz ungerührt von Verena.

»Bitte nicht«, warf ich ein. »Draußen sind weniger als vier Grad. Ich will nicht erfrieren, ehe ich operiert werde.«

Mein Bett stand zwischen Heidruns und Verenas. Jeden Tag mußte ich die Reibereien der beiden ertragen. Dabei waren diese noch harmlos, verglichen mit dem, was in der nächsten Woche passierte.

Verena wurde zur Untersuchung gerufen. Als sie nach einer halben Stunde zurückkehrte, legte sie sich mit einem verzückten Lächeln auf dem Gesicht ins Bett.

»Er ist ja so süß, daß ich das nicht früher gemerkt habe.«

»Wer ist süß?«

»Dr. Pape.« Sie stöhnte wohlig und rollte sich zu einer Kugel zusammen. »Seine Augen, so blau. Und diese Stimme. Und dann erst seine Hände.«

»Du hast seine Beine vergessen«, sagte Heidrun. »Sie erinnern mich immer an den Dackel meiner Großmutter. Der arme Kerl mußte auch auf so kurzen krummen Beinen durchs Leben gehen.«

»Altes Biest«, keifte Verena. »Du bist doch bloß eifersüchtig.«

Heidrun lachte laut auf. »Auf wen? Etwa auf dich und deine Hirngespinste? Hör mal, vergiß ihn. Erstens ist er häßlich und zweitens viel zu alt. Der könnte doch dein Vater sein.«

»Ist er aber nicht. Außerdem haben reifere Männer Frauen viel mehr zu bieten.«

»Stimmt. Schwabbelige Fettbäuche und graue Haare.«

Verena sprang aus ihrem Bett, warf sich ihren zartrosa Bademantel über und stürmte aus dem Zimmer.

»Mit euch kann man eben nicht reden«, verkündete sie, ehe sie die Tür zuknallen ließ.

»Herrlich, diese Ruhe«, klang es aus Heidruns Bett.

Unsere Sticheleien beeindruckten Verena nur wenig. Sie hatte sich Hals über Kopf in den Stationsarzt verliebt und tat alles, um seine Aufmerksamkeit zu erregen. Morgens stand sie schon vor dem offiziellen Wecken auf, damit sie zur Visite um 8 Uhr fertig geschminkt war. Heidrun und ich drehten uns noch einmal im Bett um, während Verena ihre Haare zu einem kunstvollen Zopf flocht, den sie mit einem rosa Seidenband verzierte. Schon vor dem Frühstück glänzten ihre vollen Lippen in verführerischem Rosa. Das Rouge hatte sie exakt auf die Farbe ihres Bademantels abgestimmt.

»Mit dem Make-up könntest du jeden Ball besuchen«, sagte ich, während ich Verena den Brotkorb reichte.

»Findest du?« Sie klimperte geschmeichelt mit den rabenschwarz getuschten Wimpern.

»Bestimmt. Aber genausogut wirst du auf jeder Faschingsparty zum Clown des Jahres gewählt«, meinte Heidrun.

Verena zeigte sich unbeeindruckt.

»Ich mache das ja nicht für euch. Und Dr. Pape wird das schon zu schätzen wissen.«

Heidrun und ich kicherten los und wurden mit wütenden Blicken bestraft.

Nachdem eine Woche vergangen war und alle kosmetischen Verschönerungsversuche nichts gebracht hatten, griff Verena zu härteren Maßnahmen. Am Montagabend klagte sie über Bauchschmerzen. Sie drückte auf die Klingel. Schwester Hannelore erschien im Zimmer.

»Was ist denn los?«

»Ich habe solche Bauchschmerzen«, jammerte Verena.

»Ich mache dir eine Tasse Kamillentee«, sagte Schwester Hannelore. »Wahrscheinlich hast du zuviel gegessen.«

Lustlos schlürfte Verena den faden Tee. Auch am nächsten Abend beklagte sie sich wieder über ein Drücken im Bauch.

»Ist denn kein Arzt auf der Station?« fragte sie die Schwester.

»Doch, Dr. Pape ist da. Aber der geht gerade Patientenberichte durch. Ich gebe dir ein krampflösendes Zäpfchen. Wenn es morgen nicht besser ist, stellen wir dich mal auf der Station Innere Medizin vor.«

Verena gab nicht auf. Am Mittwoch verzichtete sie auf das Abendessen.

»Mir ist so schlecht«, stöhnte sie. »Ich kann nicht essen.«

Dreimal klingelte sie an dem Abend nach der Schwester.

Hannelore wurde die Sache zu bunt. Gleichzeitig hatte sie Sorgen, etwas zu übersehen.

»Also, ich rufe jetzt den Arzt«, erklärte sie, als Verena um halb zehn immer noch keine Ruhe gab.

»Hör mal, Verena, langsam treibst du es ein bißchen weit«, meinte Heidrun. »Du hast doch gar nichts.«

»Doch, ich habe solche Schmerzen im Bauch. Seit einer Stunde.« Verena sah tatsächlich nicht gut aus. »Ich muß mich übergeben.«

Rasch stand ich auf, lief auf bloßen Füßen durchs Zimmer und holte die Nierenschale, die immer unter dem Waschbekken stand.

»Bitte nicht auf meine Hand«, sagte ich. Ich hielt die Metallschale neben Verenas Kopf.

»Martina, sei doch nicht blöd. Die simuliert nur.« Heidrun war mittlerweile richtig sauer. Sie wollte endlich in Ruhe schlafen. Für Verenas Kapriolen hatte sie kein Verständnis mehr. Leider hatte Heidrun Unrecht. Verena mußte sich wirklich übergeben.

»Mist«, murmelte ich, blieb aber tapfer bei Verena stehen.

»Los, Heidrun, nun klingle noch mal oder such Schwester Hannelore.«

Da ging auch schon die Tür auf, und die Schwester erschien. Nach ihr betrat Dr. Bojekowski den Raum. Gerne verließ ich meinen Platz und eilte zum Waschbecken, um mir gründlich die Hände zu waschen.

»Dr. Pape hat heute abend frei, sein Sohn hat Geburtstag. Ich habe Dr. Bojekowski geholt«, erklärte Schwester Hannelore.

Der letzte Rest Farbe schwand aus Verenas Gesicht. So hatte sie sich das nicht vorgestellt.

Der Internist diagnostizierte eine akute Magenverstimmung, verordnete Verena für die nächsten Tage schwarzen Tee und Zwieback und Bettruhe.

Am nächsten Morgen lag sie blaß und klein in ihrem Bett.

»Geht es dir etwas besser?«

»Ein bißchen. Aber dieser eklige Geschmack verschwindet nicht, so scharf und streng.«

»Was kann das denn sein?«, überlegte ich.

»Das kommt von der Zahnpasta«, sagte Verena.

»Zahnpasta?« Ich verstand überhaupt nichts.

»Ich habe gestern nachmittag eine Tube Zahnpasta gegessen. Schließlich wollte ich, daß Dr. Pape mich untersucht.«

Verena weinte Tränen der Wut und Verzweiflung, Heidrun und ich hielten uns vor Lachen die Bäuche. Da plante Verena ihre große Verführungsaktion, verschluckte eine ganze Tube Zahnpasta, und dann machte ihr eine Änderung im Dienstplan einen Strich durch die Rechnung.

Dieser kleine Zwischenfall half mir, meine Gedanken zumindest für einige Stunden von der Bedrohung abzulenken, die immer größer wurde. Was war, wenn die Operation schiefging? Jeden Abend lag ich in meinem schmalen Krankenhausbett und konnte vor lauter Angst nicht einschlafen. Wie sollte ich als Querschnittsgelähmte leben? Hätte ich mich stärker gegen die Operation wehren sollen? Ich biß auf meine Unterlippe und faltete die Hände: »Laß es bitte gutgehen ...« Ich wollte nicht mein ganzes Leben in einem Rollstuhl verbringen, immer auf die Hilfe und Unterstützung anderer angewiesen. Ich hatte doch noch so viel vor, wollte so viel sehen und entdecken.

Manche Nacht wachte ich schweißgebadet auf. Im Traum saß ich im Rollstuhl und konnte meine Beine nicht bewegen. Ich befand mich am Ufer eines kristallklaren Sees, die Sonne stand hoch am Himmel. Ich trug einen dunkelroten Badeanzug und wollte in den See springen. Es ging nicht. Jedesmal wenn ich versuchte, aus dem Rollstuhl aufzustehen, knickten meine Beine weg. Der Traum kam in ähnlichen Varianten immer wieder. Mal war es ein Bergsee, an dem ich wartete, mal die rauhe Nordsee. Nie gelangte ich in das Wasser, das mir so verlockend schien.

»Martina, du hast heute nachmittag einen Termin bei Dr. Sälig.« Schwester Hannelore stand im Frühstücksraum und verteilte die Termine für den Tag.

»Wann denn?« nuschelte ich. Ich hatte gerade in mein Brötchen gebissen.

»Um vier Uhr, sei bitte pünktlich.«

16 Uhr war gut, denn dann hätte ich eigentlich Beschäftigungstherapie. Einen Nachmittag ohne meinen elenden Kampf mit Peddigrohr – das kam mir sehr entgegen.

Dr. Sälig stand mit einem großen Fragebogen vor mir. »Ich muß hier alle deine Vorerkrankungen notieren, dann Größe, Gewicht und dein Lungenvolumen. Dazu mußt du jetzt gleich mal in dieses Rohr pusten.«

Er deutete auf einen langen Schlauch, der an einem weißen Metallkasten befestigt war. Nachdem der Arzt ein Mundstück aus Pappe auf das Rohr gesteckt hatte, holte ich tief Luft und blies mit ganzer Kraft in den Schlauch.

»Gut, das klappt ganz prima. Dann können wir jetzt zu den Fragen kommen. Bist du schon mal operiert worden?«

»Oh ja, das erste Mal, als ich eindreiviertel Jahre alt war.«

Dr. Sälig sah von seinen Notizen auf. »Aus welchem Grund?«

»Ich hatte einen Blinddarmdurchbruch, und erst in der sprichwörtlich letzten Minute wurde das erkannt. Als ich operiert wurde, war schon mein ganzer Bauchraum voller Eiter.«

Ich konnte dieses wirklich dramatische Geschehen ganz gelassen erzählen, denn mir fehlte jegliche Erinnerung an diese Zeit.

Dr. Sälig klärte mich anschließend über die Narkose auf.

Man würde mich während der Operation einige Male wekken und bitten, die Füße zu bewegen. »Daran erkennen wir, ob dein Rückenmark unverletzt ist. Haben wir es getroffen, kannst du die Füße nicht bewegen. Tritt so ein Fall auf, kann man ihn manchmal noch während der Operation beheben, indem das Metall wieder herausgenommen wird.«

»Sie wecken mich? Habe ich dann Schmerzen?« Immerhin würde ich mit einem aufgeschnittenen Rücken auf dem Operationstisch liegen.

»Keine Sorge, du merkst nichts. Die Schmerzmittel geben wir dir während der ganzen Operation. Also auch in den Phasen, in denen du wach bist. Die meisten Patienten können sich später übrigens nicht mal erinnern, daß ich sie geweckt habe.«

Der Arzt machte auf dem Fragebogen weitere Notizen. »Du hast Angst?«

Ich nickte stumm. Angst war gar kein Ausdruck für das Gefühl, das mich immer stärker beherrschte. Früher, da hatte ich mich vor so trivialen Dingen wie Klassenarbeiten oder dem Plombieren beim Zahnarzt gefürchtet. Was ich jetzt empfand, das war etwas ganz anderes. Das war wirklich Angst.

»Kann ich verstehen«, sagte Dr. Sälig. »Ich verspreche dir, daß ich gut auf dich aufpasse, während du schläfst.« Das tröstete mich nur sehr wenig.

Mitte November stand für Dr. Heisenberg fest: »Wir operieren.« Zwar hatten weder das tägliche Turnen noch die Atemgymnastik oder das Schwimmen den gewünschten Erfolg gebracht, was in erster Linie an meinen Knochen lag. Sie waren nicht mehr so weich wie erhofft, und auch noch längeres Training brächte kaum wesentliche Verbesserungen.

Ich war eben kein typischer Skoliose-Patient. Normalerweise sind Kinder, die an einer Skoliose erkranken, kleiner als der Durchschnitt, häufig auch sehr zierlich. Ich war schon immer sehr groß gewesen.

Zudem unterschieden sich meine Knochen im Härtegrad deutlich von entsprechenden Ausagen im medizinischem Lehrbuch, und sollten mir noch weitere Komplikationen einbringen. Zum Glück wußte zu diesem Zeitpunkt noch keiner, wie spröde meine Knochen tatsächlich waren und wie sehr dieser Umstand den Verlauf der Operation gefährden würde.

Der kommende Dienstag, der 30. November, wurde als Termin festgelegt. Mein 15. Geburtstag.

»Wir können die Operation um ein paar Tage verschieben«, bot mir Dr. Heisenberg an, als ich ihn auf das Datum hinwies. Ich lehnte ab. Warum nicht an meinem Geburtstag? Es konnte gutgehen oder total mißlingen. So oder so wäre es dann ein einprägsames Datum.

Meine Mutter wollte in den Tagen nach der Operation bei mir sein.

»Wenn du aufwachst, bin ich da«, versprach sie mir. Ein kleiner Lichtblick in diesen trüben, ungewissen Tagen.

Sie würde während der Zeit bei Elisabeth wohnen. »Das ist doch angenehmer als im Hotel«, hatte Elisabeth sofort gesagt. Elisabeth arbeitete auf einer anderen Station im Krankenhaus. Sie war eine weit entfernte Bekannte meiner Patentante. Wir hatten Elisabeth an meinem ersten Tag in der Klinik kennengelernt. Es hatte sich schnell ein vertrauter Kontakt entwickelt. Nach ihrem Dienst schaute sie immer mal wieder bei mir vorbei und erkundigte sich, wie es mir ginge. Da war jemand Haus, der mich kannte; dieser Gedanke beruhigte mich in den schlimmsten Momenten. Elisabeth war mir eine große Hilfe in der fremden, bedrohlichen Umgebung und wurde später zu einer guten Freundin, die ich auch heute nicht mehr missen möchte.

Am Montagnachmittag stand die letzte Stunde Beschäftigungstherapie an. Der Korb war nicht fertig. In den fünf Wochen war er nur gut 30 Zentimeter in die Höhe gewachsen und zeichnete sich eher durch seine ungewöhnliche Form als durch Schönheit aus. »Ich mache den Abschluß«, versprach mir Frau Hamlein. Auf einmal war es für mich wichtig, dieses ungeliebte Ding in seiner endgültigen Form zu sehen. Ich wollte ihn nicht benutzen, hatte gar nicht verstanden, warum ich einen Korb flechten sollte, aber keinesfalls konnte ich ihn unfertig zurücklassen.

— IV —

Nochmals ein Spaziergang über das Klinikgelände. Der vorletzte Novembertag. Es war kalt und feucht, ich fror. Alles, was ich bisher von mir geschoben hatte, war auf einmal spürbar nah.

»Morgen gehe ich nicht mehr hier entlang, morgen liege ich auf dem Operationstisch.« In meinem Kopf liefen die Gedanken wild durcheinander. Noch bestand die Möglichkeit zur Flucht. Ich wußte, wenn ich es nur wollte, ganz fest wollte, dann könnte ich gehen. Ich müßte nur meine Sachen packen, mir ein Taxi zum Bahnhof bestellen und den Zug besteigen. Sollten die morgen früh doch im Operationssaal stehen und auf mich warten. Ich läge gemütlich zu Hause in meinem eigenen Bett und würde etwas später endlich mal wieder zur Schule gehen.

Die Realität sah ganz anders aus.

»Du bekommst jetzt einen Einlauf, danach darfst du nichts mehr essen, aber bis Mitternacht kannst du trinken.« Schwester Hannelore, ganz in ihrem Element, fuchtelte mit der Klistierspritze vor mir herum. Wenn es denn sein sollte, bitte.

Zwischen den Gängen zur Toilette blieb Zeit für Gespräche mit meiner Mutter. Sie saß in meinem Zimmer, wir warteten gemeinsam, daß die Zeit verging. Eigentlich war alles gesagt, und keiner von uns konnte aussprechen, was uns am meisten beschäftigte. »Was ist, wenn es schiefgeht?«

Am Abend die letzte Visite vor der Operation. Noch einmal Pullover, T-Shirt, Unterhemd ausziehen. »Bück dich bitte mal.« Dr. Heisenberg fuhr mit seiner Hand über meine Wirbelsäule und die Rippen. Ich spürte die Blicke auf meinem Rücken. Er wandte sich an meine Mutter.

»Ich werde morgen während der Operation entscheiden, ob wir Teile der Rippen wegnehmen.« Sprach's und war verschwunden. Was sollte das denn bedeuten? Rippen wegnehmen?

»Wenn die Korrektur der Wirbelsäule nicht so gut ausfällt, wie wir hoffen, können wir mit der Rippenresektion noch einen erheblichen kosmetischen Erfolg erzielen«, klärte uns der Stationsarzt auf.

Bislang war nie die Rede gewesen von einer Rippenresektion*, bei der aus einigen Rippen Teile entfernt würden. Die Wirbelsäule sollte gedehnt und versteift werden, jetzt wurde plötzlich das Programm erweitert.

Wir blieben unsicher zurück. Es schien uns, als gäbe es keine Möglichkeit zu widersprechen. Erst recht nicht, weil uns gar nicht genau erklärt wurde, was es mit einer Rippenresektion auf sich hatte, welche Folgen sie haben könnte und wo die Risiken lagen.

Heute kenne ich alle Vor- und Nachteile, die aus einem solchen Eingriff entstehen. Wenn ich nicht gerade ein hautenges Shirt trage, bemerkt niemand, daß ich eine Skoliose habe und meine Wirbelsäule immer noch verkrümmt ist. Ich sehe gerade aus, aber ich habe Schmerzen. Stundenlang tun mir an manchen Tagen genau die Rippen weh, von denen ein Stück entfernt wurde.

Während der Operation hat man aus fünf Rippen je einige Zentimeter einfach herausgeschnitten. Während ich einge-

* Resektion: operatives Entfernen kranker oder defekter Teile eines Organs oder Körperteils

gipst war, konnten diese Knochen wieder zusammenwachsen. Natürlich entstehen bei solchen Eingriffen innere Narben, die noch Jahre später starke Schmerzen verursachen können. Wer je einen Arm oder ein Bein gebrochen hatte, weiß, wie sich ein alter Bruch, längst gut verheilt, beim Wetterwechsel meldet. Es ziept und sticht. Bei mir geschieht das gleich fünffach, dicht nebeneinander. Oft sind die Schmerzen so stark, daß ich kaum Luft bekomme. Ich atme dann ganz flach und schnell, wenn es geht, nur in den Bauch.

Von all dem ahnte ich noch nichts am Vorabend der Operation. Damit sich die Patientin nicht so aufregte, gab es vor dem Schlafengehen einen Beruhigungssaft. Wahrscheinlich hätte man mir den schon Stunden früher reichen müssen. Jetzt war ich bereits so nervös, daß der Saft aufs Bett floß. Ich hatte noch nie als Liebling der Station gegolten, und nun mußten die Schwestern ein paar Stunden vor der Operation noch das Bett neu beziehen. Eine Arbeit, die Krankenschwestern bekanntlich nicht gerade lieben und die meine Punktzahl auf der Sympathieskala eher sinken ließ.

Hier zeigte sich wieder einmal, daß eine psychologische Schulung des Personals bisher nicht stattgefunden hatte. Die Schwestern, Helferinnen und Pfleger machten ihre Arbeit. Auf die Besonderheiten, die das Zusammensein mit an sich gesunden Teenagern mit sich bringt, hatte sie leider niemand vorbereitet. Sie waren von daher so manches Mal überfordert.

»Hier, jetzt trink das sofort aus.« Schwester Carola reichte mir einen kleinen Plastikbecher mit einer zweiten Portion Beruhigungsmittel. Sie blieb neben mir stehen, bis ich den Saft – diesmal über dem Waschbecken – getrunken hatte.

30. November, mein 15. Geburtstag, halb sieben. Ich war noch im Schlaf, da öffnete sich die Tür. Gudrun, Heike und Silke schlichen sich vorsichtig ins Zimmer. »Herzlichen

Glückwunsch!« Es gab Umarmungen, eine brennende Kerze, kleine Geschenke, aufmunternde Worte. Gudrun hatte eine ähnliche Operation vor gut einem Jahr hinter sich gebracht. Sie war hier, um wieder mobilisiert zu werden. Wenn heute alles gut ging, stünde mir das in zwölf Monaten auch bevor.

»Du schaffst das schon«, machte sie mir im schönsten Schwäbisch Mut. Gudrun strahlte immer eine große Ruhe aus. Sie war ein Jahr älter als ich, bereits eine kühle Schönheit mit hellblauen Augen und strohblonden Haaren. Im Gegensatz zu mir liebte Gudrun die Beschäftigungstherapie und zauberte mit wenigen Mitteln wirklich hübsche Dinge. Jetzt drückte sie mir einen winzig kleinen Affen in die Hand, aus Wolle gebastelt. Das putzige Kerlchen war nur knapp fünf Zentimeter groß, aber perfekt gestaltet. Seine hellbraunen Filzohren standen frech vom Kopf ab, und sein breites Grinsen schien mir zu sagen »Das klappt schon«.

Inzwischen ist der Affe ein wenig angestaubt, aber das kann seiner Schönheit nichts anhaben. Über viele Jahre saß er auf meinem Schreibtisch, sah mir bei den Hausaufgaben zu, jetzt hat er im Bücherregal einen festen Platz gefunden. Es scheint fast, als sei er aus meinem Leben nicht mehr wegzudenken.

Ich nahm die gutgemeinten Glückwünsche entgegen, wünschte mir aber, man hätte mich gar nicht erst geweckt. Am liebsten wäre ich tief schlafend in den OP gerollt worden. Dann hätte die Angst keine Chance gehabt. Jetzt aber war sie mitten unter uns, war ein Gast der kleinen Geburtstagsrunde. Die anderen verabschiedeten sich bald, sie mußten pünktlich um sieben bei der Atemgymnastik sein. Die Angst blieb zurück.

»Gleich gebe ich dir eine Spritze, und du wirst wunderbar schlafen.« Dunkelgrün vermummt begrüßte mich Dr. Sälig, der Anästhesist. Mit geschultem Blick suchte er meinen linken Arm nach einer guten Vene ab, in die er das erste Beruhigungsmittel spritzte.

Ich war ein bißchen schläfrig, erkannte aber noch jeden, der mir einen guten Morgen wünschte. Etwas komisch sahen sie ja aus, mit diesen Masken vorm Gesicht. Ich sah Augen, blinkende Brillengläser. Verhaltene Scherze, nach denen mir nun wirklich nicht zumute war. Ich fröstelte unter meinem Leinenlaken. Dr. Sälig saß neben mir am Kopfende. Er zog das Laken über meine Schultern. Meine schulterlangen Haare steckten schon unter einer grünen OP-Mütze. Das Operationshemd hatte ich bereits ausziehen müssen, jetzt lag ich nackt unter dem Tuch.

»Ich betreue dich, während du schläfst.« Dr. Sälig prüfte meinen Blutdruck. Wie gerne hätte ich ihm gesagt, er sollte doch ein Mittel für schöne Träume spritzen, aber ich war zu müde. Meine Zunge gehorchte nicht mehr.

Ein Blick auf die große Wanduhr. Es war fünf Minuten nach sieben an einem Dienstagmorgen im November. »Wenn ich dir gleich eine Maske aufsetze, bekommst du reinen Sauerstoff.« Dr. Sälig schwang ein schwarzes Ungetüm vor meinem Gesicht. »Keine Angst, es ist nur Sauerstoff.« Er legte die Maske auf meine Mund- und Nasenpartie. Es stank, es stank so furchtbar nach Gummi.

Ich machte die Augen auf. Das erste, was ich sah, war die Wanduhr. Sie zeigte zehn vor sieben. Das kann nicht sein, Uhren gehen doch nicht rückwärts. Eben war es doch fünf nach sieben gewesen. Ich schlief wieder ein.

Das zweite Mal wurde ich wach, als ich im Bett über den Flur geschoben wurde. Ich erkannte die Tür zum Speisesaal und wußte, gleich daneben lag mein Zimmer. Wenn ich nur nicht so müde wäre. Wie gerne hätte ich gewußt, wie spät es denn nun wirklich war.

Meine Mutter saß neben meinem Bett, als ich das nächste

Mal aufwachte. Ich hatte großen Durst, und außerdem wollte ich endlich die genaue Uhrzeit wissen. Es gelang mir, mühsam und sehr unartikuliert zu fragen.

»Es ist gleich acht Uhr«, sagte meine Mutter. Dann mußte es Abend sein. In einem der ersten Gespräche hatte man uns gesagt, die Operation dauere zwischen vier und fünf Stunden. Um sieben war ich in den OP-Saal gekommen, kurz vor sieben hatte ich ihn wieder verlassen. Hieß das etwa ...? Noch konnten meine Gedanken keine Schlußfolgerung ziehen. Aber schon in der Nacht wurde mir klar, daß ich 12 Stunden lang im OP war. 12 Stunden. Ich schlief wieder ein.

Elisabeth stand am Fußende meines Bettes. »Beweg doch mal deine Füße, damit deine Mutter sieht, daß alles in Ordnung ist«, forderte sie mich auf. Wenn ich die Füße bewegen kann, bin ich nicht querschnittsgelähmt. Das hatte man uns vor der Operation gesagt. Sind die Rückenmarksnerven bei dem Eingriff verletzt, lassen sich auch die Füße nicht bewegen. Langsam, ganz vorsichtig, und immer noch im Halbschlaf, bewegte ich erst meinen rechten Fuß hin und her, dann den linken. Es ging! Jetzt wußten wir es: Ich bin nicht querschnittsgelähmt. Die erste Hürde war genommen.

Ich sah meine Mutter an. Sie trug einen zartrosa Wollpullover und hatte sich ein Seidentuch um den Hals geschlungen. Ihre Hand war eiskalt, als sie meinen rechten Arm streichelte. Ich konnte die Tränen in ihren Augen erkennen, die sie vor Erleichterung weinte.

Es war unruhig im Zimmer. »So, Martina, dann wollen wir mal wieder deinen Blutdruck kontrollieren.« Schwester Hanna legte die schwarze Manschette um meinen Arm, pumpt sie auf und hörte den Herzschlag ab. »Alles in Ordnung.« Sie notiert die Werte in der Karte, die am Bettende hing.

Dann kam der Anästhesist. Ein weiterer Plastikbeutel mit Blut wurde an dem Ständer links neben meinem Bett aufgehängt. Ich habe die Blutgruppe 0 negativ. Das ist nicht die häufigste aller Blutgruppen. Vor allem hat sie einen Nachteil: Menschen mit der Blutgruppe 0 und dem Rhesusfaktor negativ können zwar für jede andere Blutgruppe spenden, dürfen aber im Notfall nur ihre eigene Blutgruppe übertragen bekommen.

Die Operation hatte deutlich länger gedauert als vorgesehen.

Deshalb hatte ich auch mehr Blut verloren, als eingeplant war. Dies war die letzte Konserve, die in der Klinik vorhanden war. Jetzt sollte möglichst nichts Unvorhergesehenes mehr passieren. Langsam tropfte das Blut in meinen linken Arm. Der tat inzwischen weh. Er war seit mehr als 16 Stunden ziemlich gestreckt und ich hätte viel dafür gegeben, ihn nur einmal beugen zu dürfen.

Viel schlimmer noch war der Durst.

»Kann ich etwas trinken?« fragte ich die Nachtschwester, die sich mit ihrem Strickzeug neben meinem Bett plaziert hatte.

»Jetzt noch nicht, erst morgen früh. Aber ich kann dir die Lippen befeuchten.« Sie meinte es sicherlich gut, aber ich empfand es als Betrug, als sie mir mit einem wassergetränkten Wattestäbchen über die Lippen strich. Ich brauchte keine feuchten Lippen, sondern einen richtig großen Schluck Wasser.

Außerdem spürte ich einen enormen Druck in der Blase. »Ich muß mal.« Fast ohne mich zu bewegen, schob mir die Schwester eine Nierenschale unter das Becken. Es tat weh, die Ränder bohrten sich in meinen Po. Es ging nicht. Gemeinsam warteten wir, was sollten wir auch sonst tun? Inzwischen hatte die Stationsschwester einen Urologen angefordert, der mich von meinen Beschwerden befreien sollte. Es dauerte noch eine halbe Stunde, dann legte man mir einen Katheter, und ich fühlte mich im wahrsten Sinne des Wortes erleichtert.

Am nächsten Morgen erst merkte ich, daß ich ganz allein im Zimmer lag. Wo waren Verena und Heidrun?

»Die haben wir für ein paar Tage ausquartiert, damit du mehr Ruhe hast«, erklärte mir Schwester Cornelia. Sie brachte mein Frühstück: Milchbrötchen mit Butter, dazu Tee im Schnabelbecher. Cornelia stellte das Tablett auf meinen Nachttisch.

Da lag ich nun, frisch operiert, immer noch auf den grünen OP-Laken. Seit gestern morgen hatte ich mir die Zähne nicht putzen können und niemand hatte mich gewaschen. Ich lag ganz flach auf dem Rücken, sollte meine Beine und Arme so gut wie nicht bewegen, das Tablett stand einen halben Meter neben mir in unerreichbarer Höhe.

»Kommst du da dran?« wollte Cornelia beim Hinausgehen wissen. Blöde Frage. Wahrscheinlich setze ich mich einfach mal hin, lasse meine Beine baumeln und beiße in das Brötchen. Das Frühstückstablett ging so zurück, wie es gekommen ist – Cornelia hatte meine Antwort gar nicht abgewartet.

Irgend jemand wusch mir das Gesicht, wenigstens etwas. Ich schlief wieder ein. Ich fühlte mich so erschöpft, als hätte ich einen Tag Schwerstarbeit hinter mir. Als ich wach wurde, war meine Mutter da.

»Ich habe Rückenschmerzen.«

Sie klingelte nach dem Stationsarzt. Eine Spritze in den rechten Oberschenkel machte die nächsten Stunden erträglicher.

Der Mittwoch verging mit Schlafen und Wachen. Mittags aß ich ein bißchen. Ich mußte gefüttert werden, wie ein Baby. Noch war mir das Entwürdigende der Situation nicht bewußt. Noch war ich zu weit weg, zu müde, um meine Hilflosigkeit klar wahrzunehmen.

Am Nachmittag wachte ich auf und bekam einen großen Schrecken. Neben der Zimmertür stand mein Vater, in seinem dunkelblauen Wintermantel. Rechts von ihm erkannte ich Wilfried, auch er in einer dunklen Jacke.

Was bedeutete das? Wir hatten abgemacht, daß meine Mutter in den ersten Tagen nach der Operation bei mir sein würde. Mein Vater wollte zu Hause bleiben. Schließlich war Torsten mit seinen 12 Jahren viel zu klein, um allein zu bleiben.

Warum trugen Papa und Wilfried ihre dunklen Mäntel? Ging es mir so schlecht? Die beiden sahen aus, als seien sie zu meiner Beerdigung gekommen.

Angst stieg in mir hoch. Mußte ich jetzt sterben? Was war gestern schiefgegangen? Aber ich konnte doch meine Füße bewegen. Sprachlos versank ich in einem Meer aus Angst, Schmerzen und Verzweiflung, bis mich der Schlaf erlöste.

Am Abend kam der Anästhesist vorbei. »Paß mal auf, wie gut es dir bald geht. Wir haben dir gestern das Blut eines ganz feurigen Spaniers gegeben.« Wir verstanden uns inzwischen recht gut. Er war ein humorvoller Mensch und seine Witze gefielen mir.

Immerhin, noch am Mittwoch wurden die Infusionen entfernt. Ich hatte meinen linken Arm für mich, beugte und streckte ihn.

Donnerstag war ich endlich wieder wacher und in der Lage, meine Gedanken zu kontrollieren. Ich konnte in ganzen Sätzen sprechen und behielt auch, was man mir erzählte. Nach und nach fand ich heraus, daß ich tatsächlich 12 Stunden lang auf dem Operationstisch gelegen hatte.

Noch kannte ich den Grund für diese außergewöhnlich lange Operation nicht. Wochen sollten vergehen, bis ich alles erfuhr.

Ich vernahm nach und nach, daß die Ärzte, während ich auf dem OP-Tisch lag, feststellen mußten, daß meine Wirbelsäule lange nicht so dehnbar war, wie sie es erwartet hatten. Die beiden Harrington-Stäbe, die rechts und links an den Wirbeln befestigt werden sollten, mußten infolgedessen der Wirbelsäule angepaßt werden statt umgekehrt. Es dauerte eine Weile, die Metallstäbe in die passende Form zu bringen.

Das nächste Desaster ließ nicht lange auf sich warten. Die Haken, mit denen die Stäbe an den Wirbeln verankert wurden, hielten nicht in meinen Knochen. Sobald das Metall drin war, brach der Knochen ab. Das bedeutete, einen neuen Wirbel zu wählen und es erneut zu versuchen.

Dann waren da auch noch die Rippen, die um ein Stück verkürzt werden sollten. All das brauchte seine Zeit. Stunde um Stunde verging mit chirurgischer Feinarbeit. Insgesamt 12 Stunden habe ich an meinem 15. Geburtstag im Operationssaal verbracht. 12 Stunden, der Beginn eines neuen Lebens.

Ich lag reglos in meinem Bett. »Du darfst auf keinen Fall deine Beine anziehen«, hatten mir die Ärzte immer wieder eingeschärft. Jede Bewegung mußte unbedingt vermieden werden. »Mein Rücken tut so weh«, beklagte ich mich bei meiner Mutter. »Er ist vollkommen überstreckt.«

»Nachher bekommst du ein Schmerzmittel, dann wird es besser.« Meine Mutter strich mir die Haare aus der Stirn.

»Wenn ich mich mal umdrehen oder die Beine aufstellen könnte«, wünschte ich mir. So gerne hätte ich meine Beine eng zum Körper gezogen und damit die Lendenwirbelsäule ein wenig entspannt.

»Gib mir doch bitte mal das Buch.« Meine Mutter suchte auf dem Nachtschränkchen nach dem gewünschten Roman. Fünf Tage waren seit der Operation vergangen. Endlich konnte ich wieder ein wenig lesen. Nicht sehr lange, denn es strengte mich an, die Arme hoch über den Kopf zu halten. Auch meine Konzentrationsfähigkeit ließ noch zu wünschen übrig.

»Ich kann dir auch vorlesen«, schlug meine Mutter vor.

»Nein, ich lese lieber selbst.« Soweit war es mit mir noch nicht, daß ich mir vorlesen ließ.

Gestern hatte man mich in ein Gipsbett gelegt. Drei Schwestern hatten mich dazu auf die linke Seite gedreht.

»Mach dich ganz steif«, hatte mich Schwester Carola aufgefordert. Ich hatte die Arme eng an meinen Oberkörper gedrückt.

Endlich sah ich die Welt mal wieder aus einer anderen Perspektive.

»Ich ziehe jetzt das Laken weg«, hatte Schwester Hannelore gesagt. Nur Augenblicke später hatte ein Gipsbett den Platz des Lakens eingenommen. Das Gipsbett hatte man direkt nach der Operation angefertigt. Es war hart und unbequem und sollte verhinderten, daß ich mich tagsüber oder auch im Schlaf bewegte. Für ein sicheres Zusammenwachsen der Stäbe mit meinen Wirbeln war eine absolute Ruhestellung unerläßlich.

Zwei Stunden später hatte ich nach einer Schwester geklingelt.

»Rechts an der Schulter drückt es furchtbar«, klagte ich. Seit einer halben Stunde spürte ich den Schmerz.

»Wir dürfen dich nicht bewegen«, hatte Schwester Carola geantwortet. »Das ist zu gefährlich.«

»Und wenn Sie nur mal ein bißchen die Schulter anheben?«

»Geht nicht. Aber wenn Dr. Pape auf der Station ist, sage ich ihm Bescheid.«

Nachmittags war meine Mutter gekommen.

»Was ist denn los?«

Sie hatte meinen Zustand auf den ersten Blick erkannt.

»Ich habe Schmerzen an der Schulter, aber keiner tut etwas dagegen.« Meine Mutter war ratlos. Sie ging ins Stationszimmer, um noch einmal mit den Schwestern zu reden.

»Die können nichts machen. Du sollst nicht gedreht werden, damit nichts passiert. Und Dr. Pape ist gerade nicht hier.«

Der Nachmittag verging mit Warten auf den Arzt. Es wurde Abend, bis er das Zimmer betrat.

»Ich höre Klagen.« Mit diesen Worten war er an mein Bett getreten. Ich erklärte ihm, daß meine rechte Schulter schmerzte. Vorsichtig hob er sie an. Eine Unebenheit im Gips hatte sich seit dem Vormittag in meine Haut gebohrt, die Mittlerweile aufgescheuert war. Das rohe Fleisch lag direkt auf dem Gips. Die Stelle wurde desinfiziert, dann mit einem Stück Mull verbunden.

»Warum hast du das nicht heute morgen gesagt, als wir dich in den Gips gelegt haben?« Dr. Pape war sichtlich ungehalten.

»Heute morgen drückte es noch nicht«, rechtfertigt ich weiß. »Als es anfing, habe ich es gleich Carola gesagt, aber die durfte nichts tun.«

Dr. Pape runzelte die Stirn.

»Das mußt du doch aber heute beim Hineinlegen gemerkt haben.« Er stand vor dem Problem, daß aufgrund seiner Anweisungen eine Druckstelle nicht rechtzeitig versorgt worden war, und suchte jetzt eine Verantwortliche.

Meiner Mutter wurde das alles zu bunt.

»Den ganzen Nachmittag hat Martina immer wieder auf die Druckstelle hingewiesen und wurde mit Worten abgespeist. Und jetzt wollen Sie ihr noch einen Vorwurf machen, daß sie nicht schon am Morgen Schmerzen hatte?«

Dr. Pape druckste herum. »Sie hat sich heute früh aber nicht beklagt«, verteidigte er sich.

»Wann merken Sie, ob Ihnen ein Paar neue Schuhe nicht paßt? In dem Augenblick, wenn Sie sie anziehen, oder nach einer halben Stunde, wenn Sie einige Kilometer darin gelaufen sind?« Meine Mutter ließ nicht locker. »Schlimm genug, daß es zu einer Hautverletzung kommen mußte. Nun suchen Sie nicht die Schuld bei Martina.«

Der Arzt sammelte die restlichen Mullbinden ein, ging zur Tür und sah sich noch mal um. Er grinste.

»Den Widerspruchsgeist haben ganz offensichtlich Sie Ihrer Tochter vererbt«, waren die Wort, mit denen er sich von meiner Mutter verabschiedete.

Meine Dezembertage waren geprägt durch eine bestechende Einförmigkeit. Um 7 Uhr wurde ich gewaschen. Eine halbe Stunde später gab es Frühstück. Lauwarmer Kakao, Brötchen mit roter Marmelade. Ich habe nie herausgefunden, ob es Erdbeer-, Himbeer- oder Kirschmarmelade war. Die Brötchenhälften waren fertig geschmiert. Ich mußte sie nur noch essen. Man hatte aus dem ersten Tag gelernt, als mir das Essen noch so angeboten wurde, als könnte ich die Brötchen im Liegen selbst schneiden und mit Margarine und Konfitüre bestreichen. Den Kakao trank ich aus einem Plastikschnabelbecher, der mit einem Deckel versehen war.

»Stell dir bloß mal vor, wenn der Deckel abgeht.« Ich schüttelte den Becher, in dem sich nur noch ein Rest Kakao befand.

»Das gibt neben einer Riesenschweinerei auch noch ein bäriges Theater«, beschrieb Verena die Situation, während sie sich zur Gymnastik fertig machte. Heidrun und sie waren nun schon seit ein paar Tagen wieder in unserem Zimmer untergebracht.

»Dein Gipsbett wird zu einer Schokoladenliege, und du klebst wie blöd.«

Ich kicherte vor mich hin. »Also lasse ich den Becher lieber geschlossen.«

Die ersten Besucher nach dem Frühstück waren meistens die Putzfrauen. Mit einem großen Schrubber, einem Eimer Wasser und einem Wischlappen bewaffnet sorgten sie für die notwendige Sauberkeit im Krankenzimmer. Die Putzfrauen waren immer zu einem kleinen Schwatz aufgelegt. Sie erzählten von ihrem Arbeitstag und wieviel sie gerade jetzt, in den Tagen vor Weihnachten, zu Hause zu tun hatten.

Ich bekam in meinem Bett nichts mit von vorweihnachtlicher Freude oder auch von der zum Fest gehörenden Hektik. An der Galgenstange am Kopfende meines Bettes hing allerdings ein außergewöhnlicher Adventskalender: 24 selbstgenähte Leinensäckchen, die an einer Kordel befestigt waren. Meine Schulklasse hatte ihn mir geschickt. Jedes Säckchen trug eine Ziffer, von 1 bis 24, und war mit einer kleinen Überraschung gefüllt.

Nach dem Mittagessen kam meine Mutter. Zwei Tage würde sie noch bei mir sein, dann mußte sie nach Hause zurückfahren. Das Leben dort ging ja weiter.

»Soll ich dir ein Beutelchen reichen?«, fragte sie mich, griff zur Schere und gab mir den aktuellen Leinensack. Für mich hingen die Adventssäckchen unerreichbar weit weg. Ich knüpfte die Schleife vom Beutel mit der Nummer 8 auf.

»Lecker, zwei Schokotaler mit Pfefferminzfüllung.« Eine willkommene Abwechslung zum eher eintönigen Klinikessen. Ich ließ den ersten Taler im Mund zergehen und genoß die sanfte Schärfe des Pfefferminzes.

Meine Mutter hatte gestern mit meinem Vater telefoniert. Er war dabei, mein Zimmer umzuräumen.

»Dein Bett steht jetzt frei im Raum, so wirst du besser aufstehen können«, berichtete sie.

»Wenn es nur endlich so weit wäre.« Ich malte mir aus, wie das Leben wäre, wenn ich wieder daran teilnehmen könnte. Selbst aufstehen, mich waschen, gehen, wohin ich will, einfach etwas tun.

»Lange dauert es doch nicht mehr.« Meine Mutter war ständig bemüht, mir Mut zu machen und meine Geduld zu fördern.

»Wenn alles gutgeht, wirst du nächste Woche eingegipst und bist in zehn Tagen schon zu Hause. Da ist es dann auch nicht mehr so langweilig wie hier.«

Aber es ging nicht gut. Es sollten noch fast fünf Wochen vergehen, ehe ich entlassen wurde. Erst nach dem Jahreswechsel durfte ich die Klinik verlassen.

Es war Dezember, kurz nach 16 Uhr wurde es dunkel. Schon nachmittags brauchten wir künstliches Licht.

»Kannst du bitte das Deckenlicht ausmachen?« Verena schwang sich auf, um meinen Wunsch zu erfüllen. Ich merkte wieder mal, wie sehr ich auf andere angewiesen war. Aufstehen und den Lichtschalter betätigen, das ging eben nicht. Wenn Verena nicht dagewesen wäre, hätte ich warten müssen, bis jemand zufällig ins Zimmer gekommen wäre.

Ich mochte nicht in die gleißenden Neonröhren an der Decke starren, die Helligkeit in das Zimmer bringen sollten. Mein Leselicht über dem Bett konnte ich per Knopfdruck alleine bedienen. Meistens reichte mir diese kleine Lampe völlig aus.

Halb sechs.

»Abendessen. Heute gibt es Cervelatwurst und Schwarzbrot.« Schwester Gabi stellte schwungvoll das Tablett auf meinen Nachttisch.

»Du hast es aber düster hier.« Rasch war sie an der Tür und schaltete die Neonlicht ein.

»Nein, bitte nicht. Ich hasse Neonröhren. Ich habe sie ausmachen lassen.« Gabi verstand das nicht.

»Im Dunkeln wirst du doch nur trübsinnig.« Sie prüfte, ob der Schnabelbecher fest verschlossen war, und drückte ihn mir in die rechte Hand.

»Hier, Fencheltee, in garantiert trinkgerechter Temperatur.«

»Du meinst also kalt?« fragte ich sie. Gabi war nur vier

Jahre älter als ich und im zweiten Lehrjahr. Ich klönte gerne mit ihr.

»Wenn du es lieber kochendheiß willst, an mir soll es nicht liegen.«

»Lieber nicht. Laß den Tee ruhig hier. Und mach bloß das Licht wieder aus.«

Gabi verließ das Zimmer, und ich war in den nächsten zehn Minuten mit meinem Abendessen beschäftigt.

Noch ein fester Punkt in meiner Tagesordnung war zu erledigen, dann war ich für heute von allen Pflichten befreit. Nachdem sie das Tablett abgeräumt hatte, reichte Gabi mir meine Zahnbürste und einen Schnabelbecher, diesmal mit Wasser gefüllt.

»Dann putz mal schön.« Es ist gar nicht leicht, sich auf dem Rücken liegend die Zähne zu putzen. Die Zahncreme schäumte in meinem Mund. Ich nahm einen Schluck Wasser und spülte. Gabi hielt eine Nierenschale rechts neben meinen Kopf.

»Denk dran, du darfst den Kopf nicht heben.«

Ich drehte ihn, so weit es ging, und spuckte in die blecherne Schale.

»Getroffen«, grinste ich Gabi an.

»Das will ich dir auch raten. Ich habe in einer halben Stunde Feierabend und wahrhaftig keine Lust, jetzt noch dein Bett zu beziehen.« Gabi reichte mir einen feuchten Waschlappen, damit ich mein Gesicht und meine Hände abwischen konnte.

»Hier, dein Handtuch.« Ich trocknete mich sorgfältig ab. »Meinst du, du möchtest mir noch unbedingt die Haare bürsten?«

Gabi verzog das Gesicht, griff aber zur Bürste.

»Ich kann mir nichts vorstellen, was ich lieber täte.«

»Du lügst«, antwortete ich. »Aber das ist mir egal, solange du ordentlich kämmst.«

Gabi räumte schließlich die Waschutensilien weg, schüttelte meine Bettdecke auf und schaltete die Neonlampen aus.

»Schlaf schön, morgen mittag bin ich wieder da«, sagte sie noch. Wieder war ein Tag vorbei, und morgen um sieben ging alles von vorne los.

Zehn Tage nach der Operation konnten die Fäden der Beckennarbe gezogen werden. Kaum war die übliche Visite beendet, kam Dr. Pape zusammen mit Schwester Hannelore und Schwester Carola ins Zimmer. »Wir ziehen heute deine Fäden, ehe sie einwachsen«, grinste er. Die drei standen vor meinem Bett und hielten mich an Schultern, Hüften und Unterschenkeln fest. Auf die Sekunde gleichzeitig drehten sie mich auf die rechte Seite. Dr. Pape griff zur Schere und löste einen Faden nach dem anderen. Es ziepte und zwickte ziemlich stark.

»Die Wunde ist gut verheilt«, kommentierte Dr. Pape. »Die Fläche ist ganz geschlossen.« Nach dem Fädenziehen kam ein großes Pflaster auf meine Beckennarbe, dann wurde ich wieder in die Gipsschale zurückgedreht.

Die Operation lag genau zwei Wochen zurück. Es war der 14. Dezember. »Wir können dich noch heute eingipsen«, kündigte Dr. Pape bei der morgendlichen Visite an. »Dann mußt du tüchtig üben, wie du am besten aufstehst und dich bewegst, und Weihnachten bist du schon zu Hause.«

Mein Unruhe nach dieser Aussage hielt an, nachdem er den Raum verlassen hatte. »Wenn die mich heute eingipsen, dann darf ich morgen aufstehen und üben, zu glauben. Heute ist Dienstag. Meinst du, ich darf schon am Wochenende nach Hause?« Verena saß auf ihrem Bett und blätterte gelangweilt in der »Bravo«. Meine Pläne interessierten sie wenig. Sie zuckte mit den Schultern und murmelte: »Vielleicht.«

Im Gipsraum war es kalt.

»Gibt es hier keine Heizung?« Ich schaute Matthias an, der die Gipse vorbereitete und auch beim Anlegen assistierte.

»Warte bloß mal ab, wie warm es dir wird, wenn wir dich gleich einpacken.«

Gemeinsam mit zwei Pflegern hob mich Matthias ganz vorsichtig aus meinem Bett. Ich wurde auf ein seltsam aussehendes Gestell gelegt. Mein Kopf, meine Schultern und meine Füße lagen auf Metallstangen, der Rest meines Körpers wird von einem kräftigen Leinenband gehalten. Ich war völlig nackt.

Matthias zeigte mir mit einen beigen Trikotschlauch. »Daraus mache ich eine Maßanfertigung, extra für dich.«

Er wedelte mit dem Trikot vor meinem Gesicht herum. »Das streife ich dir jetzt über.« Das Trikot reichte von meinen Oberschenkeln bis über den Kopf. Dort wurde es mit einem großen Knoten zugebunden. In Höhe meiner Nase schnitt Matthias ein Loch in den Stoff.

»Wäre doch schade, wenn du uns jetzt noch erstickst, nachdem du die Operation so großartig überstanden hast.« Die Probleme, die sich während der Operation bei mir ergeben hatten, hatten sich offensichtlich bis zu Matthias herumgesprochen.

Bevor der Gips angelegt wurde, schlang Matthias einen zentimeterdicken, rauhen Filz um meinen Rumpf. Er zog so lange an dem Material, bis dieses wirklich hauteng anlag. Dann griff er zu einer starken Nadel und nähte den Filz mit sicheren Stichen zusammen.

»Siehst du, ich habe dir sogar eine Taille geformt.«

Dem Assistenten machte die Arbeit sichtlich Spaß. Mir hingegen ging es immer schlechter. Jetzt hing ich schon fast eine Stunde in dem Gestell, und noch immer war keine Gipsbinde in Sicht.

»Wie lange dauert es denn noch?«

In mir breitete sich Angst aus. Durch den Schlauch konnte

ich nur wenig sehen, bloß schemenhaft Formen und Farben erkennen. »Kannst du mir nicht den Kopf frei machen?«

»Geht nicht. Wir dürfen nicht riskieren, daß Gips in deine Augen kommt.«

Matthias nestelte an meiner Hüfte herum.

»Ich ziehe jetzt ein zweites Trikot über den Filz. Und dann fängt Dr. Heisenberg auch bald mit dem Gipsen an.«

Hoffentlich. Lange hielt ich das nicht mehr aus. Meine Schultern taten weh, mein Kopf schmerzte vom Druck der Metallstange.

Matthias räumte seine Geräte beiseite, stellte Wasserschüsseln bereit und legte größere Mengen Gipsbinden auf einen Tisch. Er war mit seiner Arbeit beschäftigt.

Meine Furcht wurde immer größer. Was passierte, wenn ich hier runterfiele? Konnte ich sicher sein, daß das Leinenband nicht riß? Ich wollte hier raus.

Die Minuten verstrichen unendlich langsam. Wieder wußte ich nicht, wie spät es war. Wenn wenigstens jemand käme und mit dem Gipsen anfinge. Wenn irgend etwas passieren würde.

Endlich hörte ich, wie die Tür geöffnet wurde. Dr. Heisenberg und Dr. Pape sprachen miteinander, während sie in hellblaue Gummikittel schlüpften.

»So, Martina, jetzt mache ich dir einen stabilen Gips. Immerhin mußt du vier Monate mit diesem Schmuckstück leben.« Dr. Heisenberg legte die erste Gipsbinde um meine Hüften. Langsam folgte eine Binde auf die andere. Sie waren sehr naß. Ich spürte die Feuchtigkeit durch den Filz hindurch.

Die Ärzte arbeiteten sich hinauf bis zum Kinn. Auf jede fertige Lage fügte sie eine weitere Schicht Gipsbinden. Ich begann zu schwitzen, da Gips, wie ich ja schon mehrfach erfahren hatte, beim Abbinden zunächst sehr warm ist und erst später kalt wird.

Ich hörte durch den Trikotstoff, wie sich die Ärzte und auch Matthias unterhielten. Ich hatte Angst, unendlich viel Angst. Alles um mich herum wurde immer enger. Ich bekam keine Luft mehr.

»Ich kann nicht mehr«, stöhnte ich.

»Es ist gleich geschafft«, tröstete mich Matthias. Das war eine glatte Lüge. Eine weitere Stunde verging, in der mein Körper in Gips gehüllt wurde. Die Ärzte strichen noch einmal mit nassen Händen darüber, versuchten, grobe Unebenheiten zu glätten, ehe er hart wurde.

»Das war's«, verkündete Dr. Heisenberg endlich. »Sobald der Gips etwas trockener ist, schneidet Matthias zwei Löcher hinein, damit du essen und besser atmen kannst.«

Ich hörte, wie sich die Ärzte die Hände wuschen, die Gummikittel auszogen und den Raum verließen.

Ich atmete ganz flach.

»Matthias, ich kriege keine Luft«, klagte ich.

»Das wird gleich besser«, versprach er mir. »Ich säge im Kehlkopfbereich ein kleines Dreieck in den Gips, dann wirst du dich besser fühlen.«

Ich würde das nicht mehr erleben. Bis dahin wäre ich erstickt. Wenn wenigstens endlich der Schlauch über meinem Kopf abgemacht würde. Zum Weinen war ich zu schwach. Statt dessen versuchte ich, mich auf meine Atmung zu konzentrieren. Ein, aus, ein, aus. Ich atmete in kurzen Stößen.

»Es geht los.«

Matthias setzte eine Kreissäge an, direkt an meinem Hals. Lieber Gott, laß ihn nicht zu tief schneiden. Ich wußte, wie scharf solche Gipssägen sind. Das Geräusch des Gerätes vertrieb alle weiteren Gedanken. Atmen, atmen, atmen. Matthias brach das gesägte Dreieck mit einer Zange aus dem Gips. Dabei drückte er auch gegen meinen Kehlkopf.

»Jetzt mache ich am Bauch weiter.«

Er schnitt mit der Gipssäge ein rundes Loch in den Gips,

dort, wo mein Magen war. Danach erst wurde das Trikot über meinem Kopf aufgeschnitten und über den Gipsrand am Kinn geklappt. Vier Stunden hatte ich in dem Gestell gehangen. Ich wurde in mein Bett gelegt und auf die Station in mein Zimmer gefahren.

Sofort griff ich auf den Nachttisch; dort lag der Handspiegel. Ich wollte wissen, wie ich aussah.

Damit die Gipsmasse besser trocknete, lag ich ohne Decke im Bett. Von der Hüfte bis zum Kinn war ich eingegipst. Meine Ohrläppchen stießen auf den Gips auf. Ich konnte mich keinen Zentimeter bewegen. Meine Hand tastete über meine Hüften. Ich versuchte, ganz normal zu atmen. Bloß nicht zu tief, das war im Gips nicht möglich.

In der Nacht, die auf diese Aktion folgte, ließ eine der Schwestern in dem Zimmer, in dem ich lag, die Fenster offen. Während mehrere Kilo feuchter Gips auf meinem Körper trockneten, strömte eisigkalte Winterluft in den Raum.

Das war nicht gerade gesundheitsfördernd. Am nächsten Morgen hatte ich erhöhte Temperatur und wahnsinnige Kopfschmerzen. »Wir werden das beobachten«, entschied der Stationsarzt. Eine Tablette gegen die Kopfschmerzen erhielt ich nicht.

Statt dessen betrat am Nachmittag eine Krankengymnastin das Zimmer.

»Ich zeige dir, wie du am besten aufstehst«, sagte sie zur Begrüßung. »Es ist ganz leicht. Du drehst dich im Bett so, daß du quer liegst. Dann rollst du dich auf den Bauch, stellst deine Füße fest auf den Boden, stemmst dich mit den Armen hoch, und schon stehst du. Nun mal los.«

Wie bitte? Ich hatte nichts verstanden, sie hätte ebensogut Chinesisch mit mir reden können.

»Das geht nicht«, widersprach ich ihr.

Frau Schlumberger hatte ein Einsehen. »Vielleicht mache ich es dir besser einmal vor.«

Während ich mich vorsichtig auf die rechte Seite drehte, legte sich die rothaarige Frau auf Verenas Bett. Sie lag steif auf dem Rücken, schob sich dann langsam quer übers Laken, so daß ihre Beine aus dem Bett hingen. Jetzt nahm sie die Arme über den Kopf und drehte sich auf den Bauch. Ihre Füße standen auf dem Boden. Sie zog die Arme an, stützte sich ab und richtete sich auf.

Verstanden hatte ich es jetzt. Aber in mir wurden Zweifel wach, ob ich das auch konnte. Frau Schlumberger war eine gesunde junge Frau, die garantiert jeden Morgen mehrere Runden joggte. Mir war vor 15 Tagen die Wirbelsäule versteift worden, und auf meinem Körper lasteten mehrere Kilo Gips. Dazu kamen die Kopfschmerzen, und ich fühlte, wie langsam Fieber in mir aufstieg.

Frau Schlumberger kannte kein Pardon. Wenigstens das Umdrehen mußte ich üben.

»Mit dem Aufstehen können wir uns morgen befassen.«

Eine Stunde lang drehte ich mich in meinem Bett auf den Bauch und wieder zurück auf den Rücken. Mir wurde schwindelig, übel war mir schon. Mein Kopf drohte zu platzen.

Ich klingelte nach einer Schwester. »Können Sie bitte mal Fieber messen?« Nach fünf Minuten zeigte das Quecksilberthermometer 39,3 Grad Celsius an.

»Ich sage dem Doktor Bescheid«, versprach Schwester Cornelia.

Der entschied, die Situation weiterhin zu beobachten und mir keine Medikamente zu geben.

Am nächsten Morgen drehte sich Frau Schlumberger gleich an der Tür wieder um.

»So wie du glühst, können wir kaum trainieren«, stellte sie fest.

Das Fieber sank nicht. Jetzt war noch ein quälender Husten dazugekommen. Heute war der 16. Dezember, der

Hochzeitstag meiner Eltern, der bei uns immer ein bißchen gefeiert wurde. Und es waren nur noch acht Tage bis Weihnachten. Wenn es mir jetzt noch nicht gelang, aufzustehen, würde es knapp mit einer rechtzeitigen Entlassung.

Bei der Visite sprach ich Dr. Heisenberg darauf an. »Das liegt doch an dir, wann du nach Hause kommst. Du mußt es wollen und dich ein bißchen anstrengen. Solange du nicht aufstehen kannst, können wir dich nicht entlassen.« Ich hätte ihn umbringen können, ganz langsam den Hals zudrücken. Ich war wütend, ich war hilflos, und jetzt wurde ich auch noch so richtig krank. Als wenn die Operation alleine nicht gereicht hätte.

Statt mir zu erklären, warum ich Fieber, Husten und Kopfschmerzen hatte, statt etwas dagegen zu tun, hielt der Arzt mir Vorträge über Selbstmotivation. Glaubte der etwa, ich bliebe gerne über Weihnachten hier in seiner Klinik?

Meine Eltern riefen abends im Stationszimmer an, um sich nach mir zu erkundigen. Sie wußten noch nichts von der neusten Erkrankung. Sie lebten in dem Glauben, ich lernte gerade, mich mit dem Gips zu bewegen.

»Sie hustet leicht und hat erhöhte Temperatur«, stellte Dr. Heisenberg die Situation dar. »Ich kann Ihnen eine Entlassung zu Weihnachten noch nicht zusichern.« Meine Eltern wurden unruhig.

»Laß uns hinfahren«, drängte mein Vater. »Wer weiß, was sie ausbrütet.«

Die Entscheidung war richtig. Mir ging es in den kommenden Tagen schlechter. Das Fieber machte mich fertig. Ich schwitzte, ich fror. Dazu kam der Husten. Jedesmal wenn ich husten mußte, hatte ich unerträgliche Schmerzen in den Rippen, aus denen die Ärzte bei der Operation einige Zentimeter entfernt hatten.

Jeden Morgen wurde ein Inhalator vor mein Bett gestellt. Ich drehte mein Gesicht dem Gerät zu und atmete die feuchte

Luft ein, die herausströmte. Das sollte helfen, meine Bronchien frei zu machen und meine Lunge beruhigen.

Es vergingen noch drei weitere, für mich endlose Tage, bis meine Eltern bei mir waren. Bislang war ich von der Operation erschöpft gewesen. Jetzt kam dieses Gefühl des Krankseins hinzu. Ich fühlte mich einfach schlecht.

In meiner Phantasie stellte ich mir vor, ich wäre zu Hause. Ich würde mich unter meiner kuscheligen Bettdecke zusammenrollen, die Knie anziehen, heißen Tee trinken und – fürsorglich gepflegt – rasch gesund werden. Statt dessen lag ich steif im Gips und konnte mich so gut wie gar nicht bewegen. Mein Mut und meine Hoffnungen sanken gegen Null. Diese psychische Situation trug nicht gerade zum Gesundwerden bei.

Trost gab mir der Rauhhaardackel. Wenn ich das Kuscheltier im Arm hielt, legte es seine samtweiche Schnauze auf meine Schulter. Ich drückte den Dackel eng an mich und kraulte sein braunes Fell.

Die Stunden verschmolzen zu einem eigenartigen Brei. Ich schlief ein, wachte wieder auf. Wie spät war es? Welcher Tag war heute? Morgens wurde es erst nach halb neun hell, um vier am Nachmittag war es schon wieder dunkel.

Ich lag in meinem Bett und fragte mich, was aus mir werden würde. Nun hatte ich die Operation überlebt, ich war nicht querschnittsgelähmt, aber dermaßen schwach. Ich glaubte nicht daran, jemals wieder mit Schwung aufstehen und alleine zur Toilette gehen zu können.

Meine Eltern hatten neben den Problemen durch meine Krankheit jetzt auch noch ganz handfeste Schwierigkeiten, die sie bewältigen mußten. Erst einmal benötigten sie ein Quartier für die Weihnachtstage. Der Ort war so klein und nicht auf Touristen eingestellt, schon gar nicht im Winter. Nach mehreren vergeblichen Versuchen vermittelte das Verkehrsamt ein Doppelzimmer in einer Privatpension, nur mit Frühstück.

Während ich in der Klinik immer schwächer wurde und von Stunde zu Stunde ein bißchen verzweifelter, packten sie zu Hause ihre Koffer für die Fahrt zu mir.

Was sollte mit Torsten geschehen? Falls möglich, wollten meine Eltern die Feiertage bei mir in der Klinik verbringen. Dabei würde er sich unendlich langweilen. Schon der Gedanke daran, daß die Familie so zersprengt war, machte mich noch unglücklicher. Ich brachte für alle das Weihnachtsfest durcheinander.

Und doch hoffte ich immer noch ein bißchen, am 22. Dezember nach Hause zu kommen ... Vielleicht müßte ich mich nur mehr entspannen, dann würde mein Körper genug Kraft entwickeln, das Fieber würde sinken.

Als schließlich meine Mutter bei mir saß, konnte ich endlich weinen. Bisher hatte ich die Tränen zurückgehalten, jetzt waren sie nicht mehr zu stoppen. Die letzten Tage waren für mich der reinste Alptraum gewesen. Das stundenlange Eingipsen, die anstrengenden Versuche aufzustehen, das Fieber, die Kopfschmerzen und nun noch eine leichte Lungenentzündung.

»Vielleicht ist es besser, wenn du noch ein paar Tage hierbleibst.« Meine Mutter versuchte ganz vorsichtig, mir beizubringen, daß ich Weihnachten hier in der Klinik feiern würde.

»Aber Dr. Pape hat vorige Woche gesagt, ich dürfe heim«, begehrte ich auf. Ich wollte nicht hierbleiben. Ich brauchte meine heimische Umgebung. Dann wäre ich schnell wieder gesund.

Doch ich erkannte auch die Schwäche, die meinen Körper immer wieder besiegte. Jede Bewegung strengte mich an. Langsam drehte ich mich auf die rechte Seite. »Bleibst du dann auch hier?« fragte ich meine Mutter.

»Natürlich.« Sie streichelte meinen Arm. »Papa und ich haben uns schon ein Zimmer genommen.«

»Und was aus mit Torsten? Er kann doch Weihnachten nicht alleine bleiben.«

»Da mach dir mal keine Sorgen. Er fährt zu Tante Gertrud. Du weißt doch, wie gerne er dort ist.«

Stimmt, er war sehr gerne dort. Trotzdem war ich mir sicher, daß er Weihnachten lieber zu Hause verbracht hätte.

Überhaupt wird er nicht nur in den Wochen nach meiner Operation, sondern auch in den langen Monaten, die noch kommen sollten, sicher zu kurz gekommen sein. Ich war einfach auf die Hilfe anderer angewiesen. Er dagegen war ein normaler, gesunder 12jähriger Junge.

Torsten hat sich nie darüber beklagt, hat zu keinem Zeitpunkt Eifersucht gezeigt. Wir hatten ein ganz normales Verhältnis, eben wie Bruder und Schwester. Mal ein Herz und eine Seele, mal wie Hund und Katze. Wir waren weder besser noch schlechter als Geschwister, die beide gesund sind.

Heute weiß ich, daß die Krankheit unser Verhältnis dennoch verändert hat. Sie hat dazu beigetragen, daß wir neben einem ausgeprägten Verantwortungsbewußtsein füreinander auch eine große Nähe entwickelt haben, die bis heute anhält. In vielen Fragen ist Torsten heute noch mein wichtigster Berater, auch wenn uns oft der Atlantik trennt. Wozu gibt es Telefone? Wir sind nicht immer einer Meinung, aber wir finden immer einen Weg.

Die Station wurde mit jedem Tag etwas leerer. Silke hatte sich heute mittag von mir verabschiedet. Ihr Vater war gekommen, um sie über die Feiertage nach Rotenburg zu holen. Nach Neujahr mußte sie zurück in die Klinik.

»Werde ganz schnell gesund. Ich will dich hier nicht mehr sehen, wenn ich am dritten Januar wiederkomme«, forderte sie mich auf. Silke sollte im Februar operiert werden. Sie hatte alle Komplikationen miterlebt, die sich bei mir ergeben hatten.

»Paß du lieber auf, daß sie dich nach der OP nicht auch tiefgefrieren«, flachste ich. Ich tat alles, damit keine sentimentale Stimmung aufkam.

»Wenn die mich weiter so strecken, bin ich am Ende noch größer als du«, scherzte sie. Silke war knapp 1,60 Meter groß.

Für sie war jeder gewonnene Zentimeter nicht nur ein Stück weniger Skoliose. Sie freute sich, endlich größer zu werden. Ich dagegen machte mir immer wieder Gedanken, wie sehr man mich bei der Operation in die Länge gezogen hatte.

»Hoffentlich haben die mich nicht über 1,90 Meter gezogen«, äußerte ich meine Bedenken.

Silke versprach, mir eine Karte zu schicken, sobald sie zu Hause war. Es war eigenartig: Wir hatten uns erst vor acht Wochen kennengelernt, jetzt fiel es mir schon schwer, mich von ihr zu trennen. So unterschiedlich wir auch waren, wir waren doch dabei, eine Freundschaft aufzubauen.

Nach und nach wurden auch die anderen Patienten abgeholt. Möglichst jeder wollte und sollte das Weihnachtsfest zu Hause feiern. Verena fuhr nach Aachen zu ihrem Vater, Heike, mit der ich nach unserer Begegnung an meinem ersten Tag ebenso Freundschaft geschlossen hatte, besuchte ihre Großmutter in Bad Gastein. Ich blieb in der Klinik.

»Martina, wir packen jetzt deine Sachen zusammen und legen dich in ein anderes Zimmer.« Schwester Susanne räumte meinen Schrank aus. Pullover, Jeans, Schuhe, Bücher, Hefte, Wäsche und Handtücher türmten sich auf meinem Bett.

»Vergiß bloß meinen Nachtschrank nicht«, erinnerte ich Susanne. Alle die Dinge, an die ich selbst herankam, standen und lagen hier: Bücher, Zeitungen, Briefe, Bleistifte und Papier, das Radio, einige Musikcassetten.

»Keine Sorge, wir nehmen alles mit.« Schwester Susanne

löste die Bremsen, die sonst für einen sicheren Stand des Bettes sorgten, und ab ging die Fahrt über den Flur. In Zimmer 8 fand ich ein neues Zuhause.

»Willst du ans Fenster? Noch kannst du es dir aussuchen«, bot Susanne mir an. Fensterplatz war in Ordnung.

Der Nachttisch wurde rechts neben meinem Bett deponiert. Es fiel mir leichter, nach rechts zu greifen.

»Wer kommt sonst noch in das Zimmer?« Da hatte ich mich gerade an Verena und ihre Macken gewöhnt, jetzt bekam ich wieder neue Mitpatienten.

»Karin kommt noch, und Frau Zurbriggen.«

Ach, du liebe Güte. Die Zurbriggen.

»Muß das sein?«

»Ja. Wir legen alle, die hierbleiben, zusammen. Dann sind nur zwei Zimmer belegt«, klärte mich Susanne auf.

»Konntet ihr die Zurbriggen nicht in das andere Zimmer legen?« drängelte ich.

»Das hat Schwester Hannelore so entschieden. Ich kann das nicht ändern. So schlimm ist doch Frau Zurbriggen gar nicht.«

»Hast du eine Ahnung.« Ich stöhnte auf.

Mir reichte sie. Sie war Mitte Fünfzig und vor einem Monat an beiden Unterschenkeln operiert worden. Deswegen würde sie noch viele Wochen ans Bett gefesselt sein. Es mochte ja Frauen geben, die in diesem Alter noch flott waren. Leider gehörte die Zurbriggen nicht dazu. Sie war einfach alt und langweilig.

Karin war ganz in Ordnung. Sie war 20 Jahre alt. Ihr hatten die Ärzte zwei Platten aus dem rechten Oberschenkel entfernt. Sinnigerweise hatte man die Operation terminlich so gelegt, daß Karin gar keine Chance hatte, vor Weihnachten nach Hause zu kommen.

Ich erlebte einen neuen Blick aus dem Fenster. Weil ich absolut flach liegen mußte, sah ich außer der Spitze einer kahlen Birke nur Himmel. Schweren Winterhimmel, bleigrau. Ein wenig erbaulicher Ausblick. Drehte ich den Kopf nach links, konnte ich aus dem Augenwinkel erkennen, wer das Zimmer betrat. Das war wesentlich besser als bisher. Im vorigen Zimmer konnte ich die Tür nur mit Hilfe meines Handspiegels sehen.

Weihnachten rückte immer näher, und mir ging es überhaupt nicht besser. Ich war unendlich schwach, sehr müde.

Die Ärzte entschieden, ich sollte trotzdem lernen, mich im Gips zu bewegen. Frau Schlumberger trat gleich nach dem Frühstück, das ich kaum angerührt hatte, an meinem Bett.

»Heute wollen wir mal deine Kondition verbessern.«

Ich sollte aufstehen und mich vor das Bett stellen.

Das alleine brachte mich schon an den Rand meiner Kräfte. Zehn Minuten dauerte es, bis ich endlich stand. Ich schwitzte, mir war speiübel.

»Kann ich mich wieder hinlegen?« Ich hatte kaum genug Luft zum Atmen.

»Erst einmal sollst du ein paar Kniebeugen machen«, ordnete Frau Schlumberger an.

Kniebeugen? Ich hatte Fieber, ich glühte förmlich. Der kiloschwere Gips drückte an den Schultern, scheuerte auf den Hüften. Meine Knie waren schon vom Aufstehen weich wie Pudding.

»Ich kann nicht.« Mir kamen die Tränen. Ich hatte das Gefühl, jeden Augenblick umzufallen. Ich krampfte meine Hände am Bettgestell fest. Mit allergrößter Anstrengung versuchte ich, meine Knie zu beugen.

»Siehst du, es geht doch.« Frau Schlumberger bemühte sich, mich zu mehr zu motivieren.

»Jetzt wieder hoch und das Ganze noch mal.«

Ich schaffte es nicht.

»Gleich falle ich um«, kündigte ich an.

Frau Schlumberger schaute mich an. Mein Gesicht war

fieberrot und hatte weiße Flecken. Allmählich erkannte sie meinen Zustand. Sie legte einen Arm um meine Schultern und führte mich zur Bettmitte.

»Leg dich rasch hin«, sagte sie. Ich legte mich mit dem Oberkörper quer aufs Bett. Fünf Minuten sammelte ich in dieser Position Kraft, ehe es mir gelang, mich richtig ins Bett zu legen.

Die Krankengymnastin deckte mich zu.

»Ich sage Schwester Carola Bescheid. Sie soll noch mal Fieber messen«, sagte sie.

Meine Hand zitterte, als ich nach meinem rosaroten Schnabelbecher griff. Nach einem Schluck gesüßtem Fencheltee fühlte ich mich etwas besser.

Nie wieder wollte ich das machen. Schon das normale Liegen bedeutete für mich eine große Anstrengung. Frisch operiert, frisch eingegipst, mit Fieber und einer Lungenentzündung, da waren Kniebeugen wohl kaum die richtige Therapie.

Meine Mutter wunderte sich am Nachmittag über meine schlechte Verfassung.

»Gestern ging es dir doch besser«, stellte sie fest. »Regt es dich so auf, daß wir Weihnachten hierbleiben müssen?«

Nein, das war es nicht. Ich erzählte ihr von den Kniebeugen, die ich am Vormittag hatte machen sollen.

Meine Mutter war fassungslos.

»Kniebeugen? In deinem Zustand?«

Sie drehte sich auf dem Absatz um und stürmte ins Arztzimmer. Dort fand sie einen völlig überraschten Stationsarzt, der überzeugt war, ein bißchen Bewegung könne wohl kaum schaden.

»Da haben Sie recht«, stimmte meine Mutter zu. »Gesunde Menschen sollten sich so viel wie möglich bewegen. Aber doch nicht ein Kind, dem gerade die Wirbelsäule versteift wurde. Außerdem leidet Martina seit Tagen unter Fieber.«

»Die Gymnastik sollte sie auch ablenken«, meinte Dr. Pape.

»Vielleicht steigert sie sich in ihre Krankheit hinein.«

Meine Mutter warf dem Arzt einen Blick zu, der jedes weitere Wort überflüssig werden ließ.

»Gymnastik treibst du erst wieder, wenn es dir besser geht«, versprach sie mir, als sie wieder an meinem Bett saß.

Mein Vater machte draußen einen kurzen Spaziergang.

»Hast du was von Torsten gehört?« wollte ich wissen.

»Er ist gut bei Tante Gertrud angekommen«, versicherte mir meine Mutter. »Morgen will er mit Onkel Bert den Weihnachtsbaum schmücken.«

Den Weihnachtsbaum schmücken. Darauf würden wir in diesem Jahr verzichten müssen.

»Steht hier auf der Station auch ein Weihnachtsbaum?«

Ich hatte die ganze Adventszeit in meinem Zimmer verbracht und nicht miterlebt, ob die Zimmer und der Flur festlich hergerichtet waren.

»Im Speisesaal steht ein kleiner Baum, mit einer Lichterkette und Strohsternen«, erzählte meine Mutter.

Heute, einen Tag vor dem Heiligen Abend, war außer unserem Zimmer nur noch ein weiteres belegt. Die Patienten wurden von wesentlich weniger Schwestern versorgt als an normalen Tagen. Wer irgendwie konnte, hatte sich freigenommen, um mit der Familie zu feiern.

Für mich begann der 24. Dezember wie jeder andere Tag. Um 7 Uhr wurde ich gewaschen, eine halbe Stunde später gab es Frühstück. Ich hatte den Eindruck, als sei das Fieber gesunken. Mein Gefühl hatte mich nicht getrogen. Zum ersten Mal seit fünf Tagen ging meine Körpertemperatur zurück.

»Das ist doch ein gutes Zeichen«, freute sich meine Mutter, als sie am frühen Nachmittag zu mir kam. Mein Vater folgte, beladen mit Geschenken.

»Wie soll ich die denn auspacken?« Im Liegen war das ziemlich kompliziert.

»Noch gar nicht«, sagte mein Vater. »Bescherung ist erst heute abend.«

Es wurde ein sehr ruhiger Nachmittag. Meine Eltern saßen an meinem Bett, wir redeten ein wenig. Irgendwann war ich so müde, daß ich mitten im Gespräch einschlief.

Als ich wieder aufwachte, dämmerte es bereits draußen. Die Deckenlichter waren ausgeschaltet, nur die Leselampen über den drei Betten brannten. Das gab dem Raum fast eine heimelige Atmosphäre.

Auf dem Gang war alles still.

Frau Zurbriggen überlegte, ob wir vielleicht Weihnachtslieder hören wollten.

So gut es ging, schüttelte ich den Kopf. »Oh du fröhliche« und »Es ist ein Ros entsprungen« war das letzte, was ich hören wollte. Zum Glück war Karin meiner Meinung.

»Das macht uns doch viel zu traurig«, erwiderte sie.

Genauso dachte ich auch. Mir war es am liebsten, den Abend so neutral wie möglich zu gestalten. Nur keine Erinnerungen an ein fröhliches Familienfest mit einem kerzengeschmückten Baum, Liedern und einem festlichen Essen wecken.

Meine Mutter bot derweil Plätzchen an. Sie selbst war in diesem Jahr nicht zum Backen gekommen. Wilfried hatte sich statt dessen drei Abende lang in die Küche gestellt und die kompliziertesten Plätzchen gezaubert, die man sich vorstellen konnte. Mit Johannisbeergelee gefüllte Terrassenplätzchen, in Zartbitterschokolade getauchtes Spritzgebäck, Liegnitzer Bomben, hauchdünne Rumsterne, Haselnußmakronen, mundgerecht geschnittene Nußecken: Die Auswahl war groß. Mit den Keksen hätte Wilfried jede Bäckergesellenprüfung bestanden.

Ich entschied mich für die Rumsterne und zwei Haselnußplätzchen. In meinem Schnabelbecher befand sich zur Abwechslung mal Milchkaffee. Mehr Milch als Kaffee, aber genau richtig zu den süßen Naschereien.

Kein Weihnachtsfest ohne Geschenke. Ich packte einen naturfarbenen Strickponcho aus, der mit dunkelbraunen Inkamotiven bestickt war. Ich hatte das Stück vor langer Zeit schon in dem kleinen Laden gesehen, der in meiner Heimatstadt indianische Kunst und Kleidung verkaufte.

»Damit du was zum Anziehen hast, wenn du nach Hause kommst«, sagte meine Mutter, als sie den Poncho hochhielt, damit ich ihm ganz sehen konnte.

Es würde schwierig werden, eine Jacke oder einen Wintermantel dem den Gips zu tragen. Den Poncho mußte ich nur über meinen Kopf ziehen. Er würde sich jedem Gips anpassen, wäre weder zu eng noch zu kurz.

»Er ist wunderschön«, bedankte ich mich. »Hoffentlich kann ich ihn bald anprobieren.«

Ich habe den Poncho manchen Herbst und an den nicht so kalten Wintertagen getragen, auch als der Gips schon lange der Vergangenheit war. Es liegt heute noch ganz unten in meinem Kleiderschrank.

»Bestimmt. Sieh mal, dein Fieber geht runter. Nächste Woche kannst du sicherlich öfter aufstehen«, sprach mein Vater mir Mut zu.

»Bis dahin kannst du dich hiermit beschäftigen.« Mit diesen Worten reichte meine Mutter mir ein flaches, quadratisches Paket, das in weihnachtliches Papier gewickelt und mit vielen Glitzersternchen verziert war.

Ich packte zwei Langspielplatten aus.

»Super, endlich neue Musik.«

Vor zwei Wochen hatten mir meine Eltern meinen tragbaren Schallplattenspieler mitgebracht. Ich konnte ihn zwar nicht selbst bedienen, aber ab und zu legte eine der Schwestern eine Langspielplatte für mich auf. Ich lernte sämtliche Lieder der schwedischen Popgruppe Abba auswendig.

Gegen die Langeweile hatten meine Eltern noch einige Bücher für mich ausgesucht, mit denen ich mich vom Klinikalltag ablenken konnte. Nur Taschenbücher. Gebundene Exemplare waren einfach zu schwer vom Gewicht her. Schließlich mußte ich meine Arme über den Kopf halten, damit ich das Buch lesen konnte.

Am ersten Feiertag wurde es nachmittags dann doch richtig weihnachtlich. Auf dem Flur sang ein Kinderchor Weihnachtslieder. Sicherlich war das gut gemeint, und die kleinen Sänger gaben sich auch wirklich viel Mühe. Mir wäre es allerdings viel lieber gewesen, es hätte niemand gesungen. Dann hätte ich leichter verdrängen können, daß Weihnachten war. Je weniger ich von diesen besonderen Tagen spürte, desto lieber war es mir.

Ich machte gerade eine Lehrzeit durch in der Fachrichtung »Verdrängen«. Das war erst der Anfang, es sollte noch weitergehen mit der Technik, die Dinge aus meinem Wachbewußtsein wegzuschieben.

Elisabeth lud meine Eltern für den zweiten Weihnachtstag zum Mittagessen ein. Sie hatte eine Gans in den Ofen geschoben, dazu servierte sie Knödel und Rotkraut. Ein richtig klassisches Essen. Für meine Eltern das einzig Weihnachtliche im diesem Jahr.

Über die Feiertage waren in dem winzigen Ort fast alle Lokale geschlossen. Hier ging man Weihnachten nicht aus zum Essen, hier wurde selbst gekocht, und die Mahlzeit wurden innerhalb der Familien eingenommen.

Auch im Krankenhaus bot man meinen Eltern kein Essen an. Zwar wurden die Patienten ebenso wie die Schwestern mit drei Mahlzeiten pro Tag versorgt, für Besucher aber wurde auch in einem Fall wie diesem keine Ausnahmegemacht. Deswegen blieb meinen Eltern nichts anderes übrig, als sich in dem gemieteten Pensionszimmer selbst zu verpflegen, mit Brot, Butter, Wurst und Käse.

Ein für uns alle in jeder Hinsicht trostloses Weihnachten.

In der Klinik blieb es auch zwischen den Jahren ruhig. Die Operationen sollten erst wieder in der zweiten Januarwoche beginnen.

Für mich stand gleich nach Weihnachten täglich Krankengymnastik auf dem Programm. Frau Schlumberger kam jeden Morgen und jeden Mittag.

»Erst wenn du die Übungen beherrscht, darfst du nach Hause.« Dr. Pape stand neben mir, als ich mich erneut im Kniebeugen versuchte.

Ich fühlte mich immer noch sehr elend, kraftlos. Meine Mutter zweifelte daran, daß Turnen die richtige Behandlung sei.

»Wir haben da unsere Erfahrungen«, fuhr der Stationsarzt sie an. »Wenn sie es wirklich wollte, könnte sie jetzt schon zehn Kniebeugen machen.« Wütend rauschte Dr. Pape aus dem Zimmer.

Wieder einmal machte ich Probleme. Laut Lehrbuch hätte es mir schon viel besser gehen müssen. Ich sollte mit meinem Gips zurechtkommen, den Flur auf und ab gehen, lernen, wie ich mich bücken konnte. Die Realität sah aber ganz anders aus. Ich erholte mich gerade erst von der Lungenentzündung.

Der Fehler, den die Mediziner schon während der Operation gemacht hatten, nämlich nur nach dem medizinischen Durchschnitt zu urteilen und vorzugehen, wiederholten sie jetzt. Statt auf meine spezielle Situation einzugehen und andere Behandlungsarten auszuprobieren, hielten sie sich strikt an das Muster, das für den Durchschnittspatienten entwickelt worden war.

Keiner erkannte, warum ich mehr Zeit brauchte als andere. Meine schlechte Konstitution hing nicht allein mit der Lungenentzündung zusammen. Schuld war auch die zehn Stunden dauernde Operation und der große Blutverlust. Ich hatte sehr viele Blutkonserven bekommen, die mein Körper erst mal verarbeiten mußte.

Zusätzlich stellte meine Größe ein Problem dar. Ich war mindestens 20 Zentimeter größer als die meisten anderen Skoliose-Patienten, die hier in der Klinik operiert worden waren. Mein Gips war länger und schwerer. Kein Wunder, daß mir auch Ende Dezember nach jedem Aufstehen in Sekundenschnelle der Schweiß ausbrach. Meine Kraft reichte nicht aus, mich zu tragen, dazu den schweren Gips, und zusätzlich noch Muskeln anzuspannen.

Schon bald nach Weihnachten mußten meine Eltern wieder nach Hause fahren. Schließlich hatte mein Vater einen Beruf, dem er nachgehen mußte. Und auch Torsten sollte nicht zu lange bei Tante Gertrud bleiben.

Meine Patentante, Tante Waltraut, hatte sich angeboten, meine Eltern quasi abzulösen. Sie kam zwei Tage vor Silvester und blieb über den Jahreswechsel.

Jeden Abend rief sie meine Eltern an und konnte berichten, wie ich mich entwickelte. Das war, abgesehen von den sonntäglichen Besuchen, für meine Eltern die einzige Möglichkeit, Kontakt zu halten. An einen eigenen Telefonanschluß am Krankenbett war Mitte der Siebziger Jahre noch nicht zu denken.

Für mich bedeutete der Besuch eine angenehme Abwechslung und Ablenkung. Tante Waltraut kam jeden Tag, gleich nach dem Mittagessen, zu mir. Sie saß an meinem Bett, wir redeten, manchmal schwiegen wir auch.

»Kannst du mir ein Kissen unter die Füße schieben?« bat ich sie. Mir schmerzten vom Liegen die Beine. Wie gerne hätte ich mich mal für eine Stunde auf die Seite gedreht. Aber daran war nicht zu denken. Bereits nach zehn Minuten drückte der Gips so stark auf meinen Arm, daß er ohne jedes Gefühl war. Höchste Zeit, mich wieder auf den Rücken zu legen.

Jeden Tag machte ich meine Turnübungen. Das Fieber war verschwunden, und ich begann, neue Kräfte aufzubauen.

»Hast du schon etwas von deiner Entlassung gehört?« Tante Waltraut saß mit ihrem unvermeidlichen Strickzeug neben mir. Sie nadelte an einem dunkelbraunen Pullunder mit beigen Rauten.

»Ich bin noch nicht fit genug«, antwortete ich. »Aber es geht jeden Tag ein bißchen besser.«

Mittlerweile konnte ich schon zehn Minuten stehen und durch das Zimmer gehen. Noch vor einer Woche war das für mich unvorstellbar gewesen.

Silvester. Frau Zurbriggen und Karin gaben sich den ganzen Tag über richtig aufgekratzt.

»Auf jeden Fall müssen wir bis Mitternacht wach bleiben«, verkündete Frau Zurbriggen. »Ins neue Jahr hineinschlafen, das geht nicht.«

Ich sah das ganz anders. Ich erlebte wieder so einen Tag, den ich am liebsten übersprungen hätte. Jahreswechsel, gute Wünsche, farbiges Feuerwerk, fettige Berliner, prickelnder Sekt. Und hier? Das Essen war ebenso fade wie an jedem anderen Tag, die Schwestern eher mürrisch, weil sie arbeiten mußten.

Ich mochte gar nicht über das neue Jahr nachdenken.

»Es wird besser als das vergangene«, versprach mir Tante Waltraut, als sie sich nach dem Abendessen verabschiedete.

»Das ist kein Kunststück«, antwortete ich. »Kannst du mir ein Jahr sagen, das noch schwieriger sein könnte?« Mir das vorzustellen, dazu reichte selbst meine reichlich vorhandene Phantasie nicht aus.

Als sie das Zimmer verlassen hatte, griff ich zu einem der neuen Bücher. Ich las die Seite einmal, zweimal, ohne ein

Wort aufzunehmen. Es hatte keinen Sinn, ich konnte mich nicht konzentrieren. Eine Weile lauschte ich dem Gespräch meiner Zimmernachbarn, die sich über alles und jedes ereifern konnten. Ich verspürte keine Lust mitzureden.

Kurz nach 22 Uhr knipste ich mein Leselicht aus und wünschte eine gute Nacht.

»Wir wollen aber bis Mitternacht wach bleiben, das stört dich doch nicht?« fragte Karin rücksichtsvoll. Ich beeilte mich zu versichern, es mache mir gar nichts aus, nur sei ich auf einmal schrecklich müde.

Dabei war ich hellwach und voller Verzweiflung. Das letzte, was ich ertragen konnte, war, beim Mitternachtsläuten gute Wünsche auszusprechen. Ich wollte allein sein mit meinem Kummer. Niemand sollte die Tränen sehen, die über mein Gesicht liefen.

V

»Ich wünsche allen ein gutes neues Jahr.« Dr. Heisenberg kam zur Visite. Er hielt vor meinem Bett inne.

»Ich habe gehört, du kannst schon eine Viertelstunde aufstehen. Das sind enorme Fortschritte.«

»Heißt das, ich darf nach Hause?« Er schien gute Laune zu haben, und das wollte ich nutzen.

»Diese Woche noch nicht, aber wenn du dich weiterhin bemühst, vielleicht in der kommenden Woche« war die Antwort.

In der kommenden Woche! Bald läge ich in meinem eigenen Bett. Ich könnte mir mein Essen aussuchen und wäre nicht mehr so schrecklich einsam wie hier.

Ich brannte darauf, Tante Waltraut die gute Nachricht zu erzählen. Sie kam am Vormittag. Mittags fuhr ihr Zug, mit dem sie wieder abreiste.

»Ich darf nach Hause«, strahlte ich sie an, als sie das Zimmer betrat.

»Das ist wunderbar. Wann geht es denn los?« fragte sie.

»Frühestens nächste Woche«, gab ich etwas kleinlaut zu. »Auf so ein paar Tage kommt es mir auch auch nicht mehr an«, fuhr ich fort.

Karin schaltete sich in unser Gespräch ein.

»Dr. Heisenberg hat gesagt, du darfst vielleicht nach Hause«, korrigierte sie mich.

»Ja, ich weiß. Er drückt sich doch immer so vage aus.

Hast du von dem schon mal eine eindeutige Antwort bekommen?«

Ich wollte mich nicht von Karins Pessimismus anstecken lassen. Für mich stand fest, ich käme in der nächsten Woche nach Hause.

Allein die Aussicht darauf gab mir neuen Antrieb. Ich biß beim Turnen die Zähne zusammen. Wenn ich jetzt stöhnen und mich beklagen würde, bliebe ich weitere Wochen hier.

Am 8. Januar wurde ich endlich entlassen. Erst einmal mußte ich die ganzen Sachen zusammenpacken lassen, die sich seit Oktober angesammelt hatten. Bücher, Radiorecorder, den tragbaren Schallplattenspieler, die Platten dazu. Außerdem Briefe und Geschenke vom Weihnachtsfest.

Ich wurde liegend im Krankenwagen transportiert. Die Autobahn war in einem schlechten Zustand. Ein Schlagloch folgte dem nächsten. Jede Unebenheit auf der Fahrbahn spürte ich.

Zu Hause angekommen trugen mich die beiden Sanitäter, die mich gefahren hatten, in die Wohnung. Ich stand von der Trage auf und sah mich gleich vor dem nächsten Problem: Wie, bitte, sollte ich ins Bett gelangen? Mein Bett hier war wesentlich tiefer als das im Krankenhaus. Ich ließ mich sehr behutsam auf die Knie nieder, legte mich mit dem Oberkörper auf das Bett, schob mich so weit auf die Matratze, daß mein Kopf an der anderen Seite überhing, drehte mich auf den Rücken und brachte mich dann langsam in eine Position, in der ich längs auf dem Bett lag. Das war für mich der einzige Weg, ins Bett zu kommen (und in der umgekehrten Weise auch wieder hinaus), ohne mich dabei zu setzen. Wer nur so umständlich ins Bett und wieder hinaus gelangt, überlegt sich stets genau: Stehe ich auf, oder lohnt es sich nicht? »Mal eben« ging gar nicht.

Im Krankenhaus gehört es fast schon ein bißchen zur Normalität, derart unbeweglich zu sein. Zu Hause war das plötzlich ganz anders. Hier waren alle gesund, konnten ganz nach Belieben gehen, sitzen, liegen. Meine Eltern konnten in mein Zimmer kommen, mit mir reden und rasch aufspringen und zur Haustür laufen, wenn es geklingelt hatte.

Ich lag da, hörte das Läuten.

»Bis ich aufgestanden bin, hat jeder die Geduld verloren«, klagte ich.

Es paßte mir gar nicht, so passiv sein zu müssen.

»Ich gehe doch schon.«

Meine Mutter stellte ihre Kaffeetasse auf den kleinen quadratischen Tisch neben meinem Bett. Wilfried hatte ihn eigens für mich gebaut und zu meiner Begrüßung ins Zimmer gestellt. Ein ganz einfacher Tisch. Allerdings hatte er exakt die Höhe, daß ich ihm vom Bett aus allein benutzen konnte.

Ich nahm den weißen Handspiegel, der rechts neben mir lag. Mal sehen, was los war. Auf dem Tisch stand neben der Kaffeetasse ein Schnabelbecher für mich. Ich griff nach links, hob den Becher und fühlte: nur noch lauwarm. So wollte ich meinen Tee lieber nicht.

Ich hörte meine Mutter, die sich im Flur mit jemandem unterhielt. Wie lange noch und mit wem? Die Stimme kam mir nicht bekannt vor. Lustlos begann ich, an meinem Tee zu nuckeln. Gleichzeitig ärgerte ich mich darüber. Ich wollte heißen Tee, stark und mit viel Zucker. Ich wollte in die Küche gehen, ihn mir selbst kochen und dann kultiviert am Eßtisch sitzend genießen.

Jetzt war ich zwar zu Hause, aber viel hatte sich nicht geändert. Zu viele meiner Sätze fingen an mit »Kannst du mir mal helfen ...« Wo blieb die Freiheit, von der ich während der dunklen Tage in der Klinik geträumt hatte? Dies war nun wirklich nicht das Leben, das ich mir vorgestellt hatte. Mein Leben sollte bunt sein, aufregend, meinetwegen sogar anstrengend, aber bitte nicht so öde und gleichförmig wie jetzt.

Meine Mutter kam zurück.

»Das war Frau Hanreich«, erzählte sie. »Sie fliegt morgen für zwei Wochen nach Griechenland und hat mich gebeten, ihre Blumen zu gießen.«

Griechenland. Zwei Wochen. Sonne, Strand, antike Stätten, saftige Moussaka. Ich stöhnte auf. Nein, das war nicht gerecht. Ich lag hier, quälte mich, langweilte mich, konnte fast nichts alleine machen, und da flog jemand mal eben in den Süden. Ich schloß die Augen. Vielleicht konnte ich ein bißchen schlafen. Besser als sich zu ärgern war das allemal.

Große Schwierigkeiten bereitete es mir auf die Toilette zu gehen, ohne daß ich mich dabei setzte. Ach, wäre ich doch ein Junge. Das würde, wie so oft im Leben, vieles erleichtern. So aber war ich selbst beim Gang auf die Toilette auf die Hilfe meiner Mutter angewiesen. In einem Alter, in dem andere sich immer mehr von ihren Eltern zurückziehen, ein Eigenleben entwickeln, konnte ich fast nichts alleine machen.

Auch für meine Mutter war es eine schwierige Zeit. Sie war gezwungen, ihren Tagesablauf komplett mit mir abzustimmen.

»Ich gehe einkaufen und danach in der Apotheke Tabletten abholen. Das wird länger als eine Stunde dauern.«

Sie packte ihre Einkaufstasche.

»Möchtest du noch mal zur Toilette?«

»Noch nicht«, antwortete ich. Schon wieder aufstehen, dabei hatte ich mich erst vor zehn Minuten hingelegt.

»Bist du sicher?« hakte meine Mutter nach.

Nein, sicher war ich nicht. Ich suchte einen Ausweg.

»Könntest du nicht heute nachmittag einkaufen gehen?«

»Jetzt ist Papa noch da. Er muß nach dem Mittagessen zur Arbeit« war die Antwort.

Es gab eine ungeschriebene Regel, daß ich nie alleine zu Hause sein sollte. Das war überhaupt nur möglich, weil mein Vater im Schichtdienst arbeitete, abwechselnd eine Woche vormittags, eine Woche nachmittags. Torsten war noch viel zu jung, als daß er für mich die Verantwortung hätte übernehmen können.

»Was ist nun?« Meine Mutter drängelte. Sie hatte noch so viel zu tun und wollte endlich los.

»Geh nur. Ich habe heute morgen nur einen Becher Fencheltee getrunken.«

Die Entscheidung, jetzt nicht zur Toilette zu gehen, bedeutete für mich, den Vormittag ohne ein weiteres Getränk zu verbringen. Für meine Mutter war die Folge ein schneller Einkauf, ein rasches Abhaken der langen Liste, damit sie sobald wie möglich wieder zu Hause war.

Ich lernte, mit Hilfe eines Spiegels im Liegen zu essen. Meine Eltern schnitten das Essen in gabelgerechte Happen. Den Teller stellte ich mir auf den Bauch; er paßte genau in das Loch, das Matthias aus dem Gips herausgesägt hatte.

»Das Loch ist nötig, damit du überhaupt Nahrung aufnehmen kannst«, hatte er mir erklärt. Beim Essen weitet sich der Magen automatisch. Hätte der Gips keine Öffnung im in diesem Bereich, wäre ein Ausdehnen nicht möglich, und ich hätte noch mehr Verdauungsbeschwerden als die, die mich seit der Operation sowieso schon plagten. Wunderbarerweise war das Bauchloch gerade groß genug, um dort einen Teller zu plazieren. Die Gabel nahm ich in die rechte Hand, den Spiegel in die linke. So konnte ich sehen, was auf meinem Teller lag. Ich lernte schnell, seitenverkehrt zu sehen.

Das Telefon klingelte. Ich hörte, wie mein Vater den Hörer abnahm und wenige Sätze sprach.

»Papa?«

»Ja?«

»Wer war das?«

»Das war Mechthild. Die wollte deine Mutter sprechen.«

»Und sonst nichts?« Sie hatte doch wohl kaum nur einen Satz gesagt, die Antwort gehört und wieder aufgelegt.

»Ich habe ihr gesagt, sie soll es in einer halben Stunde noch einmal probieren«, antwortete mein Vater.

Er war kein überzeugter Telefonierer. Ein Telefon, das war für ihn ein Gerät, um dringend notwendige Informationen auszutauschen. Schnell, kurz und präzise.

Wir anderen hingen dagegen mit wachsender Begeisterung am Hörer. Es war die Zeit, in der Ortsgespräche ohne Zeitbegrenzung nur den Preis einer Einheit kosteten. Ein Paradies für alle Vieltelefonierer.

Vor der Operation hatte ich an so manchem frühen Abend mehr als eine Stunde lang mit Marie telefoniert. Natürlich hatten wir uns am nächsten Tag in der Schule gesehen. Aber die wirklich wichtigen Dinge im Leben zweier Teenager konnten so lange nicht warten.

Jetzt telefonierte ich sehr wenig. Das Kabel am Telefon war zwar lang genug, um den Apparat das Gerät neben mein Bett zu stellen, aber wen sollte ich anrufen? Vormittags waren alle in der Schule. Nachmittags mußten sie Hausaufgaben machen, Referate vorbereiten, dazu kamen die Arbeitsgemeinschaften, von denen jeder mindestens eine belegen mußte. Ich wußte doch, wie wenig Zeit ich an den ganz normalen Tagen im richtigen Leben vor der Operation gehabt hatte.

Und es gab auch noch ein zweites Problem.

Worüber sollte ich mit Marie, Katja, Sybille oder Christiane reden? Wir lebten doch in verschiedenen Welten. Ich kannte ihr Leben noch aus der Erinnerung. Aber die Bilder von früher wurden langsam schwächer. Traf sich die Theatergruppe mittwochs oder freitags? Ich grübelte, doch es fiel mir beim besten Willen nicht ein.

Mein Leben war ihnen erst recht fremd. Sollte ich Katja erzählen, daß mir seit einer Woche die operierten Rippen noch mehr Schmerzen verursachten? Wollte Christiane wissen, wie ich mich nachts vorsichtig auf die Seite legte, weil mein Hinterkopf den Druck vom Gips nicht mehr ertragen konnte?

Gespräche, in denen mir nur Höflichkeit entgegenschlug, die brauchte ich nicht. Wenn, dann wollte ich echtes Interesse. Auf mitleidige Blicke und oberflächliche Fragen hatte ich keine Lust. Also verzichtete ich lieber ganz darauf, jemanden anzurufen.

Ich konnte sogar verstehen, wenn sie sich nicht in meine Lage hineinversetzen konnten. Vor einem Jahr wäre es mir doch genauso ergangen. Vor einem Jahr war noch nicht mal die Rede gewesen von einer Operation, von 12 Monaten im Gips. Da war ich ein Teenager. Zwar im Korsett, mit der Last der vielen Krankengymnastikstunden und endlosen Verboten, was ich wegen meiner Skoliose nicht tun durfte, aber ich konnte mich bewegen, konnte zur Schule gehen, einkaufen, mich mit Freunden treffen. Es war ein Stückweit normaler Alltag gewesen.

Jetzt langweilte ich mich. Viel konnte ich in jenen Wochen nicht mit mir anfangen. Mir blieben meine Gedanken, die Welt in meinen Kopf.

Von meinem Bett aus erblickte ich ein Stück Himmel. Über den hellblauen Vorfrühlingshimmel schoben sich in eiligem Tempo dicke, watteweiche Wolken. Sie zogen vorbei, veränderten sich, eine verdeckte die andere. Immer wieder faszinierte mich das Spiel am Himmel. Die Wolken hatten es so gut. Sie waren federleicht und konnten ziehen, wohin sie wollten. Nur der Wind kannte ihren Weg. Ich fühlte mich so eingesperrt. Hätte ich doch wenigstens ein kleines Stückchen Himmelsleichtigkeit!

Immer noch spürte ich eine große Müdigkeit in mir. Aufstehen, waschen, frühstücken, und schon war ich wieder erschöpft. Ich schloß die Augen und war nach wenigen Momenten eingeschlafen.

»Tina, die Post ist das.« Meine Mutter stand neben mir.

»Wie spät ist es denn?«

»Gleich elf Uhr. Du hast eine Stunde geschlafen.«

Sie gab mir einen Brief.

»Der ist von Silke.«

Silke wartete noch immer auf einen Termin für die Operation. Dr. Heisenberg meinte, weitere Wochen im Streck könnten ihre Wirbelsäule um einige Zentimeter dehnen. Inzwischen wurde Silke aber ungeduldig, wie sie mir schrieb. 17 Wochen war sie schon in der Klinik, und außer Strecken, Turnen, Beschäftigungstherapie tat sich nichts.

»Vielleicht sollte ich Silke gleich antworten«, überlegte ich laut.

Meine Mutter reichte mir sofort einen dicken Block, einen Bleistift und eine Box mit Anspitzer.

»Fang doch einfach an«, forderte sie mich auf. »Torsten kann den Brief noch heute nachmittag zur Post bringen.«

Ihr war jedes Mittel recht, mich abzulenken und wachzuhalten.

Schlief ich tagsüber mehr als zwei Stunden, konnte ich in der Nacht keine Ruhe finden.

Die Nächte wurden zu einem wachsenden Problem. Immer wieder hatte ich das Gefühl zu ersticken. Immer häufiger erlebte ich ein Gefühl der Enge. Der Gips saß auf mir wie eine zweite Haut und war so furchtbar schwer. Das Korsett hatte ich ausziehen und in die Ecke legen können. In dem Gips war ich gefangen. Ich fühlte mich hilflos und ausgeliefert, wehrlos und eingesperrt.

Kurz nach Mitternacht wachte ich auf. Mein Hals war so eng. Ich schluckte. Jetzt wurde das Gefühl noch stärker. Da saß irgendetwas in meinem Hals. Ein Kloß, der dort nicht hingehörte. Er blähte meinen Hals auf und der konnte sich nicht ausdehnen. Der enge Gips hinderte ihn.

Ich quälte mich aus dem Bett. Ging im Zimmer auf und

ab. Zählte die Schritte vom Bett bis zur Tür: 5. Vom Schrank bis zur Wand: 7. Ich zählte die Lamellen der Jalousie: 35.

Die Angst blieb. Ich atmete tief ein – und aus. Ein und aus. Ein und aus.

Der Kloß in meinem Hals blieb. Er saß fest. Er wuchs. Ich dehnte meine Halswirbel. Versuchte, den Kopf aus dem Gips hinauszustrecken. Höchstens mit einem Schwanenhals hätte ich das geschafft.

»Ich kriege keine Luft«, jammerte ich.

Meine Mutter war wach geworden, als ich das Licht angeschaltet hatte. Seit ich nach Hause gekommen war, schlief sie bei mir im Zimmer. Ich konnte nachts nicht alleine schlafen.

»Atme einfach weiter.« Sie stand auf und fühlte meinen Puls.

»Dein Puls ist ganz gleichmäßig«, versicherte sie mir.

»Kann nicht sein. Ich kriege nämlich keine Luft.« War das denn so schwer zu verstehen?

»Doch, du atmest. Du kannst doch sogar mit mir sprechen«, beruhigte mich meine Mutter.

»Der Gips ist zu eng geworden«, beharrte ich und ging weiter durch das Zimmer. Vom Bett zum Schrank, vom Schrank zur Wand, von der Wand zum Bett.

»Der ist genauso weit wie heute mittag. Und da konntest du doch auch ganz normal atmen.« Meine Mutter ging die Sache logisch an: Der Gips hatte eine konstante Größe, er wurde weder enger noch weiter. Wenn ich mittags genug Platz zum Atmen gehabt hatte, mußte das abends genau so sein.

Aber der Gips war ein ziemlich hinterhältiges Wesen. Es gab Momente, da zog er sich zusammen. Er lag dann noch enger an meinem Körper, und ich hatte kaum Raum, Luft zu holen.

»Ich merke doch genau, wie er enger wird«, klagte ich,

fest davon überzeugt, den nächsten Morgen nicht mehr zu erleben.

Ich tigerte weiter durch das Zimmer. Wie lange würde es noch dauern, bis die Angst vorbei war?

Inzwischen war im Nebenzimmer auch mein Vater aufgewacht. Er hatte Licht gesehen und uns reden hören.

»Was ist los?« fragte er mit einem Blick auf uns beide.

»Es geht schon wieder«, beruhigte meine Mutter ihm. »Tina hat das Gefühl, als sei ihr der Gips zu eng.«

»Der wird wirklich immer enger.« Langsam wurde ich wütend. Keiner glaubte mir. Dabei konnte doch nur ich es wissen. Ich setzte meinen Gang fort, zählte die Schritte, addierte sie, multiplizierte sie.

Meine Mutter holte sich ein Glas Wasser, füllte meinen Plastikbecher neu und schüttelte unsere Betten auf.

»Meinst du nicht, wir können versuchen, ein bißchen zu schlafen?« schlug sie vor.

Vielleicht. Mit ein bißchen Glück ginge es eventuell. So ein bißchen besser fühlte ich mich.

»Ich kann es probieren«, stimmte ich zu. »Aber ich stehe wieder auf, wenn es nicht geht.«

Mit diesen Worten legte ich mich ins Bett.

Die rechte Hand steckte ich in das Bauchloch. So konnte ich mich fühlen. Es gab mich wirklich noch, ich war nicht unter den Gipsmassen verschwunden.

Manchmal schlafe ich auch heute noch in der Stellung, flach auf dem Rücken liegend, die rechte Hand auf dem Magen. Es beruhigt mich immer noch.

Die Angst wurde schwächer. Ich schob den festen quadratischen Schaumstoffblock unter meinem Kopf zurecht. Wie gerne hätte ich meinen Kopf auf ein kuscheliges Federkissen gebettet.

Ein Federkissen war zu weich. Ich sackte ein und lag dann auf dem harten Gipsrand mit dem Hinterkopf. Es hatte ein paar Tage und Nächte gedauert, bis wir die passende Stärke für das Schaumstoffkissen herausgefunden hatten. War die Schaumstoffunterlage zu dick, stieß ich mit dem Kinn vorne an den Gips, was schmerzt und Probleme beim Atmen machte. Überhaupt war das lange Liegen im Gips schwierig. Er drückte am Hinterkopf besonders unangenehm, preßte auf die Nerven, und die Folge waren Kopfschmerzen.

Nach zehn Minuten merkte ich, wie die Angst verschwunden war. Ich löschte das Licht, zog die Decke über meine Arme. Jetzt hörte ich nur noch das Ticken des Wekkers. Das gleichmäßige Geräusch und die Erschöpfung, die ich nach jedem der Angstanfälle spürte, ließen mich endlich einschlafen.

Es gab auch fröhliche Stunden. Eines Tages kam Margret zu Besuch, die mich während der Zeit in der Klinik jede zweite Woche mit einem langen Brief über alle Neuigkeiten in der Schule informiert hatte. Wir waren seit zwei Jahren in dieselbe Klasse gegangen. Margret hatte den ganzen Kopf voller mittelblonder Naturlocken. Als sie mich besuchte, trug sie eine hellblaue Plüschjacke, die exakt aussah wie ein gefärbtes Schaffell. Plüschjacken waren zu der Zeit der absolute Renner, und wer »in« sein wollte, kam nicht ohne aus. Ihre Haare hatte Margret erst vor ein paar Tagen schneiden lassen, radikal gekürzt.

»Margret sieht aus wie ein geschorenes Schaf«, sagte ich abends im Bett zu meiner Mutter. »Ein blaues Schaf, frisch geschoren.« Ein Wort gab das andere, wir kicherten und alberten eine ganze Weile vor uns hin.

»Stell dir mal vor, wie sie zum Grasen geht«, führte meine Mutter das Spiel weiter. Mir tat der Bauch weh vor Lachen. Ich japste nach Luft, diesmal aus einem gutem Grund. Das Leben findet in erster Linie im Kopf statt!

»Ich habe Bescheid bekommen, daß dein Hausunterricht genehmigt ist.«

Mit diesen Worten kam meine Mutter Mitte Februar in mein Zimmer. Als wir die Entscheidung für die Operation getroffen hatten, mußte auch die Frage gestellt werden, was mit meinem Schulbesuch geschehen würde. Aus ärztlicher Sicht war es strengstens verboten, im ersten und im zweiten Gips, also acht Monate lang, zur Schule zu gehen. Der Grund lag darin, daß ich im ersten Gips auf keinen Fall und im zweiten bloß ganz wenige Stunden pro Tag sitzen durfte. Zu diesen acht Monaten mußten die Vorbereitung vor der Operation und die Zeit bis zum Eingipsen hinzugerechnet werden. Mindestens zehn Monate also war kein Schulbesuch möglich.

»Ich kann doch zu Hause lernen«, hatte ich vorgeschlagen. Aber ich wußte, das würde nicht reichen. Allerdings wollte ich auf keinen Fall ein Jahr zurückgestuft werden.

»Das ist doch nicht so schlimm«, meinten meine Eltern. »Du setzt ein Jahr mit der Schule aus und machst das Abitur eben ein Jahr später.«

Der Vorschlag erschien mir damals völlig abwegig. Doch je länger ich darüber nachdachte, desto klarer wurde mir, daß es der einzige Weg war.

Es bestand immerhin die Möglichkeit, in den vier Hauptfächern je drei Wochenstunden Privatunterricht zu Hause zu bekommen. Meine Eltern hatten beim Schulaufsichtsamt einen Antrag auf den Privatunterricht gestellt. Schnell und ganz unbürokratisch wurde dem stattgegeben.

Ich durfte wieder lernen. Jede Woche standen drei Stunden Mathematik, drei Stunden Deutsch, drei Stunden Englisch und drei Stunden Französisch auf dem Programm.

Es war eine ganz andere Form des Unterrichts. Ich mußte wirklich 45 Minuten konzentriert bei der Sache sein. Es gab kein Tuscheln mit dem Banknachbarn, kein Zettelverschikken durch die Reihen. Da waren ja nur ich auf meinem Bett und der jeweilige Lehrer.

Meistens kamen die Lehrer nachmittags in unsere Wohnung. Ich mußte wieder Vokabeln lernen, Texte übersetzen, mir Formeln einprägen.

»Was ist mit den Vokabeln von der vergangenen Woche?« fragte mich Paul Carfax. Er hatte mir schon über mehr als ein Jahr Unterricht in der Schule gegeben und kam jetzt jede Woche an drei Nachmittagen, um mir seine Muttersprache Englisch beizubringen.

»Habe ich gelernt.«

Weil ich im Liegen nur mit großer Mühe schreiben konnte, mußte ich die neuen Worte wieder und wieder lesen und laut aufsagen, um sie zu behalten. Durchs Schreiben lernte ich sie schneller, aber das war jetzt unmöglich.

»Verfassung?«

»Constitution.«

»Abstimmung?«

»Vote oder ballot.«

»Legislaturperiode?«

»Congressional term.«

Mr. Carfax war zufrieden. Ich hatte meine Hausaufgaben brav gelernt.

»Hier, zur Belohnung.«

Er drückte mir ein Buch in die Hand. Auf dem Umschlag blickte mich ein rundgesichtiger Mann mit einem schwarzen Hut an.

»Murder on the Orient Express.«

»Ein Krimi?« Ich zog die Augenbrauen hoch. »Ich lese keine Krimis.«

Mr. Carfax lachte.

»Diesen hier schon. Und jedes Wort, das du nicht kennst, darfst du aufschreiben. Dann sprechen wir beim nächsten Mal darüber.«

»Ich kann im Liegen nicht schreiben«, protestierte ich.

»Um so besser. Dann merkst du dir die Worte und trainierst dabei noch dein Gedächtnis.«

Ich gab mich geschlagen.

»Das ganze Buch bis übermorgen?« fragte ich.

Mr. Carfax schüttelte den Kopf. »Das wäre wohl zuviel verlangt. Nein, die ersten zwei Kapitel.«

Ich vertiefte mich in den englischen Kriminalroman von Agatha Christie. Am Anfang war es ungewohnt und anstrengend, soviel auf englisch zu lesen, ohne, wie ich es von Schulbuchausgaben gewohnt war, hinten im Band die neuen Vokabeln zu finden. Nach einigen Seiten merkte ich jedoch, daß ich den Inhalt auch dann verstand, wenn ich nicht jedes einzelne Wort kannte. Eine ganz neue Erfahrung.

Auf dem kleinen Tisch neben meinem Bett bekam die englische Ausgabe des »Mord im Orient Express« schon bald Gesellschaft.

Meine Französischlehrerin brachte mir ein Buch von Antoine de Saint-Exupéry mit. Leider nicht den »Kleinen Prinzen«, dieses romantische Kultmärchen, das ich schon mehrere Male in der deutschen Übersetzung gelesen hatte. Ich mußte mich durch den »Flug nach Arras« quälen.

Der Unterricht brachte eine gewisse Struktur in meinen Tagesablauf. Ich bekam Hausaufgaben, die ich erledigen mußte. Nicht immer war ich glücklich über diese Abwechslung. Nach Nächten, in denen ich wenig und schlecht geschlafen hatte, wäre es mir lieber gewesen, die Stunden wären ausgefallen. Aber schwänzen ging nicht.

Manchmal fand ich es auch unerträglich, auf meinem Bett zu liegen und auf diese Weise unterrichtet zu werden. Es nahm mir einfach einen Teil meiner Würde. Nicht, daß jemals einer der Lehrer mir das Gefühl vermittelt hätte. Es waren nur meine Gedanken und Empfindungen.

Auf Mr. Carfax freute ich mich meistens. Zum einen, weil

ich Englisch am liebsten lernte. Außerdem war Mr. Carfax nicht nur ein begnadeter Lehrer, der die Schüler für seinen Stoff begeistern konnte, sondern er gab mir auch jedesmal das Gefühl, als sei es vollkommen normal, daß ich auf dem Bett lag, er auf einem Stuhl neben mir saß und ich versuchte, tiefer in die englische Grammatik einzudringen.

Nach den Faschingsferien, die er bei seinen Eltern in England verbracht hatte, kam er mit einem Geschenk zurück.

»Du hörst doch gerne Musik.«

Er reichte mir eine Langspielplatte von einer Gruppe, deren Namen ich noch nie gehört hatte.

»The Best of The Mamas and The Papas«, las ich laut vor.

»Was singen die denn?«

»Also, ich finde es sehr schön. Es ist recht melodisch, nicht sehr schnell, und man kann die Texte verstehen«, meinte Mr. Carfax.

Ich konnte mir ein Grinsen nicht verkneifen.

»Sozusagen ein pädagogisch wertvolles Geschenk«, kommentierte ich.

»Da hast du recht. Du hörst die Platte wieder und wieder, lernst dabei die Texte und dadurch mehr Englisch.«

Er nahm die schwarze Scheibe aus der Hülle und legte sie auf den roten Plattenspieler, der in meinem Zimmer stand. Gemeinsam hörten wir die ersten drei Stücke.

»Na ja, gar nicht schlecht.«

»Mal ein bißchen Abwechslung zu deinen Abba-Platten«, meinte Mr. Carfax. »Die mußt du doch inzwischen auswendig können.«

Zu Hause erhielt ich wesentlich mehr Besuch als in der Klinik. 400 Kilometer entfernt von meinem Heimatort waren es wirklich nur meine Eltern und meine beiden Brüder gewesen, die mich besucht hatten.

Das änderte sich, als ich wieder in Braunschweig war.

»Annika hat mich heute in der Pause gefragt, ob sie dich morgen besuchen kann«, erzählte Torsten, als er sich am Nachmittag zu mir setzte.

»Ich glaube, das geht. Ich werde höchstwahrscheinlich hier sein.«

»Blöder Witz«, meinte mein Bruder. »Ich sage ihr dann, sie kann um vier kommen«, fügte er hinzu.

Annika, eine Klassenkameradin von mir, war pünktlich auf die Minute. Meine Mutter hatte sie in die Wohnung gelassen, jetzt klopfte sie zaghaft an meine Zimmertür.

»Komm rein, ich kann dir leider nicht entgegengehen«, rief ich.

Annika zog sich den braunen Leinensessel neben mein Bett.

»Hallo«, sagte sie. Sie legte zwei Zeitschriften auf mein Bett. »Habe ich dir mitgebracht. Ich dachte, das ist spannender als Bücher.«

Ich freute mich. Bunte Magazine zu durchblättern war wunderbar geeignet, die besonders trüben Spätnachmittagsstunden zu verkürzen.

»Gute Idee. Vielen Dank. Und sonst, was ist los bei euch?«

»Der totale Streß«, stöhnte Annika. »Fast jede Woche ein unangemeldeter Test in Englisch. Französisch wird auch immer schwieriger.«

Ich nickte. »Kann ich mir vorstellen. Läßt euch die Brandes immer noch im Chor laut vorlesen?«

Annika nickte.

»Jede Stunde. Sie schlägt mit dem Lineal den Takt dazu.«

Annika nahm einen Schluck von dem Tee, den meine Mutter uns hingestellt hatte. Ich trank meine Portion aus dem Schnabelbecher.

»Und bei dir?« wollte ich wissen.

»Ich gehe jetzt zur Tanzstunde.« Annika war ganz begeistert »Jeden Samstagabend ist Disco. Da habe ich einen Typen kennengelernt, so was von süß.« Sie guckte mich ganz verzückt an. »Und tanzen kann der. Das kannst du dir nicht vorstellen.«

»Ist er dein fester Tanzstundenpartner?« fragte ich.

»Natürlich nicht«, empörte sich Annika. »Der ist mindestens schon 18. Ich habe erst zweimal mit ihm gesprochen.«

»Aha«, murmelte ich.

»Vielleicht fahre ich in den Osterferien mit meiner Cousine nach Frankreich. Da wird so ein Sprachkurs angeboten. Ich muß nur noch meine Eltern davon überzeugen.« Jetzt war Annika nicht mehr zu bremsen. »Allerdings ist es ziemlich teuer. Im Sommer will ich mit meinen Eltern an den Gardasee. Das ist doch megalangweilig. Da habe ich jetzt schon ein bißchen Abwechslung verdient.«

Plapper, Plapper, Plapper.

Osterferien, Sprachkurse, Tanzstunde.

»Was meinst du denn, wann du wieder in die Schule kannst?«

Ach, interessierte sich Annika auf einmal für mich?

»Das weißt du doch, im Herbst«, knörrte ich.

»Ist das nicht ganz schön langweilig, immer so zu Hause?«

»Nein«, sagte ich. »Weißt du, man gewöhnt sich an alles.«

»Wie gut. Also ich könnte das nichts aushalten, so eingegipst und nie mal weggehen können.«

Ich merkte, daß ich kurz vor einer Explosion stand. Was ich nicht mehr lange aushielt, waren diese unbedachten Bemerkungen, das gedankenlose Gerede. Ich drehte mich auf die Seite.

»Tut dir was weh?« fragte Annika.

»Ja, der Rücken«, antwortete ich. »Der Gips drückt. Außerdem hatte ich heute mittag schon eine Stunde Mathe. Das war auch nicht ohne.«

Alles gelogen. Ich hatte heute gar keinen Unterricht, und der Gips drückte ausnahmsweise nicht. Ich fühlte mich einfach in Annikas Gegenwart nicht wohl.

Nach ein paar Minuten verabschiedete sie sich dann auch.

»Ich schicke dir eine Karte, wenn ich nach Frankreich fahre«, sagte sie zum Abschied.

»Tu das. Ich wünsche dir viel Spaß beim Lernen.« Ich winkte ihr kurz nach, als sie aus dem Zimmer ging.

Die nächste Stunde verbrachte ich tief in Grübeleien versunken. Ich hatte mich so auf den Besuch gefreut. Dann war ich schon nach kurzer Zeit so genervt. Was war schiefgegangen?

Torsten kam ins Zimmer.

»Hier ist frischer Orangensaft.« Er stellte einen Plastikbecher auf den Nachttisch.

»Soll ich dir meinen Fernseher bringen?« bot er an. Er hatte sich im vergangenen Jahr einen kleinen tragbaren Schwarzweißfernseher gekauft, und eigentlich hütete er das Gerät wie seinen Augapfel. Wahrscheinlich hatte er gemerkt, daß ich seit Annikas Besuch dumpf vor mich hinbrütete, und wollte mich aufmuntern.

»Ich kann das Gerät auf den Schreibtisch stellen. Wenn du dich auf die linke Seite drehst, kannst du gucken.«

Torsten war wirklich bemüht, mich aufzuheitern. Ich stimmte ihm zu.

»Wir können es ja mal probieren.«

Mit Feuereifer stellte er den Fernsehapparat auf, holte die Fernsehzeitung und las mir das aktuelle Programm vor.

»Irgendwas Lustiges« suchte er für mich.

Nach zwei Minuten hatten wir uns für »Paulchen Panther« entschieden, eine Zeichentrickserie, die im Vorabendprogramm lief.

Torsten hockte sich vor mein Bett und amüsierte sich königlich über den frechen rosaroten Panther mit den langen Beinen, der von einer Katastrophe in die nächste tapste.

Ich war leicht irritiert. Irgend etwas paßte da nicht. Ich sah die Bilder, die sich bewegten, ich hörte den Ton, aber beides zeitversetzt. Die Sätze stimmten nicht mit den Zeichnungen überein.

Ich versuchte, mich stärker zu konzentrieren. Auch das half nicht.

»Findest du es nicht witzig?« Torsten drehte sich zu mir um.

»Ich kriege gar nicht mit, um was es geht«, gestand ich.

»Was soll das denn heißen?« Torsten sah mich verunsichert an.

»Ich sehe die Bilder, ich höre den Ton, aber beides paßt nicht zueinander.«

Wir probierten es mit einem anderen Sender. Vielleicht lag es an den gezeichneten Bildern, vielleicht irritierten die mich einfach.

Bei den Kurznachrichten war es aber nicht anders. Ich sah den Sprecher, sah, daß er die Lippen bewegte, aber die Töne erreichten mich erst etwas später.

Ich habe nie herausgefunden, worin der Grund dafür lag, daß ich Ton und Bild nicht synchron empfand. Es dauerte noch mehrere Wochen, bis ich wieder in der Lage war, ganz normal fernzusehen.

VI

Ende März stand der erste Gipswechsel an.

»Du bleibst nur eine Woche, nicht einen Monat.« Meine Mutter lächelte, als sie sah, was ich in meine Reisetasche legte.

»Man kann nie wissen«, erwiderte ich. Nach allem, was ich im Herbst und Winter erlebt hatte, war ich etwas mißtrauisch geworden. Waschzeug, Bücher, ein Radio, mein eigenes Kopfkissen, den Dackel mit dem Schlenkerkopf: die Tasche war schnell voll. Ich wollte so viel Zuhause wie möglich in die Klinik mitnehmen.

Der Krankenwagen stand pünktlich um 8 Uhr vor unserer Haustür. Die Fahrer stellten die Trage hinter mich, schnallten mich mit drei Gurten fest und ließen die Trage hinunter. Dann brachten sie mich zum Krankenwagen und schoben mich hinein.

Mein Vater beugte sich zu mir in den Wagen. »Ruf uns heute abend kurz an«, bat er. Er war beunruhigt und hatte Sorgen, es könne etwas passieren.

Mir standen mehr als drei Stunden Fahrt bevor. Aber ich hatte wenig Zeit für Langeweile. Meine Gedanken eilten voraus in die Klinik. Wer war noch dort von den alten Bekannten? Hatte sich auf der Station etwas verändert? Wie würde ich das neue Gipsen empfinden? Der Gedanken, wieder in dem Metallrahmen zu hängen, machte mir Angst. Vielleicht wäre es besser, den Gips bis Ende November zu behalten?

Andererseits war die Aussicht auf einen frischen Gips verlockend. Immerhin würde ich, ehe der zweite Rumpfgips angelegt wurde, gewaschen. Fast spürte ich das Wasser schon auf meiner Haut. Ich stellte mir vor, wie cremiger Schaum meinen Körper einhüllte.

Vier Monate hatte ich weder Rücken noch Bauch waschen können. Auch das Trikot unter dem Gips war am Hals schon lange nicht mehr sauber. Mit einem neuen Gips würde ich mich zumindest ein paar Tage frisch fühlen.

Es dauerte nur Minuten, bis ich mich wieder an das Krankenhaus gewöhnt hatte. Nein, hier hatte sich nichts verändert. Der Flur immer noch gallegrün gestrichen, die Türen schepperten, und auch die Pferdedecken lagen auf den Betten. Ich packte meine Sachen in den Schrank, legte Bücher und Cassetten auf den Nachttisch und machte mich auf den Weg, Silke und Heike zu besuchen.

Ein schwerer Gang. Aus Silkes Briefen wußte ich, daß die Operation bei Heike schiefgegangen war. Als sie aus der Narkose erwachte, hatte sie kein Gefühl in den Beinen. Eine zweite Operation am nächsten Tag, bei der die Stäbe und Haken entfernt wurden, hatte nicht den erwünschten Erfolg gebracht. Die Ärzte hatten das Material herausgenommen, in der Hoffnung, so den Druck auf das Rückenmark zu verringern. In einigen Fällen stellt sich die normale Funktion der Nervenbahnen wieder ein, wenn sie ihren ursprünglichen Raum zurückbekommen. Die Patienten können ihre Beine wieder fühlen und auch bewegen.

Bei Heike hatte es nicht funktioniert. Die durch die Operation verursachte Querschnittslähmung blieb. Heike konnte ihre Beine nicht mehr bewegen. Sie war gelähmt.

Mir wurde etwas flau im Magen. Was sollte ich zu Heike sagen: »Hallo, wie geht es dir?« Das war kaum möglich. Wie sollte es einem 14jährigen Mädchen gehen, das mit Sicherheit für den Rest seines Lebens auf einen Rollstuhl angewiesen ist.

Genauso wenig konnte ich fragen, wie sie die Lähmung verkraftet. Konnte man so etwas überhaupt jemals verkraften? Blieb nicht das ganze weitere Leben die Frage bestehen: Warum habe ich mich für die Operation entschieden?

Ich kaute an meiner Unterlippe. Je länger ich darüber nachdachte, desto größer wurde meine Unsicherheit. In Gedanken versunken ging ich im Zimmer auf und ab. Plötzlich merkte ich, daß ich genau das tat, was ich selbst an anderen so verachtete: Ich sah nicht den Menschen, ich sah nur die Behinderung.

Heike war doch dasselbe Mädchen wie im Winter. Sie aß immer noch am liebsten Kartoffelbrei mit Frikadellen und hörte die Bay City Rollers. Der entscheidende, aber auch der einzige Unterschied zu der Heike, mit der ich mich durch die langweilige Beschäftigungstherapie gequält hatte, war, daß sie nicht mehr gehen konnte. Ihre Lähmung war schlimm, sehr schlimm. Aber Heike blieb immer noch Heike. Die Operation hatte ihr die Chance auf ein normales, unbeschwertes Leben genommen, nicht aber ihre Persönlichkeit.

Als ich mir das klargemacht hatte, war es leichter, die Tür zu Heikes und Silkes Zimmer zu öffnen und relativ unbefangen zu fragen: »Wie geht es euch?«

Mein Besuch bei den beiden sollte nicht lange dauern. Gerade hatten wir die ersten Neuigkeiten ausgetauscht, stand schon Schwester Cornelia in der Tür.

»Martina, du sollst zu Dr. Heisenberg kommen.«

Ich verdrehte die Augen.

»Was? Jetzt schon? Ich bin doch erst morgen mit dem Umgipsen an der Reihe.«

Gerade fing ich an, mich nach der langen Fahrt etwas zu entspannen.

»Er will nur wissen, wie es dir geht.«

»Sie können ihm sagen, es ginge mir den Umständen entsprechend.«

Heike und Silke kicherten. Schwester Cornelia runzelte die Stirn. Sie schnappte sich den leeren Schnabelbecher von Silkes Nachtschrank, hob Heikes »Bravo« vom Boden auf, die ihr vor einer Stunde aus der Hand gerutscht war, und scheuchte mich zur Tür hinaus.

»Du kannst nachher wiederkommen« war ihre Antwort auf meinen Vorschlag.

»Aber nicht vergessen«, erklang es aus Silkes Bett.

»Sonst komme ich und hole dich«, rief Heike mir hinterher. Ich seufzte erleichtert auf. Immer noch die gleichen blöden Bemerkungen – Heike hatte sich wirklich nicht geändert.

Abends stand ich im Stationszimmer. Dort gab es ein Telefon, das wir gelegentlich benutzen durften.

»Kann ich bitte bei meinen Eltern anrufen?« fragte ich Schwester Hannelore. Sie hatte heute Spätdienst und sortierte die Patientenberichte für die Visite am nächsten Morgen.

»Warte«, sagte sie. »Ich stelle dir den Gebührenzähler an.«

Sie drückte einen Knopf, nahm den Hörer ab, wählte die 9 und gab mir den Telefonhörer.

»Jetzt kannst du wählen.«

Schon nach dem ersten Freizeichen hörte ich die Stimme meines Vaters.

»Hast du neben dem Telefon gesessen?« wollte ich wissen. Natürlich hatte er das. Ich hatte versprochen, mich um 18 Uhr zu melden. Das Abendessen war heute etwas später ausgeteilt worden. Daher war es fast 18.30 Uhr, ehe ich anrufen konnte.

Ich erzählte kurz, daß alles in Ordnung sei und ich ein Zweibettzimmer für mich alleine hätte. »Genau gegenüber dem Speisesaal.«

Wir beide machten uns Gedanken, wie ich die Nacht herumbringen würde. Ich konnte nur schlafen, wenn jemand bei mir im Raum war.

»Frag doch mal, ob du nicht in ein anderes Zimmer verlegt werden kannst«, schlug mein Vater vor.

»Habe ich schon. Angeblich sind alle anderen voll besetzt. Morgen nachmittag wird aber das zweite Bett belegt.«

Es galt also nur, eine einzige Nacht zu überstehen.

»Wahrscheinlich bin ich von der Fahrt und allem so müde, daß mir die Augen zufallen, sobald ich im Bett liege.«

Ich wollte mich und meinen Vater beruhigen. Mir selbst redete ich ein, es gäbe für den Notfall eine Klingel. Meinem Vater gegenüber bemühte ich mich durch offen zur Schau gestellten Optimismus – den ich so gar nicht spürte –, seine Sorgen zu nehmen. Ich wußte, wie schwer es für ihn war, mich in einer Situation zu wissen, in der ich von Ängsten oder Schmerzen bedroht war.

Ich versprach, mich zu melden, wenn etwas Ungewöhnliches passieren sollte.

»Außerdem bin ich in sechs Tagen wieder zu Hause«, erzählte ich. »Der Krankenwagen für den Rücktransport ist schon bestellt.«

Ich bezahlte bei Schwester Hannelore das Telefonat und stand noch einen Moment unschlüssig im Stationszimmer. Zum Schlafen war es eindeutig zu früh. Andererseits tat mir der Rücken weh, und ich mußte mich dringend hinlegen. Aber so alleine im Zimmer?

»Du bist wohl neu hier?« holte mich eine Stimme aus meinen Gedanken. Ich drehte mich um. Vor mir saß in einem Rollstuhl ein Junge mit glatten, dunklen Haaren, braunen Augen und einem spitzbübischen Grinsen.

»Du bist ja sehr schlau«, antwortete ich. »Woher weißt du das denn?«

»Ganz einfach: du hast frisch gewaschene Haare.«

Ich mußte lachen. Er hatte den Nagel auf den Kopf getroffen. Die Haare zu waschen war in den Wochen nach der Operation, bevor man in den Gips kam, ausgeschlossen. Wer gerade an der Wirbelsäule operiert ist und sich so wenig wie möglich bewegen soll, der muß eben auf duftig frische Haare verzichten.

Im Gips dann war es eine langwierige und schwierige Prozedur. Die Schwestern lehnten es in der Regel ab, uns die Haare zu waschen. Es dauerte einfach zu lange und paßte nicht in ihren Arbeitsablauf.

Die meisten von uns bekamen erst dann ihre Haarwäsche, wenn sie wieder daheim waren. Mütter haben mehr Geduld und nehmen sich einfach die Zeit dafür.

Auch meine Mutter hatte mir dies erst gestern abend ermöglicht. Dazu mußte ich mich quer übers Bett legen, so daß der Kopf frei schwebte. Er wurde von dem Gips gehalten, der bis an meine Ohren reichte. Der Fußboden war zuvor mit einem dicken Duschhandtuch abgedeckt worden, auf den eine große runde Schüssel gestellt wurde. Aus einem Emaillekrug ließ meine Mutter Wasser über meinen Kopf fließen. Dann wurden die Haare shampooniert, gründlich mit lauwarmem Wasser ausgespült und in ein Frottiertuch gehüllt.

Das alles dauerte schon mindestens eine Viertelstunde. Dazu kam noch das Fönen. Ich brauchte mehr als 20 Minuten, ehe meine inzwischen schulterlangen Haare trocken waren. Spätestens nach dem Abspülen bekam ich jedesmal starke Kopfschmerzen. Der Gips drückte auf die Nerven am Hinterkopf. Das Fönen wurde zu einer schmerzhaften Prozedur.

Meine Mutter war ebenfalls regelmäßig erschöpft, wenn meine Haare wieder sauber und getrocknet waren. Durch ihre Skoliose fiel ihr das Knien auf dem Fußboden und das Hantieren mit den Wasserkannen schwer. Beim Fönen mußte sie sich sehr bücken und litt hinterher unter Schmerzen in den Halswirbeln.

Haarewaschen war während des ganzen Jahres im Gips eine Art Luxus, was meinem Gegenüber im Rollstuhl sehr bewußt war.

»Ich bekomme morgen einen neuen Gips. Weil ich gehofft hatte, hier vorher Robert Redford zu treffen, habe ich mich schön gemacht«, erzählte ich dem Jungen, dessen Namen ich noch nicht kannte.

»Jetzt mußt du mit mir vorliebnehmen. Aber ich weiß deine Bemühungen sehr zu schätzen.« Er blieb keine Antwort schuldig.

»Und was machst du hier?« Ich war so neugierig wie er.

»Ich werde für die Skoliose-Operation vorbereitet.«

Er nahm sich eine Flasche Wasser aus der Kiste, die neben der Tür stand, winkte Schwester Hannelore zu und forderte mich durch ein Kopfnicken auf, ihm zu folgen.

»Komm, wir reden draußen weiter. Du kannst mit in mein Zimmer kommen.« Er rollte den Gang hinunter, ich blieb stehen.

»Geht nicht, ich muß mich dringend hinlegen«, erklärte ich. Inzwischen hatte ich so starke Rückenschmerzen, daß ich kaum noch stehen konnte.

»Gut, dann gehen wir eben zu dir. Welches Zimmer?«

Ich legte mich völlig erschöpft auf mein Bett.

Während wir uns eine Tafel Zartbitter-Schokolade teilten, die meine Mutter für mich eingepackt hatte, erfuhr ich, daß er Albert hieß, in wenigen Wochen 17 Jahre alt wurde, aus Oldenburg stammte und vor kurzem an den Beinen operiert worden war.

»Als nächstes steht eine Operation an meinem Rücken an«, erzählte Albert. »Ich habe durch meine Kinderlähmung eine Skoliose bekommen. Weil ich viel im Rollstuhl sitze, verschlechterte sie sich schnell.«

Wir verglichen eine Weile unsere Erfahrungen, die wir hier in der Klinik gemacht hatten. Dann rollte Albert zur Tür.

»Gleich fängt ›Derrick‹ an, mein Lieblingskrimi. Den darf ich nicht versäumen. Bis morgen dann«, rief er und winkte zum Abschied.

In den mehr als 20 Jahren, die seit jenem ersten Treffen in einem tristen Stationszimmer vergangen sind, haben Albert und ich uns nie aus den Augen verloren. Es gibt Zeiten, in denen wir uns häufiger schreiben und öfter miteinander telefonieren als in anderen. Aber immer noch können wir über die gleichen Dinge lachen, lieben den skurrilen britischen Humor und helfen uns mit Ratschlägen. Unser Kennenlernen gehört zu den wirklich positiven Dingen während der ganzen Behandlung in der Klinik. Ich bin immer noch sehr froh, daß Albert weiterhin Anteil an meinem Leben hat.

Am nächsten Morgen lag ich im Gipsraum. Meine Gefühle bewegten sich zwischen freudiger Erwartung und großer Angst. Ich hatte nicht vergessen, wie bedrohlich ich das Eingipsen im Dezember empfunden hatte. Würde es dieses Mal wieder so lange dauern?

Ich war froh, als Matthias den Raum betrat.

»Einmal aufsägen, bitte«, sagte ich und lächelte ihn an.

»Wird sofort erledigt.« Matthias griff zu einer Handkreissäge, schaltete sie ein und setzte sie an meine Hüfte. Ich spürte, wie er die Säge Zentimeter für Zentimeter durch den Gips schob. Ich wagte kaum zu atmen.

Jetzt bloß nicht bewegen, war mein einziger Gedanke. Ich schluckte trocken. Atme weiter, befahl ich mir. Bleib ganz ruhig. Es kann dir nichts passieren.

Zu den Vibrationen kam das kreischende Geräusch der Säge. Ein hoher, schriller Ton. Er schien den ganzen Raum auszufüllen.

Weiteratmen, ganz ruhig weiteratmen, riet ich mir in einem inneren Zwiegespräch. Meine Augen fixierten einen Punkt an der Zimmerdecke. Ich rief mir ins Bewußtsein, wie viele Gipse der junge Mann schon aufgesägt hatte. Da war nie etwas schiefgegangen.

Plötzliche Stille. Matthias legte die Säge auf einen Tisch.

»Siehst du, es war doch ganz einfach.«

Matthias hatte sich von meiner rechten Hüfte bis zur Achsel hochgearbeitet. Jetzt ging es darum, den Gips über der rechten Schulter und am Hals aufzusägen.

»Paß bitte auf, daß mir nichts passiert.« Meine Stimme klang ziemlich jämmerlich.

»Ich säge ganz langsam und vorsichtig«, versicherte Matthias mir.

Ich spürte, wie er die Säge an meiner rechten Schulter ansetzte. Ein Knopfdruck, und das schrille Sirren zerrte wieder an meinen Nerven. Bloß nicht daran denken, was geschieht, wenn er abrutscht ... Die scharfen Zacken waren nur wenige Zentimeter von meiner Halsschlagader entfernt.

Abrupt verstummte die Säge.

»Das war der erste Teil.« Matthias lächelte mich an. »Den Rest schaffen wir auch noch, oder?«

Er spürte meine Angst. Noch wagte ich nicht, ihm zuzustimmen.

»Hoffentlich.« Mehr konnte ich nicht sagen. Er setzte wieder die Säge an.

Als beide Seiten aufgesägt waren, wurde der Gips mit großen Zangen aufgebrochen und abgenommen. Die obere Hälfte ließ sich leicht abheben. Dann wurde ich sehr vorsichtig auf die linke Seite gedreht. Matthias, der inzwischen Verstärkung von einem Pfleger bekommen hatte, zog gemeinsam mit diesem Kollegen die untere Gipschale unter mir weg.

Jetzt wurde eine Schere benötigt. Mit ihr sollte der dicke Filz entfernt werden, der maßgeschneidert meinen Oberkörper umhüllte.

»Igitt, was für ein Gestank.« Ich ekelte mich. Aber was

sollte ich tun, ich hatte mich doch seit Dezember nicht waschen können.

»Was sollen wir dann erst sagen?« Matthias trennte den Filz auf. Dabei blieb Zeit für einen kleinen Plausch.

Er wollte wissen, wie es mir in der Zwischenzeit ergangen war.

»Langweilig war es. Aber bald kann ich wieder zur Schule. In genau vier Monaten.«

»Darauf freust du dich?« Matthias schüttelte verständnislos den Kopf. Er selbst war froh, als er der Schule endlich für immer entronnen war.

»Ewig über den Büchern zu hängen, das war nichts für mich.«

»Mensch, Matthias, wenn du wüßtest, wie sehr ich das vermisse. Endlich wieder lernen und jeden Tag Leute sehen.«

Für mich kam die Schule in diesen Tagen gleich nach dem Paradies. Schule bedeutete ein Stück Normalität und Freiheit.

Matthias zog mir das Baumwollhemd aus, das meinen Körper vor dem rauhen Filz geschützt hatte.

»So, nun wollen wir dich mal ein bißchen zudecken, bis dich jemand abholt.«

Er legte ein steifes Laken über mich und sah mir dabei ins Gesicht.

»So ist das schon besser, oder?« Matthias spürte, wie unangenehm es mir war, nackt vor ihm zu liegen. Er entspannte die Situation mit einem Scherz. »Außerdem riechst du nicht ganz so streng, wenn du verhüllt bist.«

Er griff zum Telefonhörer und rief auf der Station an.

»Hier Gipsraum, Matthias Schöne. Sie können die Martina jetzt zum Waschen holen. Und sparen Sie bloß nicht am Wasser, die hat es nötig.«

Grinsend legte er auf und dreht sich zu mir um. »In einer

Stunde sehen wir uns wieder, dann mache ich dir den schönsten Gips Norddeutschlands.«

Das Waschen war in der Tat ein Ereignis. Erst wurde ich mit stark verdünntem Waschbenzin abgerieben. Dann folgte ein zweiter Waschgang, diesmal etwas sanfter, mit Wasser und Seife. Ich genoß das Gefühl, endlich mal wieder sauber zu sein. Eine Stunde später lag ich erneut im Gipsraum.

Die Vorarbeiten entsprachen denen vom Dezember. Ich bekam ein Trikothemd übergestreift, um das dicker Filz gewickelt wurde. Matthias zog den Filz so eng wie möglich um meinen Körper und nähte ihn von oben bis unten zu.

»Das ist besser als jede Diät«, meinte er. »Wenn du darin zunimmst, drückt es so, da legst du schnellstens einen Fasttag ein.«

»Keine Sorge, ich reiße mich nicht gerade ums Essen.«

In dem ersten Gips hatte ich einige Pfund abgenommen. Zum Glück nur soviel, daß der Rumpfgips noch fest und sicher gesessen hatte und an meinem Oberkörper nicht verrutschen konnte.

Ich hatte in den vergangenen Wochen kaum jemals Hunger gehabt, und selbst Gerichte, die normalerweise auf meiner Favoritenliste ganz oben standen, hatte ich oft unberührt gelassen.

Matthias streifte mir das zweite Trikot über. Jetzt mußten wir auf Dr. Pape und Dr. Schönfeld warten. Die beiden würden mich eingipsen.

Es ging besser als beim ersten Mal. Zwar hing ich wieder in dem Metallrahmen, konnte nicht sehen, was sich um mich herum abspielte und hatte starke Schmerzen an den Schultern. Aber schon nach einer Stunde war der Gips fertig. Ich konnte gar nicht glauben, daß es so schnell gegangen war.

»Sie meinen, ich bin völlig eingegipst?« nuschelte ich durch das Trikot.

»Mehr können wir jetzt nicht für dich tun«, bestätigte Dr.

Schönfeld. »Wir heben dich ins Bett, und spätestens übermorgen darfst du schon aufstehen.«

Ersteinmal aber war wieder Matthias an der Reihe.

»Sägst du mir wieder Löcher?« fragte ich ängstlich. Er hatte das Trikot aufgeschnitten und am Hals über den Gips geklappt.

»Nicht dir, sondern deinem Gips.« Er lachte. Wahrscheinlich stellte er sich gerade vor, er würde wirklich Löcher in mich sägen. Wußte ich denn, was im Kopf eines Gipsers vor sich ging?

»Du kennst es doch schon. Ein kleines Dreieck am Hals und ein großes Loch am Bauch. Schließlich will ich nicht, daß du erstickst oder verhungerst.«

Er hatte recht. Ohne Bauchloch könnte ich nichts essen. Das ausgesägte Dreieck knapp unterhalb des Kehlkopfes erleichterte mir das Atmen. Ich wußte das sehr genau. Trotzdem blieb die Angst vor dem Sägen.

Matthias zeichnete die Konturen mit einem Messer vor. Ich entschied mich, lieber die Augen zu schließen. Statt zuzusehen, wie er mit der schweren Säge vor meinem Gesicht arbeitete, träumte ich mich weit weg. Auf eine grüne Sommerwiese, unter einen schwer behangenen Apfelbaum. Um mich herum flatterten munter zwei Schmetterlinge. Ich roch den Duft der reifen Äpfel, die rotwangig durch die Blätter schimmerten. Ich streckte mich aus, reckte meine Arme über den Kopf, atmete tief ein. Herrlich, so ein Sommertag ganz ohne Sorgen. In der Ferne erklang das monotone Brummen eines Mähdreschers. Nur wenige zarte Wolken zogen über den tiefblauen Sommerhimmel. Das ideale Wetter zur Ernte.

»Fertig.« Matthias brach die ausgesägten Gipsstücke mit der Hand heraus und holte mich damit zurück in die Realität. Hier roch es nach nassen Gipsbinden und Desinfektionsmittel. Anstelle des blauen Himmels erstreckte sich eine weißgetünchte Decke über mich.

»Du warst wohl gerade ganz weit weg«, wollte Matthias wissen, während er mich zudeckte.

»Stimmt. Aber ich verrate dir nicht, wo.« Das sollte mein Geheimnis bleiben. Die kleinen Kopffluchten waren für mich die einzige Möglichkeit, Situationen wie diese zu überleben.

Am nächsten Nachmittag machte ich auf meinem Bauch die Klopfprobe. Nein, der Gips war noch feucht. Ein richtig trockener Gips klingt hohl. Dieser hier hatte einen anderen Ton.

Entgegen der Versprechungen wurde niemand zu mir ins Zimmer gelegt. Ich blieb weiterhin allein. Ganz bewußt versuchte ich, mich abends zu entspannen. Ich mußte einfach schlafen, sonst war ich am nächsten Tag unausstehlich. Ich las, bis die Zeilen vor meinen Augen verschwammen, legte das Buch neben mein Kopfkissen und löschte schnell das Licht. Wenn ich jetzt sofort einschlief, hatte ich eine reelle Chance auf eine gute Nacht.

Der neue Gips war ein wenig kürzer als der erste, sowohl an den Hüften als auch am Hals. Ich konnte jetzt wieder mit dem Kopf nicken. Von Stund an war es mir auch erlaubt zu sitzen.

Allerdings mußte ich dazu erstmal aus dem Bett kommen.

Zwei Tage waren seit dem Gipsen vergangen. Der Gips war trocken und ich wollte raus aus dem Bett, aus dem Zimmer. Unglücklicherweise hatte man mich in ein Bett mit defekten Bremsen gelegt. Ich versuchte, mich vom Rücken auf den Bauch zu drehen, um in meine klassische Position zum Aufstehen zu kommen. Sobald ich Schwung holte, bewegte sich das Bett.

»So ein Mist.« Ich schimpfte laut vor mich hin. »Ich will hier raus.«

Nach dem dritten Versuch gab ich es auf. Es klappte nicht. Ich drückte den Klingelknopf. Es brauchte doch bloß eine

Schwester kommen und das Bett festhalten. Mein Klingeln brachte keine Hilfe. Wahrscheinlich war gerade Schichtwechsel. Ein Teil des Personals bereitete sich auf den Heimweg vor, der andere plante den Ablauf auf der Station am Nachmittag. Ich lag in meinem Bett und wurde ungehalten. Da stand ich kurz vor einem neuen Stück Freiheit – und kam nicht dran.

Es klopfte an der Tür.

»Ja, herein.«

Die Tür ging auf. Ich sah Albert, der in seinem Rollstuhl ins Zimmer kam.

»Na, frisch gewaschen und neu gegipst?«

»Ja«, antwortete ich. »Aber total sauer.«

»Warum denn das?« fragte er.

»Sobald ich mich bewege, rollt das Bett. Die Bremsen sind kaputt. Wenn ich mich beim Aufstehen abstütze, knalle ich doch der Länge nach hin«, schimpfte ich.

»Wie gut, daß du mich hast«, lachte Albert.

»Wieso? Hast du gelernt, Bremsen zu reparieren?«

»Nein. Aber ich kann das Bett festhalten«, bot Albert an.

Ich schaute ihn skeptisch an.

»Bist du sicher, daß du das schaffst?« Ich hatte Sorge, ob er genug Kraft hatte, das schwere Bett zu halten, wenn ich mich aufstützte.

»Ich stelle mich mit dem Rollstuhl ans Bettende. Den Kopfteil schiebe ich dicht an die Wand. Los, komm.«

Er ruckelte ein wenig am Fußende des Bettes. Ich zweifelte immer noch, ob es richtig war.

»Ich weiß nicht«, zögerte ich.

»Dann bleib halt den ganzen Tag liegen«, erklang es vom Ende des Bettes. »Dabei warst du doch gestern abend so wild darauf, endlich wieder zu sitzen.«

Jetzt hatte er mich. In leuchtenden Farben hatte ich ihm geschildert, um wieviel einfacher alles für mich sein würde, wenn ich erst wieder sitzen dürfte.

»Du mußt mir aber auch die Schuhe anziehen«, setzte ich hinzu. Im Krankenhaus durften wir nur herumlaufen, wenn wir Schuhe mit soliden Gummisohlen trugen. Die Linoleumböden waren so glatt, daß wir mit Socken oder Hausschuhen sehr schnell ausrutschen konnten. Albert schob mir die beigen Mokassins über die Füße und schnürte sie ordentlich zu.

»Und keinesfalls loslassen«, beschwor ich ihn, ehe ich zum Aufstehen ansetzte. Auf den Bauch rollen, quer übers Bett legen, die Füße fest auf den Boden stellen und hochstemmen. Das Bett war nicht umgekippt und ich stand auch mit beiden Beinen auf dem Boden.

Ich sah Albert an.

»Danke.«

»Schon in Ordnung. Jetzt will ich aber auch der erste sein, der dich sitzen sieht.«

Neben dem Schrank stand ein Stuhl. Ich umkreiste ihn ein paarmal.

»Nun setz dich schon«, forderte Albert mich auf.

»Gleich. Nach so vielen Monaten kommt es nicht auf zwei Minuten an«, entgegnete ich.

Ich war unsicher, wie meine Wirbelsäule das Sitzen verkrafteten würde. Es waren fast vier Monate vergangen, seit sie gestreckt und mit den beiden Metallstäben versteift worden war. Waren die Knochen stark genug, den enormen Druck auszuhalten, der beim Sitzen ausgeübt wird? Was, wenn plötzlich alles zusammenbrach?

Ich war in all den Wochen äußerst vorsichtig gewesen, hatte alle Anweisungen befolgt, wenn auch manchmal widerwillig. Jetzt wollte ich nicht zuviel riskieren.

»Dr. Heisenberg hat es dir doch erlaubt«, meinte Albert.

»Der kann sich auch irren«, wandte ich ein. »Vielleicht sind meine Wirbel noch viel zu weich. Ich habe keine Lust auf eine zweite Operation.«

Ich ging im Zimmer auf und ab.

»Probier es ganz langsam. Wenn dir irgendwas ungewöhnlich vorkommt, stehst du gleich wieder auf«, lautete Alberts Vorschlag.

Ich hatte keine Ahnung, was ich als ›ungewöhnlich‹ empfinden sollte. So viele Wochen hatte ich nicht gesessen, da besaß ich nur noch eine schwache Vorstellung von dem Gefühl »Sitzen«.

Ich stand vor dem Stuhl. Im Zeitlupentempo beugte ich die Knie. Meine Oberschenkelmuskel waren stark angespannt. Ich merkte, wie mein Po den Sitz berührte. Langsam gab ich in der Spannung der Beine nach, bis ich richtig saß. Ich rutschte auf dem Stuhl hin und her.

»Komisches Gefühl.« Ich schaute zu Albert hinüber und plötzlich strahlte ich. »Aber es geht. Ich sitze. Ich kann wieder sitzen.«

Ich hatte das Gefühl, als sei mein Leben ein bißchen normaler geworden. Nur ein kleines Stück, aber es war ein Anfang. Jetzt merkte ich erst, wie sehr ich daran gezweifelt hatte, jemals wieder in so etwas wie Selbständigkeit zu leben. Allein das Bewußtsein, sitzen zu können, machte mich richtig glücklich.

Nach dem ersten Jubel galt es, mir einen passenden Stuhl zu suchen. In der Klinik war die Bettkante am besten geeignet. Krankenhausbetten hatten, da sie meistens sehr hoch sind, genau die richtige Sitzhöhe für mich.

Nach der Woche Klinikaufenthalt wieder zu Hause, entdeckte ich einen schmalen, aber sehr hohen Hocker. Er war das einzige Sitzmöbel, auf dem ich sitzen konnte, ohne mir entweder das Kinn auf dem Gipsrand am Hals zu stoßen oder daß der Gips auf meinen Hüften scheuerte.

Noch mußte ich vorsichtig sein und durfte nur wenig sitzen. Aber immerhin konnte ich jetzt die Mahlzeiten wieder im Kreis der Familie statt einsam in meinem Bett liegend einnehmen. Auch beim Essen galt es, sehr aufzupassen. Mein Hals war immer noch so hoch eingegipst, daß ich nicht nach unten auf den Teller blicken konnte. Ich schob daher den Teller etwas von meinem Platz weg, Richtung Tischmitte.

»Geht es?« fragte meine Mutter.

»Ja, es klappt schon«, beruhigte ich sie. So richtig sah ich immer noch nicht, was wo lag. Ich stocherte einfach ein bißchen auf dem Teller herum und holte schon etwas Passendes auf die Gabel.

Für Torsten begannen die Osterferien. Er wollte für ein paar Tage zu Verwandten fahren. Sie wohnten in einem winzigen Dorf, und er freute sich auf die Freiheit, die er dort haben würde.

Ich genoß die Ostertage zu Hause bewußt. Zum Osterfrühstück konnte ich mit meinen Eltern gemeinsam am Tisch sitzen. Meine Mutter hatte am Vorabend hartgekochte Eier gefärbt, von denen ich jetzt ein paar in meinem Osternest fand, dazu mit Pflaumen gefüllte Schokotaler und eine neue Schallplatte.

Mein Vater legte mir eine Tüte mit Fondant-Eiern neben den Frühstücksteller.

»Die hat der Hase noch für dich vor die Tür gelegt«, scherzte er. Er wußte, wie sehr ich das klebrige Zeug liebte.

»Wie nett von dem Hasen, daß er die Eier nicht dort versteckt hat, wo ich nie drankäme.«

Ich war psychisch endlich mal wieder in besserer Verfassung. Weihnachten war es mir noch so schlecht gegangen. Ich hatte im Bett gelegen, die Operation war noch keine vier Wochen vorüber. Jetzt durfte ich schon sitzen, wenn auch nur kurz. Allein die Tatsache, am Tisch frühstücken zu können, steigerte mein Lebensgefühl.

Torsten kam ein paar Tage nach dem Osterfest zurück, die Reisetasche randvoll mit Schokoladenostereiern, und er sprudelte über vor Erlebnissen, als er in mein Zimmer trat.

»Welche willst du lieber haben, mit Nougatcreme gefüllte oder mit Marzipan?«

Er wedelte mit zwei in buntes Staniolpapier gewickelten Eiern vor meinem Gesicht herum.

»Marzipan. Leg es auf den Teller, jetzt habe ich keinen Hunger.«

Noch immer hatte ich kein rechtes Gefühl für Essen. Hunger verspürte ich selten. Ich nahm die Mahlzeiten ein, aber auch dann aß ich deutlich weniger als vor der Operation. Schon im ersten Gips hatte ich ein paar Kilo abgenommen, und auch der zweite saß nach drei Wochen ein bißchen lockerer.

Ich hörte auf dem Flur Stimmen.

»Wer ist denn da gekommen?«

Torsten sah mich an.

»Leidest du an Gedächtnisschwund? Tante Grete und Onkel Heinrich haben mich doch gebracht. Hätte ich etwa zu Fuß kommen sollen?«

Er schüttelte verständnislos den Kopf und biß voller Genuß in das Nougatei.

Richtig, meine Mutter hatte mir doch gestern erzählt, daß Torsten von meiner Tante und meinem Onkel zurückgebracht würde.

»Liegt mein Spiegel irgendwo im Bett?«

Ich wollte aufstehen und ihn dabei auf keinen Fall zerbrechen. Das konnte schon mal passieren, wenn ich ihn neben mich auf das Bett legte und später beim Aufstehen nicht daran dachte.

Torsten schüttelte den Kopf.

»Der liegt auf dem Boden. Soll ich ihn dir geben?«

»Nein, ich will nur eben aus dem Bett.«

Mittlerweile hatte ich schon Routine darin, mich quer

über das Bett zu legen und dann mit den Armen hochzustemmen.

Im Wohnzimmer saßen meine Eltern mit ihren Gästen bei einer Tasse Kaffee. Ich zog mir den hellbraunen Hocker heran und setzte mich für ein paar Minuten dazu. Allerdings wurde es mir bald langweilig. Tante Grete neigte mal wieder dazu, alles in düstersten Farben zu schildern und mich auf eine unerträglich süßliche Art zu bedauern. Wenn ich irgendwas nicht hören wollte, so waren es Sätze wie »Wenn man es dir doch nur abnehmen könnte«, die sie innerhalb eines Gespräches gerne mehrmals von sich gab.

Ich ging in die Küche, wusch meinen Schnabelbecher aus und füllte ihn mit etwas Orangensaft.

»Ich lege mich wieder hin«, sagte ich mit einem raschen Blick ins Wohnzimmer. Die Runde dort schien sich schon aufzulösen.

Hinlegen war auch im zweiten Gips noch ebenso umständlich wie im ersten. Ich kniete mich vors Bett, legte mich quer darüber und drehte mich auf den Rücken. Dann schob ich mich in meine Normallage, längs aufs Bett.

Während ich dabei war, mich vom Bauch auf den Rükken zu drehen, betraten meine Tante und mein Onkel das Zimmer.

Ich konzentrierte mich ganz auf das, was ich tat; es war trotz aller Übung recht anstrengend.

»Nun guck dir das mal an, Grete«, hörte ich Onkel Heinrich hinter mir tönen. »Sie legt sich so ungelenk hin wie unsere Kühe.«

Ich stockte mitten in der Bewegung. Was hatte Onkel Heinrich da gerade gesagt? »Wie unsere Kühe«? Ich mühte mich ab, so kräfteschonend und so unkompliziert wie möglich ins Bett und aus dem Bett zu kommen, und er verglich mich mit einer Kuh?

Ich starrte an die Decke über mir. Ich erinnerte mich an

Annikas Besuch, bei dem ich mir so fehl am Platze vorgekommen war. Jetzt überlegte ich, ob ich einfach falsche Erwartungen gehabt hatte. Konnte ich von fremden Menschen wirkliches Verständnis für meine Situation erwarten, wenn selbst Familienmitglieder sich wie Elefanten im Porzellanladen verhielten und nicht erkannten, daß ich mich in dem Rumpfgips und mit versteifter Wirbelsäule nicht anders bewegen konnte?

Die Bemerkung meines Onkels war ein Stein in der unsichtbaren Mauer, die ich um mich herum aufzubauen begann. Sie sollte mich vor der Dummheit der Menschen, ihrer Ignoranz, ihrer Selbstgefälligkeit schützen. Es war so eine Art Versteinerung, die stückchenweise in mir ablief. Nur dadurch aber hatte ich eine Chance, das alles zu überstehen. Zumindest erschien es mir so.

Rückblickend weiß ich, daß eine Versteifung der Wirbelsäule nicht nur ein physischer Vorgang ist. Immer wieder im Leben muß man sich beugen, auf die eine oder andere Art. Die eine Art zumindest ist bei mir nicht mehr möglich, was Auswirkungen auf meine innere Beugsamkeit hat. Ich hasse es, mich durch eine Situation hindurchschlängeln zu müssen. Ich kann nur gerade und aufrecht leben, innen wie außen.

Unaufhaltsam nahte der Sommer. Die schlanken Birken vor meinem Fenster leuchteten in hellem Grün. Das Bedürfnis doch mal anderswo als nur in meinem Zimmer oder dem Rest der Wohnung zu sein, wurde stärker. Wer wohnte nah genug, daß ich dorthin einen Besuch wagen konnte? Es mußte immerhin jemand so Vertrautes sein, daß ich mich dort ohne Probleme auf ein Sofa oder Bett legen konnte, wenn es mir zu anstrengend wurde.

Marie fiel mir ein. Mit Marie war ich seit der Einschulung in eine Klasse gegangen. Sie wohnte nur zwei Querstraßen weiter mit ihren Eltern und ihrem Bruder in einem Reihenhaus, an das sich ein großer Garten anschloß. Als wir noch jünger waren, hatten Marie und ich manchen Nachmittag gemeinsam mit Malen oder Basteln verbracht.

»Meinst du, ich kann Marie mal besuchen?« fragte ich meine Mutter beim Mittagessen.

»Warum denn nicht? Sie freut sich bestimmt. Ruf sie doch einfach an und frag nach.«

So einfach war das aber nicht. Ich war zu lange nicht draußen gewesen, um einfach so einen Besuch machen zu können.

»Wahrscheinlich hat sie sowieso keine Zeit«, meinte ich, um mir ein Hintertürchen offenzuhalten.

»Unsinn. Du willst doch nicht den ganzen Tag dort bleiben, sondern nur mal kurz vorbeischauen.«

Meine Mutter betrachtete die Sache als nicht so problematisch.

Den Nachmittag verbrachte ich mit intensivem Nachdenken. Morgen hatte ich nur eine Stunde Französisch, gleich um 9 Uhr. Selbst wenn das sehr anstrengend wäre, hätte ich noch genug Zeit, um mich anschließend auszuruhen. Marie käme garantiert nicht vor halb zwei aus der Schule. Dann müßte sie essen, Hausaufgaben machen. Vor 16 Uhr könnte ich kaum zu ihr gehen. Wie lange würde ich brauchen bis zu ihrem Haus? Normalerweise war das kurze Stück in vier Minuten zurückzulegen. Zehn Minuten rechnete ich für den Weg ein, mindestens. Dann könnte ich dort eine Viertelstunde bleiben, dann zehn Minuten zurück, das würde ich schaffen.

»Marie, hier ist Tina.«

»Mensch, das ist ja toll, daß du anrufst«. Sie freute sich offensichtlich wirklich. »Wie geht es dir?«

»Im Moment ganz gut. Hör mal, Marie, ich würde dich gerne mal besuchen?«

Wenn ich schon fragen mußte, konnte ich ebensogut direkt vorgehen, statt lange um den heißen Brei herumzureden.

»Super, jetzt gleich?«

Um Himmels willen, jetzt gab es kein Zurück mehr.

»Nein, nicht heute. Ich habe an morgen nachmittag gedacht. So um vier?«

»Klar. Ich bin ab zwei zu Hause.« Marie war ganz unkompliziert. »Wollen wir igendwas Besonderes machen?«

Ich mußte sie bremsen. »Weißt du, ich will einfach mal raus hier. Und bis zu dir ist es wunderbar nah.«

»Ich sage gleich meinen Eltern Bescheid. Brauchst du einen besonderen Stuhl?« wollte Marie noch wissen.

»Also, am besten sitze ich auf hohen und sehr festen Stühlen. Kann ich mich im Notfall auch auf euer Sofa legen?« Ich mußte für jede Eventualität vorbauen.

»Das ist gar kein Problem.«

Mein erster Ausflug zurück in das richtige Leben war damit festgemacht.

Am nächsten Morgen war ich beim Französischunterricht nur halb bei der Sache. Immer wieder überlegte ich, was ich am Nachmittag wohl anziehen sollte. Sehr groß war die Auswahl nicht. Ich besaß zwei Jeans, die ich im Wechsel trug, zwei Pullover, ein paar T-Shirts und zwei übergroße Herrenhemden.

»Was ziehe ich zu Marie an?« Beim Mittagessen stellte ich meine Frage zur Diskussion.

»Dir scheint es ja schon wieder besser zu gehen«, freute sich mein Vater. »Wenn Frauen sich über ihre Garderobe Sorgen machen, können die anderen Probleme nicht mehr ganz so groß sein.«

»Hör mal, das ist mein erster Ausflug seit langem«, protestierte ich.

»Ich habe das hellblaue Hemd gebügelt«, warf meine Mutter ein und unterbrach unseren kleinen Disput.

»Und was nehme ich um den Hals?«

Der Gips war so hoch, daß nur ein Pullover mit überlangem Rollkragen ihn verdeckt hätte. Für einen Pullover war es aber eindeutig zu warm. Das Thermometer hatte die 20-Grad-Marke erreicht.

»Du kannst den Gips sowieso nicht verstecken«, meinte meine Mutter.

»Aber versuchen kann ich es doch. Vielleicht finden wir noch ein passendes Tuch.«

Schon während ich die Korsetts tragen mußte, hatte ich gelernt, mir geschickt bunte Tücher um den Hals zu schlingen und so die Metallstangen und die Plastikstütze am Kopf zu verdecken.

Bereits eine halbe Stunde vor der vereinbarten Zeit war ich fix und fertig angezogen. Nach einigen und kritischen Blicken in den Spiegel hatte ich mich dafür entschieden, auf ein Halstuch zu verzichten. Meine Mutter hatte recht, der Gips war einfach nicht zu übersehen. So trug ich nun eine hellblaue Jeans, ein Baumwollhemd in passendem Blau, bunte Ringelsocken und beige Schnürschuhe.

»Können wir endlich los«, drängelte ich.

Zum Glück wohnten wir im Erdgeschoß, so daß ich nur fünf Treppenstufen zu überwinden hatte. Die besondere Tücke beim Treppengehen lag darin, daß ich nicht sah, wo ich hintrat. Keinesfalls aber durfte ich eine Stufe verfehlen und fallen.

Vorsichtig tastete ich mich die Stufen hinab und stand im Freien. Meine Mutter ging dicht neben mir.

Marie wartete schon an der Gartenpforte auf uns.

»Komm gleich hier rein, dann mußt du nicht die Treppe zum Haus hoch.« Sie öffnete das schmiedeeiserne Tor. Der Garten leuchtete in prächtigen Farben. Die letzten Tulpen hielten sich mit hocherhobenen Köpfen, der zartlila Flieder blühte und duftete, auf einem Tisch vor der Hollywoodschaukel stand ein Tablett mit Gläsern, Limonade und Keksen.

»Mann, bin ich kaputt.« Ich stöhnte und war mächtig erledigt, aber auch sehr zufrieden. Der erste Weg nach draußen war geschafft.

»Wo willst du denn sitzen?« fragte Marie. Ich blickte mich um. Gleich neben der Hollywoodschaukel sah ich eine Gartenmauer aus roten Klinkersteinen. Die schien mir genau die richtige Höhe zu haben.

»Am liebsten auf der Mauer«, entschied ich.

»Das wird zu kalt«, wandte Maries Mutter ein. »Ich hole dir ein Stuhlkissen.«

In Windeseile legte sie ein rotkariertes, flaches Kissen auf die Mauer, auf das ich mich langsam niederließ.

»So«, strahlte ich, zufrieden mit mir und der Welt, »und jetzt hätte ich gerne ein Glas Limonade.«

Wir verlebten eine unterhaltsame Viertelstunde miteinander. Natürlich kam das Gespräch auch auf mich und die Operation. Aber es gab auch viele andere interessante Dinge, über die wir klönen konnten. Unsere beiden Mütter hatten es sich in der Hollywoodschaukel bequem gemacht und genossen ebenso wie ich den Sonnenschein.

»Ganz schön warm«, stöhnte ich nach einer Weile. In dem Gips war jeder Grad Wärme besonders zu spüren. Ich wikkelte die Hemdsärmel hoch. »Hoffentlich wird das nicht so ein heißer Sommer wie vergangenes Jahr«, wünschte ich mir.

Marie sah das verständlicherweise ganz anders. Sie wollte mit ihren Eltern in das Ferienhaus, das sie sich auf Langeoog gebaut hatten.

»Bei diesen Temperaturen ist es grausam kalt in der Nordsee. Ich lege wenig Wert auf eine Dauer-Gänsehaut«, argumentierte sie.

Das konnte ich nachvollziehen, aber für mich würde ein heißer Sommer enorme Probleme bringen.

Ich merkte, wie mir vom Sitzen der Rücken schmerzte.

»Ich glaube, wir sollten langsam nach Hause gehen. Es war toll«, sagte ich zu Marie.

»Komm doch einfach mal wieder. Ich hole dich auch ab, wenn deine Mutter keine Zeit hat«, war ihr Angebot.

Zu Hause fiel ich geradezu ins Bett. Meine Mutter zog mir die Schuhe aus.

»Zufrieden?« wollte sie wissen.

»Oh ja«, sagte ich, »sehr, aber auch völlig geschafft.«

Wenige Augenblicke später war ich eingeschlafen und wachte erst wieder auf, als Torsten mich zum Abendessen holte.

Was meine Kleidung anging, hatte ich in dem Jahr, das ich im Gips verbrachte, wahrlich keine großen Wahlmöglichkeiten. Um so verlockender erschienen mir die vielen Modetips, die ich in den Magazinen fand, die mein Vater mir ab und zu mitbrachte. Strahlende junge Frauen in hautengen Jeans und bunt bestickten Leinenblusen sahen mich von den Zeitschriftenseiten an, fröhliche Wesen in knappen Bikinis, die sich mit wehenden Haaren in der Sommersonne tummelten. Das war alles so weit weg von meinem Leben und vielleicht gerade deswegen so anziehend und anregend. Von aktueller Mode konnte ich in dieser Zeit nur träumen.

Anders verhielt es sich mit den Schminktips. Ich sog die aktuellen Trends für Lidschatten, Rouge und Lippenstift förmlich auf. Mein Gesicht war ja noch da. Daran hatte sich durch die Operation nichts geändert. Ich begann, einfach so aus Lust und Laune, mich zu schminken. Grüner Lidschatten, viel Wimperntusche, pfirsichfarbenes Rouge waren meine Favoriten. »Suche den Punkt auf deinen Wangen, direkt unter deinen Pupillen. Trage das Rouge hier kreisförmig auf. Das gibt dir ein gesundes Aussehen, wie nach einem Tag, den du in der Sonne verbracht hast.« Das versprach mir eine der Teenagerzeitungen, die mir Marie bei ihrem letzten Besuch mitgebracht hatte. Das mußte ich sofort ausprobieren. Ich stand im Badezimmer vor dem Spiegel und tupfte das Rouge auf. An Stunden in der Sonne war nicht zu denken, aber manchmal wollte ich eben doch so aussehen. Nur für mich allein. Es vermittelte mir ein bißchen das Gefühl eines ganz normalen Lebens.

Die Welt, die ich nicht wirklich erleben konnte, lernte ich aus Büchern kennen. Ich las alles, was mir unter die Finger kam. Natürlich wußte ich, daß die Welt nicht so war wie in manchen der Kurzgeschichten oder Romane, in die ich versank, aber es war genau das, was ich an manchen Tagen brauchte. Einige der Geschichten las ich wieder und wieder. Ich dachte so oft darüber nach, daß sie sich in mein Gedächtnis eingruben. Manche von ihnen kann ich heute noch erzählen. Vielleicht nicht wörtlich, aber den ganzen Inhalt.

Und dann waren da noch die Briefe, die ich schrieb und erhielt. In erster Linie Briefe von Tim.

Tim war, genau wie ich, aber einige Monate nach mir, an einer Skoliose operiert worden. Er war ein Jahr älter als ich, interessierte sich in erster Linie für HiFi-Anlagen und die ersten Videorecorder, die damals auf den Markt kamen.

Ich hatte Tim persönlich nie kennengelernt. Die Bekanntschaft mit ihm verdankte ich einem ungewöhnlichen Zahnarztbesuch.

Anfang März war ich eines Morgens mit furchtbaren Zahnschmerzen aufgewacht. Unter meinem rechten Schneidezahn pochte es. Das Zahnfleisch war geschwollen und dunkelrot. »Sieht nicht sehr gut aus«, meinte ich nach einem Blick in den Handspiegel. Ich putzte mir die Zähne noch gründlicher als sonst, in der Hoffnung, es hätte sich vielleicht nur ein Krumen unter dem Zahnfleisch festgesetzt. Aber auch das half nichts. Die Schmerzen blieben.

Für einen gesunden Menschen sind Zahnschmerzen in der Regel kein allzu großes Problem: Man ruft beim Zahnarzt an, vereinbart einen Termin, geht hin, wahrscheinlich mit mehr oder weniger großer Angst im Bauch, läßt den Zahnarzt bohren oder auf eine andere Art den Zahn behandeln und kehrt dann, von Schmerzen und Sorgen befreit, nach Hause zurück.

Für mich war das sehr viel schwieriger. Der Gang zum Zahnarzt war einfach nicht möglich.

Meine Mutter rief die Ärztin an, die mich normalerweise behandelte. Sie erklärte die Situation, schilderte in wenigen Sätzen die Operation, meinen Gips und meine Zahnschmerzen, die mit jeder Stunde stärker wurden. Noch am gleichen Abend stand Frau Dr. Hahn mit einem kleinen Notfallkoffer an meinem Bett.

»Da müssen wir unbedingt etwas unternehmen«, befand sie nach einem intensiven Blick in meinen Mund. Sie hielt einen eisgekühlten Wattebausch an den Schneidezahn, der mir solche Schwierigkeiten machte.

»Au«, jammerte ich.

»Es ist die Wurzel«, diagnostizierte Dr. Hahn. »Die ist entzündet und muß schnellstens raus.«

Aber wie? Schließlich durfte ich nicht sitzen. Die Rettung bestand in einem Zahnchirurgen in der Innenstadt, der einen richtigen Operationsraum mit einer Liege hatte. Die Zahnärztin vereinbarte für den übernächsten Tag einen Termin zur Wurzelbehandlung für mich. Meine Mutter bestellte den Krankenwagen, der mich zu dem Arzt fahren sollte.

Ich war mehr als nervös, als ich mir an jenem Morgen die Zähne putzte. Würde ich es aushalten, in einem Operationssaal behandelt zu werden? Seit dem Eingriff am Rücken hatte ich einen Horror vor allem, was auch nur irgendwie nach Medizinischem aussah oder roch.

Die Fahrt in die Innenstadt dauerte eine knappe Viertelstunde. Ich wurde auf der Liege in die Praxis getragen, dort konnte ich aufstehen.

»Am besten legst du dich dorthin«, sagte die etwas ältere Zahnarzthelferin, die sich an diversen Instrumenten zu schaffen machte.

Ich betrachtete die Liege. Die Höhe war ideal für mich. Meine Mutter saß im Wartezimmer, während ich mich in meiner gewohnten Weise auf den Behandlungsstuhl legte.

»Geht es so, oder brauchst du ein Kissen für den Kopf?« Die Helferin kam zu mir. »Frau Brehler« stand auf dem Namensschild, das an ihrem weißen Kittel steckte.

»Eine kleine Rolle wäre gut«, sagte ich. »Sonst drückt der Gips so.«

Frau Brehler rollte ein steriles Tuch zusammen und schob es behutsam unter meinen Kopf.

»Vielleicht ist das ein bißchen bequemer«, meinte sie freundlich. »Was ist denn mit dir passiert?« wollte sie dann wissen.

Ich erzählte ihr von der Skoliose und von der Operation. »Und jetzt habe ich auch noch eine entzündete Zahnwurzel«, beendete ich meinen kurzen Bericht.

»Na, so was«, staunte Frau Brehler. Ich verstand sie nicht. Solche Entzündungen mußten in dieser Praxis doch an der Tagesordnung sein. Aber sie bezog sich gar nicht auf meinen Zahn, sondern auf die Skoliose-Operation.

»Mein Sohn hat einen Freund, Tim, der wird auch an der Wirbelsäule operiert. Vielleicht hast du ihn dort ja schon kennengelernt.«

Ich verneinte. Ein Tim war mir nie über den Weg gelaufen.

»Wahrscheinlich war ich schon zu Hause, als er dort ankam«, vermutete ich.

»Kann sein. Weißt du was, ich schreibe dir mal seine Adresse auf. Vielleicht willst du dich ja mit ihm in Verbindung setzen. Ich glaube, er langweilt sich sehr im Gips.« Frau Brehler holte einen Zettel, notierte Namen und Anschrift und reichte mir das kleine Papier.

»Wo soll ich es hinlegen?«

»Am besten stecke ich es in meine Hosentasche«, sagte ich. Bevor der Zettel dort verschwand, warf ich einen kurzen Blick darauf. Tim Othegraven, Eschenweg 45, Celle, stand da. Vielleicht würde ich ihm wirklich schreiben. Zeit hatte ich schließlich genug.

Unsere Unterhaltung wurde durch den Kieferchirurgen beendet, der den Raum betrat und mich begrüßte.

»Dann wollen wir mal sehen«, murmelte er, während er meinen Mundraum untersuchte. Er bestätigte die Diagnose »entzündete Zahnwurzel« und schlug vor, das schmerzhafte Ding gleich zu entfernen.

»Ich möchte lieber erst mit meiner Mutter sprechen«, sagte ich.

»Kein Problem, ich rufe sie rein.« Dr. Schuster ging selbst in den Warteraum, um meine Mutter zu holen. Nach einem kurzen Gespräch entschieden wir uns gemeinsam dafür, die Zahnoperation gleich jetzt durchzuführen. Das ersparte mir eine weitere Fahrt mit dem Krankenwagen in die Praxis.

Ich wurde mit dunkelgrünen Tüchern zugedeckt, bekam eine Plastikhaube auf meine Haare, dann wurde der Oberkiefer mit einer Spritze betäubt.

Mich ergriff Angst. Operationstücher, Betäubung, all das bedeutete für mich in dieser Situation nicht nur einen verhältnismäßig kleinen Eingriff am Kiefer, sondern eine ernsthafte Bedrohung. Gefahr für mein Leben. Ich begann zu zittern.

»Angst?« Frau Brehler stand neben mir.

Ich nickte, soweit das ging.

»Wie gefährlich ist es?«

»Das ist ein Routineeingriff, den machen wir jeden Tag.« Sie zog das Tuch über meiner Brust zurecht und nahm meine linke Hand.

»Du bist ja ganz kalt.« Verständnisvoll rieb sie meine beiden Hände warm.

Dr. Schuster legte sich die Instrumente zurecht. Messer, Tupfer, Garn.

»Frau Brehler kann bei dir bleiben, wenn dich das beruhigt«, meinte der Arzt.

»Oh ja, bitte.« Es erleichterte mich sehr, jemanden direkt bei mir zu wissen, der sich um mich kümmerte.

In der nächsten halben Stunde konzentrierte sich Dr. Schuster darauf, meinen Kieferknochen aufzusägen, den entzündeten Teil der Wurzel zu entfernen und alles wieder ordentlich zuzunähen. Ich erschrak bei dem knirschenden Geräusch, als er den Knochen in meinem Oberkiefer durchtrennte. Ganz fest drückte ich Frau Brehlers Hand.

Ich schloß die Augen. Wenn das Sägen in diesem verhältnismäßig dünnen Knochen schon so laut war, wie mochte es sich da bei meiner Rückenoperation angehört haben? Machte es Krach, wenn die Haken in die Wirbel gesetzt wurden? Immer noch hatte ich so viele Fragen zu der Operation, die mir niemand beantwortete.

Ich spürte, wie jemand über meine Stirn wischte.

»Das war es schon. Alles ist ordentlich vernäht. Jetzt mußt du einen Tag lang schön kühlen, und nächste Woche sehen wir uns wieder zum Fädenziehen.« Dr. Schuster wusch sich die Hände. Draußen warteten bereits die Sanitäter, die mich im Krankenwagen zurück nach Hause bringen würden.

Ich erhielt noch eine Packung mit Schmerztabletten, dazu einen Termin für den kommenden Donnerstag um 9 Uhr und wurde heimgefahren. Dort lag ich ziemlich erschöpft im Bett. Ständig preßte ich einen kleinen Kühlpack gegen die Oberlippe. Den Nachmittag verschlief ich. Als ich am Abend wach wurde, fühlte sich mein Mund seltsam wund an. Ich hatte einen schlechten Geschmack auf der Zunge.

»Du darfst ein bißchen was essen«, sagte meine Mutter. »Soll ich dir Apfelmus kochen?«

Das war eine gute Idee. Apfelmus mußte ich nicht kauen. Erst einmal brauchte ich aber einen Schluck Wasser.

Am nächsten Morgen sah meine Welt schon wieder viel besser aus. Die leichte Schwellung an der Oberlippe war zurückgegangen, ich konnte wieder richtig sprechen und kauen, und wenn ich ganz vorsichtig war, durfte ich mir sogar die Zähne putzen.

Den Zettel mit der Adresse in meiner Jeans hatte ich vergessen.

Aber Frau Brehler nicht. Als ich am Donnerstag der folgenden Woche zum Fädenziehen in die Praxis gefahren wurde, wollte sie als erstes wissen, ob ich Tim geschrieben hätte.

Tim? Ich hatte Mühe, mich an das Gespräch zu erinnern. Dann fiel mir alles ein.

»Nein, noch nicht.« Nun konnte ich schlecht sagen, ich hätte keine Zeit gehabt. »Ich war durch den Zahn nicht so fit«, entschuldigte ich mich.

»Macht doch nichts. Wenn gleich die Fäden raus sind, ist alles wieder in Ordnung, und das kannst du Tim gleich heute nachmittag mitteilen. Grüß ihn bitte von meinem Sohn Michael. Die beiden sind vier Jahre lang zusammen in eine Klasse gegangen und sind die engsten Freunde.«

Frau Brehler ließ wirklich nicht locker. Die Fäden in meinem Kiefer waren schnell gezogen. Alles war ordnungsgemäß verheilt, und ich wurde nach Hause entlassen.

Drei Tage später langweilte ich mich fürchterlich. Es war ein richtig trüber Märztag. Draußen regnete es ohne Unterlaß, Torsten war am Nachmittag beim Gitarrenunterricht, mein Buch hatte ich auch schon durch. Ich drehte mich auf die linke Seite und sah zum Fenster. Das gleichmäßige Rauschen des Regens machte mich wahnsinnig. Nichts passierte, absolut nichts.

Ich griff in meine Hosentasche und holte den mittlerweile völlig zerknitterten Zettel hervor. Tim Othegraven. Was sollte ich ihm denn schreiben? »Ich liege hier und langweile mich, und wahrscheinlich geht es dir genauso. Es nervt mich, daß ich nicht zur Schule kann und so viel Zeit mit mir alleine verbringen muß.« Konnte ich das schreiben? Auf jeden Fall hatte ich nichts anderes zu berichten. Ich suchte nach meinem Handspiegel und hielt ihn in die Höhe. Wo lagen der kleine Block und der Bleistift? Links neben meinem Bett, auf dem Fußboden. Ich angelte mir beides, klappte den Block auf, hielt ihn über meinen Kopf und begann zu schreiben: »Hallo Tim, ich liege hier und langweile mich, und wahrscheinlich geht es dir genauso ...«

Es ging ihm genauso. Denn mein Brief konnte ihn kaum erreicht haben, da erhielt ich auch schon die Antwort. »Am meisten fehlt mir meine Stereoanlage«, schrieb Tim aus dem Krankenhaus. »Ich habe nur ein Kofferradio hier, aber das hat nun wirklich keinen tollen Sound.«

Die Post verdiente gut an Tim und mir. Mindestens zwei Briefe in der Woche schrieb jeder von uns. Mal kurze Mitteilungen, mal lange Ergüsse. Es ist schon seltsam, was man einem Menschen mitteilen kann, den man noch nie gesehen hat und der eigentlich genausowenig erlebt wie man selbst.

Meteorologisch gesehen war es für mich ein guter Sommer. Jeder schimpfte über das Wetter. »Zu naß, zu kalt, zu windig.« In den Geschäften blieb die Sommergarderobe hängen. Wer wollte schon bei meist nur knapp 20 Grad Celsius rüschengeschmückte Baumwollröcke, luftige Leinenblusen oder gar die gerade so aktuellen Hot pants kaufen? Für mich hatte dieser Sommer die richtigen Temperaturen. Jedes Grad über der 20-Grad-Marke machte mir im Gips das Leben wirklich schwer. Zu meinem Glück gab es nicht viele von diesen Tagen.

Es war ein ruhiger Sommer. Immerhin konnte ich mittlerweile fernsehen. Irgendwann war es mir gelungen, Bild und Ton wieder synchron wahrzunehmen. Torsten stellt mir gerne sein kleines tragbares Gerät auf den Schreibtisch.

Es war ein Samstagnachmittag im Juni.

»Was willst du sehen?« fragte Torsten. Er wollte mir das passende Programm einstellen.

»Keine Ahnung, was gibt es denn?« war meine Gegenfrage.

»Tennis. Hast du Lust auf Tennis?«

Ich zuckte mit den Schultern, was für Torsten wegen des Gipses aber nicht zu erkennen war.

»Also was nun?«

Meinetwegen Tennis. Übertragen wurde das Endspiel in Wimbledon. Der blonde Bilderbuchschwede Björn Borg gegen den Amerikaner Jimmy Connors. Ich interessierte mich nicht wirklich für Tennis.

Aber etwas Besseres hatte ich jetzt wirklich nicht zu tun. Durch das Fenster schien die Sommersonne in mein Zimmer, ich lag auf der linken Seite und sah zu, wie die beiden Sportler die Filzkugel über den Rasenplatz jagten. Das gleichmäßige Hin-und-her hatte offensichtlich eine beruhigende Wirkung auf mich. Nach einer Weile schlief ich ein. Es war mehr als eine Stunde später, als ich wieder aufwachte und mir die Augen rieb. Der Fernseher lief noch und in Londons vornehmen Stadtteil Wimbledon spielte weiterhin Borg gegen Connors. So verschieden können Leben sein, schoß es mir durch den Kopf. Die sind fähig stundenlang in der gleißenden Sonne hin und her zu laufen und dabei noch präzise den kleinen Ball zu treffen, und ich bin alleine vom Anschauen des Spiels erschöpft. Björn Borg gelang es dann, den Amerikaner zu besiegen. Strahlend hielt er die polierte Ehrenscheibe in die Luft und ließ sich von der jubelnden Menge für seine Leistung feiern. Es war gleich sechs Uhr. Wieder war ein Samstag fast vorbei.

VII

Mein Leben verlief in diesen Monaten sehr ruhig, fast eintönig. Meine Welt war die Wohnung. Sicher, so ein kurzer Ausflug wie zu Marie war mal drin. Aber auch das hatte ich nur zweimal wiederholt. Jetzt verbrachte Marie ihre Ferien an der See, war wie die meisten verreist. Das ganze Leben schien zum Stillstand gekommen zu sein.

Manchmal stand ich an diesen Tagen abends an der Balkontür und blickte hinaus. Rasen, ein paar Bäume, etwas weiter parkende Autos. Auch dort alles ruhig, wie im Sommerschlaf. Einerseits war das alles so nah, fast greifbar und doch für mich Lichtjahre entfernt. Ich konnte auch in dem etwas kürzeren, zweiten Gips noch nicht in einem Auto mitfahren. Ich war einfach zu groß. Normalerweise mußte ich mich ein wenig bücken und den Kopf einziehen, um in einen Wagen zu steigen. Genau das funktionierte jetzt aber nicht. Und für größere Unternehmungen zu Fuß fehlte mir immer noch die Kraft. Deshalb bestand meine Welt weiterhin aus unserer Wohnung, meinem Zimmer, meinem Bett.

Dennoch merkte ich, daß meine Energie langsam wiederkehrte. Wurde auch Zeit, schließlich lag die Operation mehr als ein halbes Jahr zurück.

»Holst du mir mal meine Stiefel?« bat ich Torsten eines Tages. Im Sommer vor der Operation hatte ich mir ein Paar halbhohe Cowboystiefel gekauft, die zu der Zeit als der letzte Schrei galten.

»Willst du ausreiten«, kicherte Torsten, als er mir die hellbraunen Stiefel mit den Ziernähten vors Bett stellte.

»Nein, das Pferd kannst du im Stall lassen. Aber hilf mir bloß bitte in die Stiefel.«

Ich hielt mich am Türrahmen fest, als ich erst in den rechten, dann in den linken Stiefel stieg. Ich machte ein paar Schritte und schlappte in den Stiefeln hin und her.

»Chic, du siehst aus wie eine Ziege im Eimer«, kommentierte mein Bruder. Charmant, charmant. Aber er hatte recht. Da ich in den vergangenen Monaten einige Kilo abgenommen hatte, waren die Stiefel jetzt viel zu weit. Ich hatte keine Lust zu essen. Nur wenige Dinge schmeckten mir wirklich. Verglichen mit den ersten Wochen zu Hause hatte sich mein Eßverhalten jedoch inzwischen schon deutlich gebessert.

In der Klinik hatte mir das Essen nicht geschmeckt. Es war meistens zerkocht, nicht sehr abwechslungsreich und entsprach nur selten meinen Vorstellungen von gutem Essen. Am schlimmsten waren die Freitage. Freitags gab es Fisch. Ich esse keinen Fisch. Noch nie in meinem Leben habe ich Fisch essen können. Schon der Geruch ist für mich so unangenehm, daß ich schnell das Weite suche. Im Krankenhaus stand zum Wochenende regelmäßig entweder Kochfisch in Senfsauce, Matjesfilet mit Pellkartoffeln oder, im allerschlimmsten Fall, Labskaus auf dem Speiseplan.

»Was ist das denn?« hatte ich voller Entsetzen an meinem ersten Freitag in der Klinik gefragt, als die Schüssel mit Labskaus auf den Tisch gestellt wurde.

»Eine norddeutsche Spezialität, Labskaus.« Silke hatte sich eine reichliche Portion des dunkelroten Breis genommen, der mit kleingeschnittenen Gewürzgurken verziert war.

»Was war das, als es noch lebte?« So schnell ließ ich nicht locker. Ich schnupperte an der Schüssel, es roch wenig vertrauenerweckend.

»Ach, so allerlei. Rindfleisch, Kapern, rote Bete, Fisch.«

»Igitt, das ist ja furchtbar.« Ich hatte mir zwei Kartoffeln auf den Teller gelegt, sie zu Mus zerdrückt und mit ein bißchen Salz gewürzt.

»Wirst du davon satt?« Silke hatte meine Abneigung gegen das Essen nicht verstehen können.

»Nein, aber das da«, ich hatte auf ihren Teller gedeutet, »das da esse ich auf keinen Fall.«

Nicht jeden Tag gab es so wenig appetitanregende Gerichte wie freitags. Dennoch ließ mein Hunger deutlich nach. Nach der Operation hatte ich noch weniger Spaß am Essen. Die Mahlzeiten waren ein fixer Punkt in meinem Tagesablauf, mehr nicht. Kein Wunder, daß ich zwischen Operation und dem Eingipsen ebenso abnahm wie im ersten Gips.

Zu Hause versuchte meine Mutter, mich mit meinen Lieblingsgerichten zu locken. Trotzdem blieb auch hier das meiste auf dem Teller.

»Ich mag nicht« war meistens meine Reaktion beim Essen. Außerdem war es mir ganz lieb, im Gips dünner geworden zu sein. Dadurch hatte ich in der harten Hülle ein wenig mehr Platz. Erst in den letzten Wochen hatte ich zu meinem normalen Eßverhalten zurückgefunden. Essen machte wieder Spaß und war etwas, auf das ich mich manchmal richtig freuen konnte.

Ende Juli kam Abwechslung in mein Leben. Der letzte Gipswechsel stand an, verbunden damit wieder eine Woche Krankenhausaufenthalt. Der neue Gips, der dritte, sollte bis Ende November halten. Na, hoffentlich. Schließlich war dieser Gips viel größeren Strapazen ausgesetzt als seine Vorgänger. Im dritten Gips konnte ich mehr sitzen, und das bedeutete auch, ich durfte zur Schule.

Wenn ich das Umgipsen an sich sehr mochte (schließlich wurde ich gewaschen, und bei jedem Mal wurde der Gips etwas bequemer), so blieb auch dieses Mal wieder die furchtbare Angst vor der Prozedur. In dem Metallrahmen zu hängen war im Dezember so gräßlich gewesen, ich konnte es einfach nicht vergessen.

»Ich fahre mit dir«, verkündete mein Vater eine Woche, bevor es losging. Wir saßen beim Abendessen. »Ich habe noch eine Woche Urlaub, und die kann ich gut dort verbringen.«

Mein Vater hatte seinen ganzen Jahresurlaub tageweise genommen, immer dann, wenn er außerhalb der Wochenenden zu mir in die Klinik gekommen war, sowie vor und nach Weihnachten, als er mich mit meiner Mutter besuchte. Wir bestellten den Krankenwagen, denn ein Liegendtransport, wie es amtlich so schön heißt, war immer noch notwendig.

Im Gegensatz zu den bisherigen Fahrten war diese Tour in die Klinik recht kurzweilig. Mein Vater durfte im Krankenwagen mitfahren. Ich lag, sicher festgezurrt auf der Trage, er saß neben mir auf einem Sitz. Es war schönes Sommerwetter, als wir im Krankenhaus ankamen.

»Da bist du ja wieder«, begrüßte mich Schwester Gabi. »Rate mal, wer auch hier ist?«

»Wenn ich in eine Quizsendung will, melde ich mich bei Kulenkampff an. Da kann ich wenigstens was gewinnen«, antwortete ich. »Also sag schon, wer ist es denn? Robert Redford?«

»Du immer mit deinem Robert Redford. Was ich dir bieten kann, ist viel besser.« Gabi spannte mich noch ein wenig auf die Folter.

»Besser als Robert Redford? Hast du die Beatles eingeladen?«

»Das hättest du wohl gerne. Nein, Tim ist hier, er ist gestern abend gekommen. Zum Gipswechsel«, erklärte Gabi und stellte meine Reisetasche auf einen Stuhl. »Viel Spaß beim Auspacken«, grinste sie mich an und verschwand.

Tim war hier. Das hatte er mir gar nicht geschrieben. Nun würde ich endlich den Jungen kennenlernen, mit dem ich schon so viele Briefe gewechselt hatte.

Ersteinmal wollte ich aber Albert besuchen. Der war immer noch hier, seine Wunde heilte nicht richtig zu.

Mein Vater nahm sich ein Taxi und fuhr in die Pension, in der er sich ein Zimmer bestellt hatte. Im Sommer barst die kleine Stadt geradezu vor Touristen, die hier ihren Urlaub verbringen wollten. Das milde Klima und die reizvolle Landschaft zogen die Besucher zwischen Juni und August geradezu magisch an.

»Ich komme dich morgen besuchen«, verabschiedete sich mein Vater von mir.

Auch ich mußte meinen Besuch machen. Ich klopfte an Alberts Zimmertür. Keine Antwort. Ich drückte die Klinke herunter und lugte in den Raum. Leer. Nur ein Nachttisch stand da noch und der braune Schrank. Kein Bett und kein Albert.

»Suchst du was?« Schwester Carola sprach mich auf einmal von hinten an.

»Wen«, antwortete ich ihr. »Ich suche nicht was, sondern wen. Albert nämlich. Ist der schon weg?«

»Nein, der ist nur am See. Wir haben ihn vorhin dorthin geschoben. Das Wetter ist so schön, da wollte er gerne raus.«

Das war doch ein gutes Zeichen, wenn er schon an den See durfte. Auch wenn es nur im Bett war.

Der See gehörte zu den angenehmen Seiten der Klinik. Irgendein großherziger Mäzen hatte vor vielen Jahren eine größere Summe Geld gespendet, mit deren Hilfe die Klinikleitung auf dem Gelände einen künstlichen See mit einem kleinen Strand auf der einen Seite und blühenden Sträuchern am anderen Ufer angelegt hatte. Der See war im Sommer Treffpunkt für alle, die schon soweit gesundet waren, daß sie ins Freie durften.

Auch Albert sonnte sich dort.

»Tina, wie schön dich zu sehen.« Albert, im Gips eingehüllt, strahlte, als ich auf ihn zu kam. »Wie lange bleibst du?«

»Nur ein paar Tage zum Umgipsen. Ich stinke und muß dringend wieder gewaschen werden.«

Ich setzte mich auf die Kante seines Bettes. Wir kamen schnell ins Klönen.

»Hör mal, Tim ist auch da«, erzählte Albert. »Jetzt lernst du ihn endlich kennen.«

»Ich bin auch ziemlich neugierig«, gab ich zu. »Wir haben jetzt so viele Briefe gewechselt, da will ich wissen, wie er aussieht.«

»Wieso?« fragte Albert. »Hat er dir nie ein Foto geschickt?«

»Doch«, antwortete ich. »Aber ein Foto ist doch was anderes. Wer weiß, wie alt das schon ist. Hast du ihn schon gesehen?«

»Na, du bist gut, wir haben vier Wochen lang in einem Zimmer gelegen!«

Jetzt erinnerte ich mich, daß Albert mir im Frühjahr ab und zu von seinem Bettnachbarn Tim geschrieben hatte.

Noch während wir plauderten, bog ein großer Junge mit strohblonden Haaren um die Ecke. Über seinem Gips trug er ein dunkelblaues Hemd und eine hellblaue Jeans.

»Da habe ich glatt die Ehre, euch miteinander bekanntzumachen«, sagte Albert lachend. »Tim, das ist Tina. Tina, hiermit stelle ich dir Tim vor.«

Wir grinsten uns an, beide ein wenig verlegen und murmelten ein unverbindliches »Hallo«.

»Na, hört mal«, protestierte Albert, »ihr kennt euch doch. Warum so steif?«

Er hatte recht. Doch es war ein großer Unterschied, mit jemandem lange Briefe zu wechseln, als ihm dann persönlich gegenüberzustehen. Wir hatten uns so oft gegenseitig beklagt, über Langeweile und Unverständnis. Auch unsere Träume, wenn uns das Leben erst wieder hätte, hatte wir geschildert. Es waren sehr offene, ehrliche Briefe gewesen, aber sie waren mehr oder weniger an einen Unbekannten gerichtet. Wieviel einfacher war es doch, in aller Ruhe zu schreiben, als sich jetzt Auge in Auge gegenüberzustehen.

Unsere Verlegenheit verflog schnell. Wir erfuhren von Albert Neues über das Stationspersonal und die Ärzte. Tim konnte Schwester Gabi überhaupt nicht ausstehen, während sie mein persönlicher Favorit unter den Schwestern war.

»Ich finde Cornelia viel netter«, schwärmte er.

Ich konnte mir ein Lachen nicht verkneifen. »Aber nur, weil sie blond ist und lange Beine hat, wetten.«

»Sie ist einfach sehr nett«, verteidigte Tim seine Vorliebe.

Am nächsten Morgen lag ich wieder im Gipsraum. Matthias begrüßte mich wie eine alte Bekannte. Ich freute mich, ihn wiederzusehen.

»Matthias, bin ich froh, daß du da bist. Ich hatte schon Angst, du bist im Urlaub.«

Matthias kam mit der Handkreissäge auf mich zu.

»Ich werde doch nicht in Ferien fahren, wenn ich weiß, daß du einen neuen Gips brauchst. Bist du bereit?«

»Ja, aber paß gut auf mich auf.«

Matthias sägte den Gips auf, erst entlang der beiden Seiten, dann über den Schultern.

»Drück mal deinen Kopf so weit es geht zur Seite, dann nehme ich die Schere«, forderte er mich auf.

Ich machte meinen Hals so schmal wie möglich. Trotzdem spürte ich das kühle Metall der Schere an meiner Haut.

»Jetzt zur anderen Seite, bitte.«

Das Verfahren wurde wiederholt. Dann konnte Matthias die obere Gipshälfte abnehmen.

»Geschafft. Wir machen das bei jedem Mal besser, findest du nicht auch?«

Ich nickte. Jetzt, ohne Gips, konnte ich wieder nicken. Ich tat es sehr vorsichtig, um nichts zu riskieren.

Nach wenigen Augenblicken kam ein Pfleger von der Station. Gemeinsam mit Matthias legte er mich in mein Bett und rollte mich zurück in mein Zimmer.

»Schwester Hannelore kommt gleich und wird dich waschen«, sagte er beim Hinausgehen.

Hannelore kam wirklich wenige Momente später, bewaffnet mit einer Flasche Waschbenzin und einer riesigen Schüssel.

»Soll ich darin baden?« kicherte ich. »Groß genug ist die Schale.«

Hannelore verzog keine Miene. Routiniert verdünnte sie das Waschbenzin und verteilte es mit einem roten Waschlappen auf meinem Oberkörper. Ich spürte, wie der Schmutz der vergangenen vier Monate förmlich heruntergerieben wurde. Nach der Grundreinigung kam der schönste Teil beim Umgipsen. Ich wurde mit Wasser und viel Schaum gewaschen.

»Können Sie auch meinen Rücken einseifen?« Daran lag mir besonders viel.

»Wenn Carola Zeit hat«, antwortete Schwester Hannelore. Sie drückte auf die Zimmerklingel. Gleich schaute Schwester Carola ins Zimmer.

»Was ist denn hier los?«

»Martina möchte den Rücken gewaschen haben. Kannst du helfen beim Drehen?«

Carola hatte glücklicherweise sonst nichts zu tun. Ich mußte mich ganz steif machen, dann drehten mich die Schwestern auf die Seite. Carola stand vor mir und hielt mich fest, damit ich nicht auf den Bauch rollte.

Mein Tag war gerettet. Etwas Angenehmeres als Rückenwaschen konnte ich mir nicht vorstellen. Dermaßen gesäubert und ziemlich zufrieden lag ich schon eine halbe Stunde später wieder im Gipsraum.

»Du weißt schon, was passiert«, sagte Matthias, während er den Trikotschlauch über mich zog.

»Mach den Filz diesmal nicht so dick, es ist doch Sommer.«

»Da hilft nichts. Der Filz muß sein. Sonst scheuert der Gips zu sehr auf deiner Haut.« Das wollte ich auch nicht.

Matthias hatte seit dem vergangenen Dezember so viele Patienten zum Gipsen vorbereitet, daß seine Handgriffe immer sicher wurden. Die Vorbereitung schafften wir in der Rekordzeit von 35 Minuten.

»Dr. Schönfeld ist sofort hier, dann geht es auch schon los«, kündigte Matthias an. Bis der Arzt kam, hing ich in dem Metallgestell. Ich spürte die Angst in mir. Durch das Trikot konnte ich kaum etwas erkennen. Ich war auf meine Ohren angewiesen, um mitzubekommen, was sich im Gipsraum tat.

Dr. Schönfeld legte mir den dritten Gips an. Er arbeitete schnell und ruhig, ohne viel dabei zu reden. Wieviel Zeit war schon vergangen, seit Matthias mich in das Gestell gelegt hatte? Der Rücken schmerzte.

»Wir sind gleich fertig«, hörte ich die Stimme des Arztes. »Matthias wird sofort mit dem Sägen anfangen.«

Bevor das erfolgte, wurde ich in mein Bett gelegt, das mit einem großen, dunkelgrünen Tuch abgedeckt war.

»Erst säge ich das Loch am Bauch, dann am Hals«, erklärte Matthias. Ich tastete zu meinem Hals.

»Der Gips ist ja viel kürzer«, staunte ich. Er war nicht höher als ein normaler Rollkragen.

»Du wirst ja auch mit jedem Tag etwas gesünder, und deine Wirbelsäule wird stabiler.« Dr. Schönfeld hatte die Gummischürze abgelegt und sich die Hände gewaschen. »Übermorgen darfst du aufstehen. Übrigens kannst du jetzt wieder öfter sitzen.«

Darauf freute ich mich besonders. Denn erst wenn ich lange genug sitzen konnte, durfte ich wieder zur Schule. Das war im Augenblick mein vorrangiges Ziel.

Abends klopfte es munter an der Tür. »Ja, bitte hereinkommen.« Die Tür öffnete sich, und Elisabeth stand vor mir.

»Wollte nur mal kurz gucken, wie es dir geht«, sagte sie und lachte mich an.

»Gut. Der Gips trocknet so langsam vor sich hin, und wenn ich wieder zu Hause bin, darf ich in die Schule.« Elisabeth zog sich einen Stuhl heran. Wir unterhielten uns ein paar Minuten. Wer war inzwischen zum Umgipsen hier gewesen? Kam diese Woche noch jemand, den ich vom Winter kannte? Elisabeth gähnte schließlich. »Das war ein langer Tag. Mein Bett ruft.« Sie reckte sich.

»Ich finde es schön, daß du hereingeguckt hast«, bedankte ich mich für ihren Besuch. Elisabeth hatte ganz wesentlich dazu beigetragen, mir die Wochen vor und nach der Operation ein wenig zu erleichtern.

Samstag vormittag war mein Gips trocken, und ich durfte wieder aufstehen. Das bereitete zwar noch die gleichen Schwierigkeiten wie in den Monaten zuvor, aber der neue Gips war ein Traum. Keine Halsstütze mehr. Ich konnte und mußte meinen Kopf wieder frei tragen.

»Guck mal, ich habe noch einen Hals.«

Stolz zeigte ich meinem Vater, wie sicher ich meinen Kopf hielt. Mein Vater half mir in meine Jeans und schnürte mir die Schuhe zu.

»Das sieht wirklich viel besser aus.« Mein Vater freute sich mit mir. »Hast du schon erfahren, wie lange du jetzt sitzen darfst?«

»Angeblich so lange, wie ich kann. Ich muß am Montag bei der Visite noch mal fragen.«

Das Wetter war sommermäßig, gleichzeitig ideal für uns Gipsträger. Es war sonnig, aber nicht zu warm, und windig. Tim steckte seinen Kopf zur Tür hinein.

»Hallo, störe ich?«

»Komm ruhig rein«, sagte mein Vater. »Ich wollte sowieso gerade gehen.«

Mein Vater stand auf und strich mir über die Haare.

»Übertreib es am Anfang mit dem Sitzen lieber nicht. Ich komme heute gegen Abend noch mal vorbei.«

»Ich würde gerne meinen neuen Gips ausführen«, sagte Tim, als wir alleine waren. »Was hältst du davon, wenn wir zum See gehen.«

Ich stimmte zu. »Im Gegensatz zu dir kann ich auch schon richtig sitzen.«

»So ein bißchen darf ich auch«, schmollte Tim. »Sonst lege ich mich eben hin.«

Wir schlenderten über das Gelände zum See, der an diesem Morgen ruhig lag und kaum besucht war.

»Strand oder Bank?« wollte ich von Tim wissen.

»Strand, da können wir uns hinlegen«, entschied er ganz schnell. Ganz vorsichtig ließen wir uns am Strand nieder. Das war schon eine ziemliche Prozedur und sah sicherlich wenig elegant aus, aber es klappte.

»Wenn ich nur wüßte, wie ich hier jemals wieder hochkomme.« In mir wurden Zweifel wach, ob es sinnvoll gewesen war, mich in den Sand zu legen.

»Ich ziehe dich einfach hoch«, wehrte Tim meine Bedenken ab.

»Ja, ja, der Lahme hilft dem Blinden, was?«

Er konnte sich in dem zweiten Gips auch nicht gut bewegen.

»Hoffentlich kommt kein Sand in den Gips; kannst du dir vorstellen, wie das bis zum Gipswechsel im November kratzt?«

Daran hatte ich noch gar nicht gedacht. »Am besten, wir bewegen uns möglichst wenig«, schlug ich ihm vor. »Komm bloß nicht auf die Idee, dich hier durch den Sand zu rollen.«

Wir lagen auf dem Rücken, blickten in den Sommerhimmel, und ich spürte zum ersten Mal seit langem so etwas wie Normalität, wie Leben. Das macht man doch im Sommer: an einen See fahren und am Strand liegen. In der Regel im Badeanzug statt im Gips, aber unsere Variante heute war besser als ganz darauf zu verzichten.

Tim und ich stellten uns vor, wie das Leben ohne Gips sein würde. Tim träumte davon, sich als erstes ein neues Moped zu kaufen.

»Und dann donnere ich damit über die Felder.«

Er war ganz hingerissen von dem Gedanken und erlebte im Kopf schon den Geschwindigkeitsrausch.

»Aber garantiert ist meine Mutter dagegen. Sie hat ständig Angst, daß ich falle.« Tim verzog das Gesicht.

»Mir würde es schon reichen, normale Jeans tragen zu können, schnell aus dem Bett zu kommen und vor allem stundenlang zu duschen. Ich glaube, ich kaufe alle Seifenvorräte der Stadt auf und jede verfügbare Creme.«

Über uns zogen weiße Wolken dahin, die Bäume rauschten im leichten Wind. Für kurze Zeit waren wir zwei normale Teenager am Strand. Die sich aber schon bald auf den Rückweg zur Station machen mußten: Das Mittagessen würde pünktlich um 12 Uhr serviert.

»Am 1. Dezember kommst du wieder zur Gipsabnahme.« Schwester Hannelore überreichte mir mit den Entlassungspapieren einen Zettel, auf dem der 1. Dezember notiert war. Als wenn ich mir den nicht so merken würde.

»Wie lange muß ich dann bleiben?«

»Etwa drei Wochen. Es kommt ganz darauf an, wie gut du mobilisiert werden kannst.«

»Mobilisiert.« Ich grinste. Ein herrliches Wort. Ich würde mobilisiert. Es bedeutete nichts anderes, als daß ich lernen müßte, mich ohne Gips zu bewegen. Ich würde viel Gymnastik machen, Tag schwimmen gehen, bestimmt auch wieder an der Beschäftigungstherapie teilnehmen: Mein Leben nach dem 1. Dezember. Heute war der 5. August. Blieben mir noch fast genau vier Monate im Gips.

»Ich gehe eben noch zu Albert, um mich zu verabschieden. Sagen Sie das bitte meinem Vater, wenn er kommt.«

Albert lag, einen Krimi lesend im Bett.

»Na, wer ist der Mörder?«

»Keine Ahnung, ich bin erst bei der Hälfte.«

»Du mußt doch nur die letzte Seite lesen.«

»Das würdest du vielleicht machen, ich arbeite mich brav von vorn nach hinten durch.«

»Ich würde so was gar nicht lesen, Krimis finde ich blöd.«

Albert lachte. »Typisch. Ich kenne bis auf meine Schwester kein Mädchen, das Krimis mag. Dabei sind sie so spannend.«

Ich seufzte. »Ich hätte es viel lieber, mein Leben wäre spannend. Es muß deswegen ja nicht wie ein Krimi enden.«

»Jetzt wird es doch bald besser, wenn du wieder zur Schule kannst«, erwiderte Albert.

Genau da drückte der Schuh. Monatelang hatte ich davon geschwärmt, wie herrlich alles sein könnte, wenn ich nur zum Unterricht dürfte. Jetzt, wo es in greifbare Nähe gerückt war, wurde mir ein bißchen mulmig im Magen.

»Wenn das nun nicht klappt?«

»Warum soll es nicht klappen? Du fängst doch genau dort wieder an, wo du vor einem Jahr aufgehört hast.«

»Mensch, Albert, ich meine doch nicht das Lernen. Ich meine die anderen. Wenn die mich nun immerzu anstarren.«

Albert sah mich an und legte seine Stirn in Falten. »Du glaubst also, daß die nichts Besseres zu tun haben, als dich anzusehen. Hör mal, so interessant bist du nun auch wieder nicht.«

»Du bist widerlich«, schmollte ich. »Das hat doch mit interessant nichts zu tun. Aber so im Gips, und jeder kann ihn sehen, und dann, dann ...«

»Klar werden sie gucken. Einmal, zweimal, die ganz Blöden auch dreimal. Aber dann ist es vorbei, glaub mir das. Dann hat die ganze Sache ihren Reiz verloren.«

»Bist du sicher?«

»Absolut. Das kann ich dir in die Hand versprechen. Du solltest trotzdem schon mal überlegen, wohin du nach dem Abitur auswanderst.«

»Auswandern? Wieso denn das?«

»Bei deiner Größe werden dich die Menschen immer ansehen, egal ob mit Gips oder ohne. Du bist einfach sehr groß und fällst dadurch schon auf. Es sei denn, du gehst irgendwo in die Pampa, wo es nur einsame, heulende Wölfe gibt, die meistens aber auch sehr hungrig sind.«

»Albert, du bist ein Ekel. Ich versuche ein vernünftiges Gespräch zu führen, und du ziehst alles ins Lächerliche.«

Albert grinste. »Zuviel Vernunft schadet nur. Wirst du mir schreiben, wenn du zu Hause bist?«

»Das muß ich mir noch stark überlegen.« Dabei wußten wir beide schon jetzt, daß wir wieder viele Briefe wechseln würden. Jede noch so kleine Veränderung war ein willkommener Anlaß, einen Brief zu schreiben.

VIII

Die Entscheidung zur Operation hatte nicht nur bedeutet, eine drohende Querschnittslähmung zu akzeptieren, ein Jahr im Gips zu leben, monatelang auf die Hilfe anderer angewiesen zu sein. Sie hatte darüber hinaus zur Folge, daß ich neun Monate lang mit der Schule aussetzen mußte. Im vergangenen Oktober hatte ich mich von meiner Klasse verabschiedet. Trotz des Hausunterrichtes, den ich von März bis zum Beginn der Schulferien im Juli genossen hatte, war es unmöglich, das ganze Schuljahr nachzuarbeiten. Insbesondere in den ersten Monaten nach der Operation war ich zu krank gewesen, um wirklich schulisch auf dem laufenden zu bleiben.

Ich hatte immer als eine gute Schülerin gegolten und war bis zu einem gewissen Grad auch ehrgeizig. Lernen machte mit Spaß, und es fiel mir relativ leicht. Allerdings zeigte ich wenig Neigung, täglich stundenlang am Schreibtisch zu sitzen und den Lernstoff zu wiederholen. Ich erledigte meine Hausaufgaben sehr ordentlich und bereitete mich gründlich auf Klassenarbeiten und Referate vor. Der Spaß an der Sache war die Grundvoraussetzung für meine Bemühungen.

Mir war bewußt, daß mein Kopf mein Kapital war. Selbst wenn es mein Wunsch gewesen wäre – mit der Krankheit und erst recht nach der Versteifung der Wirbelsäule hätte ich niemals einen körperlich anstrengenden Beruf ausüben können. Meinem Rücken würde das stundenlange Stehen als

Verkäuferin oder Konditorin so wenig bekommen wie eine ausschließlich im Sitzen ausgeübte Tätigkeit als Sekretärin. Schule war wichtig, Lernen war wichtig, und gute Noten eröffneten mir neue Möglichkeiten.

Der Gedanke, ein Jahr später als geplant mein Abitur machen zu können, hatte mich auch in der Entscheidung gegen die Operation beeinflußt. Ich wollte doch schnell mit der Schule fertig werden und studieren. Da war ein Jahr Wartezeit nicht eingeplant. Und überhaupt, wie sah das denn aus, wenn ich erst mit 20 das Abitur ablegte?

Ein Jahr Pause bedeutete auch, daß ich den Schutzraum meiner bisherigen Klasse verlassen mußte. Ich wurde getrennt von den Menschen, mit denen ich über viele Jahre, teilweise seit der Einschulung, die Schulbank geteilt hatte. Die Mädchen und Jungen dort kannten mich. Sie hatten sich an mein Korsett gewöhnt und wußten, daß ich nicht schwer tragen durfte.

Jetzt sollte ich mit neuen, mir völlig unbekannten Schülern in eine Klasse gehen. Mit Menschen, die nichts von mir wußten, die außerdem alle ein Jahr jünger waren als ich.

Je näher der erste Schultag nach neun Monaten Pause rückte, um so stärker wurde mein Unbehagen. Wie sollte ich auf dumme Sprüche reagieren? Konnte ich sicher sein, daß sie mich nicht auf den Gips und meinen steifen Gang ansprechen würden? Wer würde mit mir die Pausen verbringen?

»Ich fahre dich morgens zur Schule«, schlug mein Vater vor. »Dann bist du noch frisch, wenn der Unterricht losgeht.«

Die Idee war in Ordnung. Allerdings mußten wir erst einmal testen, ob ich überhaupt ins Auto kam. Mit dem zweiten Gips war es mir nicht möglich gewesen. Nach dem dritten Umgipsen, kaum wieder zu Hause, drängte ich darauf, das Sitzen im Auto zu üben.

»Komm, wir schauen mal, ob es geht.«

»Immer mit der Ruhe«, beschwichtigte meine Mutter mich, die gerade erst meine Reisetasche auspackte. »Das kann doch bis morgen warten.«

»Eben nicht. Ich muß doch wissen, ob ich zur Schule hinkomme.« War das denn so schwer zu verstehen?

Mein Vater gab nach. Er schloß die Beifahrertür auf: »Probier selbst, wie es am besten geht«.

Das war in der Tat die entscheidende Frage. Wie sollte ich in das Auto kommen? Ich knickte in den Hüften ab und bückte mich unter das Autodach. Nein, so ging es nicht. Ich konnte den Rücken und das Becken nicht nachziehen. Zweiter Versuch: Ich stellte das linke Bein angewinkelt in das Auto, bückte mich aus der Hüfte, knickte das Knie noch weiter und setzte mich. Jetzt mußte ich nur noch das rechte Bein nachziehen.

»Siehst du, es geht«, sagte ich strahlend.

»Und wie kommst du wieder raus?« Mein Vater sah mich skeptisch an.

»Genauso, nur umgekehrt.« So einfach war es dann doch nicht. Erst nach vier Versuchen fand ich eine Möglichkeit, so aus dem Auto zu steigen, daß ich nicht riskierte, dabei umzufallen.

Ich war riesig stolz auf mich, hatte ich mir doch ein Stück Alltag zurückerobert.

Der erste Schultag. Meine Nervosität war größer als bei meiner Einschulung. Würde es wirklich gutgehen? Meine Eltern hatten mit meinen Lehrern gesprochen und vereinbart, daß ich ausprobieren sollte, ob ich das lange Sitzen aushielt. Wenn es nicht ginge, konnte ich jederzeit ohne Begründung nach Hause fahren. Die Schulsekretärin hatte angeboten, in einem solchen Fall meine Eltern anzurufen, damit sie mich abholen würden. Damit war eine Art Sicherheitsnetz gespannt. Im voraus nicht zu klären war die Frage, wie ich in der Klasse zurechtkommen würde. Marie würde mir fehlen, die acht Jahre lang neben mir gesessen hatte. Aus der neuen Klasse kannte ich niemanden. Die Schüler waren alle ein Jahr jünger als ich und so unglaublich gesund.

Nur zögernd betrat ich am ersten Schultag das Klassenzimmer. Die meisten waren in Gespräche vertieft. Ich hörte Satzfetzen, einzelne Wörter. Rechts war ein Doppeltisch nur von einem Mädchen besetzt. Ich ging darauf zu. »Kann ich mich zu dir setzen?«

»Noch ist frei« lautete die knappe Antwort. Ich legte meine Tasche auf den Tisch und zog den Stuhl zurück. So elegant wie möglich setzte ich mich hin.

Mittlerweile hatten ein paar Mädchen und Jungen ihre Gespräche unterbrochen und schauten zu mir herüber. Ich kramte in meiner Tasche, völlig grundlos, aber es war die einzige Ablenkung, die sich mir bot.

»Kommst du mit dem Stuhl zurecht?«

Ich drehte mich um. Hinter mir stand ein dunkelhaariges Mädchen mit einem freundlichen Gesicht. »Ja, das geht schon«, antwortete ich.

»Sonst können wir sehen, ob du einen der Stühle aus dem Zeichensaal haben kannst. Die sind höhenverstellbar.«

Das war mir schon zuviel der Hilfe. Ich beeilte mich, erneut zu versichern, es sei alles in Ordnung.

Das Mädchen auf dem Platz neben mir lächelte mich zaghaft an. »Bist du neu hier?«

Ich nickte. »Du auch?«

»Ja, ich muß das Schuljahr wiederholen. Letztes Jahr habe ich so gut wie gar nichts verstanden.«

»Ich mußte ein Jahr mit der Schule aussetzen, deswegen bin ich hier.« Sie sollte bloß nicht glauben, ich sei sitzengeblieben.

Mit einem Mal war es ganz still geworden. Mr. Carfax, der die Klasse in Englisch unterrichtete, war ins Zimmer getreten. »Ich sehe, du hast Friederike schon kennengelernt«, meinte er im Vorbeigehen zu mir. Bisher hatte ich zwar ihren Namen nicht gekannt, aber meine Tischnachbarin schien ganz in Ordnung zu sein. Sie sah mich jetzt fragend an und fixierte dabei den Rand des Gipses.

»Warum mußt du das tragen?«

»Das ist eine lange Geschichte. Die erzähle ich dir mal in einer Freistunde.« Ich sprach mit Fremden so ungern über meine Krankheit und die Operation. Zum Glück war Friederike nicht sehr neugierig. Sie gab sich mit der ausweichenden Antwort zufrieden und wandte sich dem Unterricht zu.

Von keinem aus der Klasse hörte ich zu irgendeinem Zeitpunkt eine Bemerkung über meinen Gips oder meine Schwierigkeiten mit den meisten Bewegungen. Mr. Carfax hatte die Klasse bereits vor den Sommerferien, als feststand, daß ich wieder zur Schule gehen konnte, kurz über meine Operation informiert. Das reichte aus, um die anfängliche und sogar verständliche Neugier zu stillen.

Nach dem ersten Tag in der Schule war ich völlig geschafft. »Nun erzahl schon, wie es war«, drängelte mein Vater, als er mittags auf dem Parkplatz auf mich wartete.

»Ging so. Mathe bei Herrn Gimrich, da muß ich höllisch aufpassen. In Englisch bin ich scheinbar ziemlich fit, jetzt zahlen sich die vielen Krimis aus.«

»Ich meinte eher deinen Rücken. Wie war das Sitzen?«

Schwierig war es, ziemlich schwierig. Schon um 11 Uhr, in der dritte Stunde, hatte ich Schmerzen bekommen. Ich hatte mir geschworen, den ersten Tag durchzuhalten, komme was wolle. Wenn ich schon am ersten Tag vorzeitig nach Hause ginge, wie sähe das denn aus?

»Der Rücken war auch in Ordnung. Jetzt muß ich mich aber erst ein bißchen hinlegen.«

Das Mittagessen nahm ich an diesem Tag wieder im Liegen zu mir. Ich lag auf meinem Bett, der Teller stand im

Bauchloch. Links hielt ich den weißen Handspiegel, mit der Gabel in der rechten Hand pikste ich die Spiralnudeln auf, die ich vorher gründlich mit meiner Lieblingstomatensauce gemischt hatte. Ich war völlig erschöpft, gleichzeitig aber sehr glücklich. Ich durfte wieder zur Schule gehen. Heute nachmittag mußte ich mich mit den Hausaufgaben beschäftigen. In Französisch drohte schon bald der erste Grammatiktest. Ich gähnte. Was war ich müde. Kaum hatte ich gegessen, fielen mir die Augen zu.

Torsten klopfte auf meinen Gips.

»Aufwachen, das süße Leben ist vorbei.« Er hatte den Teller von meinem Bauch genommen und in die Küche getragen. »Willst du keine Hausaufgaben machen?«

»Gleich«, knurrte ich. »Erst noch ein bißchen schlafen.« Die vielen Eindrücke, die fremden Menschen, der neue Lernstoff heute vormittag: Ich mußte erst wieder neue Kräfte sammeln.

Am späten Nachmittag war ich munter genug, mich mit französischen Vokabeln und den vertrackten Mathematikaufgaben zu beschäftigen. Ich hatte mir den grauen Hocker geholt und saß wieder, endlich wieder, an meinem Schreibtisch.

Jetzt waren meine Tage ausgefüllt. Vormittags Schule, dann nach Hause, essen und erst mal liegen. Es gab Tage, an denen kam ich den ganzen Nachmittag nicht wieder hoch. Der Rücken schmerzte. Fünf oder sechs Schulstunden können enorm anstrengend sein, besonders wenn man sie in einem engen Rumpfgips verbringt. Schließlich sollte ich nicht nur dasitzen, ich mußte auch noch denken.

Meine Hausaufgaben erledigte ich häufig auf dem Bett. Im Liegen zu lernen, war mir mittlerweile in Fleisch und Blut übergegangen. Mit dünnen Filzschreibern und Bleistiften konnte ich kopfüber schreiben. Vokabeln und Formeln ließen sich hervorragend in dieser Position pauken. Ich entwickelte die Methode weiter, die ich mir während des Hausunterrichtes angeeignet hatte und mit der ich selbst während meines Studiums noch arbeiten sollte. Statt nur die einzelnen Vokabeln zu lernen, prägte ich mir die Buchseite ein, auf der sie standen. Befand sich das Wort in der linken, der mittleren oder der rechten Spalte? Welches Wort stand darüber und welches folgte? Vokabellernen konnte direkt Spaß machen und war auf diese Weise ausgesprochen effektiv.

Schnell beantwortet war jeden Morgen die Frage »Was ziehe ich heute an?« Zur Auswahl standen mir zwei Jeans, vier Hemden, drei Pullover. Es war unmöglich, modische Kleidung zu bekommen, die über den Gips paßte. Kurzerhand eignete ich mir zwei Hemden meines Vaters an. Die waren schön weit und lang. Ich konnte die Ärmel aufkrempeln und zur Abwechslung mal ein buntes Tuch um den Hals schlingen.

Ich lernte, mit Kleinigkeiten glücklich zu sein. Eines Tages fiel mir eine Ausgabe der Frauenzeitschrift »Brigitte« in die Hände. Als Extra wurde in dem Heft ein Bogen mit Aufbügelbildern angeboten. Es waren orientalische Motive. Ich griff zum Bügeleisen und fortan schmückten zwei Kamele die Brusttasche meines tomatenroten Hemdes. Ich liebte dieses Hemd über alles, denn jetzt besaß ich nicht irgendein langes Hemd an – ich trug ein einmaliges, von mir selbst verschönertes Stück.

»Nächsten Sonntag treffen wir uns bei mir im Garten«, verkündete Mr. Carfax am Ende einer Englischstunde. Er wollte mit uns eine echt englische Teestunde zelebrieren, mit hauchdünnen Gurkensandwiches, Scones und natürlich viel Tee mit Zucker und Milch. »Hier habe ich aufgeschrieben, wo ich wohne und mit welchem Bus ihr zu mir kommen könnt.« Ein Stapel Papier machte die Runde, jeder nahm sich ein Blatt.

»Für mich nicht«, sagte ich zu Friederike, die mir eine Fotokopie auf mein Englischheft legte. »Ich kann nicht kommen.«

»Wieso das denn nicht? Hast du keine Lust?«

Natürlich hatte ich Lust. Ich wäre sehr gerne dabei gewesen. Einen Teenachmittag, den wollte ich mir nicht entgehen lassen. Aber wie sollte ich hinkommen? Ich wußte, daß mein Vater arbeiten mußte, und den Bus konnte ich noch nicht benutzen. Einmal bestand die Gefahr, angerempelt zu werden und zu fallen. Es kam hinzu, daß die Busse sehr unruhig fuhren, und die Erschütterungen taten meinem Rücken nicht gut.

»Ich kann einfach nicht hinkommen«, murmelte ich. Ich hatte keine Lust, Friederike alles im Detail zu erzählen. Und ich war so wütend, daß ich nicht teilnehmen konnte.

»Na, hier hast du trotzdem einen Zettel. Vielleicht überlegst du es dir noch.« Friederike schob das Blatt in mein Heft.

Ich brütete vor mich hin. Irgendwie fand ich das ungerecht. Nur weil es mir nicht möglich war, im Bus zu fahren ...

»Martina, ich habe mit meiner Frau vereinbart, daß sie dich Sonntag um halb vier abholt.« Mit diesen Worten unterbrach Mr. Carfax meine Gedankengänge.

»Ihre Frau? Wieso denn?«

»Den Bus wirst du wohl kaum nehmen können. Und dein Vater arbeitet doch sonntags häufig.« Das wußte er noch aus der Zeit, als er mich zu Hause unterrichtet hatte. Ich zögerte. Einerseits war ich froh, bei dem Klassentreffen mitmachen zu können. Andererseits wünschte ich keine Sonderrolle. Ich wollte nicht von der Frau meines Lehrers zu Hause abgeholt werden.

»Ich glaube nicht, daß ich so lange sitzen kann«, antwortete ich ausweichend. »Das ist immer noch sehr anstrengend.«

»Kann ich mir gut vorstellen«, erklärte Mr. Carfax. »Aber du hast doch den ganzen Sonntag vormittag Zeit zum Ausruhen.«

Schon, aber irgendwie wollte ich so eine Sonderrolle unbedingt vermeiden. Wie sollte ich das Mr. Carfax verständlich machen, ohne sein zweifellos freundlich gemeintes Angebot abzulehnen? Schließlich gehörte er zu den Personen, denen ich immer noch vertraute.

»Vielleicht spreche ich erst mal mit meinem Vater. Kann ja sein, daß er doch frei hat.«

»Genau, und wenn das nicht geht, holen wir dich ab.«

Natürlich hatte mein Vater nicht frei. In der nächsten Englischstunde verhielt ich mich so unauffällig wie möglich. Es bestand noch die Chance, daß Mr. Carfax die ganze Sache vergessen hatte. Doch da hatte ich mich geirrt. Als ich nach dem Klingeln meine Bücher in meine rote Leinentasche steckte, kam er direkt auf mich zu.

»Wie sieht es aus mit Sonntag, fährt dich dein Vater oder dürfen wir dich abholen?« Seine Frage war schon wesentlich vorsichtiger als gestern.

»Sieht so aus, als ob mein Vater Dienst hat.«

»Dann ist doch alles klar. Du hast meine Frau ja schon einmal gesehen. Sie holt dich um halb vier ab.«

Es ging nicht, ich konnte das Angebot nicht ablehnen. Und das war auch gut so.

Der Nachmittag entwickelte sich besser, als ich es zu träumen gewagt hätte. Wir trafen so früh bei den Carfax ein, daß niemand mitbekam, wie ich hingekommen war. Das war mir sehr wichtig. Nach einigem Probieren fand ich einen passenden Stuhl, auf dem ich es bequem eine Stunde lang aushalten konnte.

Es wurde ein fröhlicher Nachmittag, mit viel Gelächter, Gekicher und manchen Blödeleien.

»Willst du noch Tee?« Frederike stand auf, um ihre Tasse

erneut zu füllen. »Gerne, mit viel Milch.« Ich hielt ihr meinen Becher hin und freute mich, daß sie so unauffällig ihre Hilfe anbot. Es wäre mir schwergefallen, einfach mal aufzustehen, Tee einzuschenken und mich dann wieder zu setzen, ohne dabei zu kleckern. Es schien mir, als mache es Friederike nichts aus, mir den Nachmittag zu erleichtern. Ich hörte eine Weile den Gesprächen zu, nahm von den Ingwerkeksen und merkte, daß ich für meine neuen Mitschüler kein Fremdkörper mehr war. Für sie schien es normal und vollkommen in Ordnung, daß ich diesen Gips trug, in dem ich mich nur bedingt gut bewegen konnte. Sie hatten mich eben so kennengelernt und die Situation als gegeben akzeptiert. Das machte mir das Leben etwas leichter. Aber doch nur ein bißchen.

»War es denn wirklich so schlimm?« wollte Mr. Carfax wissen, als er mich am Abend zurückfuhr.

»Nein, nicht richtig schlimm. Aber ich möchte so gerne sein wie die anderen auch.«

Er nickte. »Bist du doch bald auch wieder. In einem Vierteljahr hast du alles überstanden. Und dann, das verspreche ich dir, darfst du gerne mit dem Bus zu uns kommen.«

Der sonntägliche Ausflug hatte mir Lust gemacht auf weitere Unternehmungen. Zwar hatte ich mir in den vergangenen vier Wochen ein für mich riesiges Stück Leben zurückerobert. Jetzt aber wollte ich noch mehr.

Seit fast einem Jahr war ich nicht mehr einkaufen gewesen. Ich malte mir aus, wie schön es wäre, durch die Stadt zu bummeln, hier zu schauen, dort stehenzubleiben. Und wenn es nur eine Stunde wäre, in der ich ganz allein entscheiden könnte, was ich tun wollte. Tagelang ging mir dieser Gedanke nicht aus dem Kopf. Es müßte doch möglich sein.

Wenn ich die Straßenbahn nähme, wäre ich in einer Viertelstunde mitten in der Innenstadt. Zudem hatte die Straßenbahn den Vorteil, sehr ruhig zu fahren.

Meine Mutter war nicht begeistert von der Idee, mich allein in die Stadt zu lassen.

»Wenn dir was passiert.« Sie zögerte.

»Laß es mich doch wenigstens probieren«, verteidigte ich meinen Wunsch. »Ich war so lange nicht alleine draußen.«

Torsten saß mit uns am Mittagstisch. Mir kam eine Idee. »Und wenn Torsten mich begleitet?«

Mein Bruder sah mich an. »Was soll ich denn machen?«

»Du kannst aufpassen, daß mich keiner anrempelt«, erklärte ich ihm. Er stieß keine Begeisterungsrufe aus, sagte aber auch nicht nein.

»Wir können gleich heute fahren«, fuhr ich fort. Ich hatte nur vier Stunden Unterricht gehabt und fühlte mich noch relativ frisch.

»Meinetwegen«, brummelte mein Bruder. »Aber nur zwei Stunden.«

»Klar«, versprach ich. »Mehr schaffe ich sowieso nicht. Also, erst gehe ich zur Buchhandlung Warnecke, dann bei Kohlmeyer nach Platten gucken, und außerdem muß ich bei Hartlaub sehen, ob die schon Schals für den Winter haben. Wenn ich dann noch Kraft habe, können wir doch noch ...«

»Halt, halt«, unterbrach meine Mutter. »Laß es mal langsam angehen. Wenn es heute gut klappt, kannst du nächste Woche wieder fahren.«

Die Worte waren Musik in meinen Ohren. Rasch aß ich auf und drängelte zum Aufbruch.

Torsten und ich hatten einen wirklich vergnüglichen Nachmittag. Er hatte alle Geduld der Welt und begleitete mich in jeden Laden, der mich lockte. Mehr als ein Dreivierteljahr hatte ich kein Geschäft betreten. Jetzt fühlte ich mich fast erschlagen von dem bunten Angebot, mit dem die Kunden gelockt wurden.

»Was meinst du, soll ich den roten Schal nehmen oder lieber den blauen mit den dunkelgrünen Kreisen?« Ich hielt die beiden Halstücher hoch, zwischen denen ich mich nicht entscheiden konnte.

»Weiß nicht.« Torsten zuckte mit den Schultern und zog ein weiteres Stück aus dem Angebot hervor. »Oder den hier?«

»Nein, keinen hellgrünen. Da sehe ich so krank drin aus. Einer von diesen hier soll es sein.«

»Nimm sie doch beide. Geld hast du genug.« Da hatte Torsten recht. Ich hatte mehr als neun Monate lang mein Taschengeld nicht ausgeben können und konnte mich jetzt wirklich verwöhnen.

»Ich weiß nicht.« Immer wieder wechselte mein Blick von einem Schal zum anderen. Ich fand zu keiner Entscheidung.

»Ich glaube, ich kaufe gar keinen. Wenn ich es mir anders überlege, kann ich sie vielleicht nächste Woche auch noch holen.«

Es war gar nicht nötig, etwas zu kaufen. Wichtig war für mich, über einen weiteren Teil meines Lebens wieder selbst bestimmen zu können.

»Wie du willst. Dann können wir jetzt nach Hause?«

»Gerne, ich bin auch total müde.«

Die Fahrt in die Stadt, das Gehen, der Lärm und die Wärme in den Geschäften, vor allem aber die vielen Menschen und das Stimmengewirr hatten mich sehr angestrengt.

Drei Wochen später wagte ich den ersten Ausflug ohne Begleitung. Der Erfolg bei meiner ersten Fahrt in die Stadt hatte mir Mut gemacht. Jetzt wollte ich Weihnachtsgeschenke für meine Eltern und meine Brüder kaufen.

»Ist das nicht noch ein bißchen früh?« fragte Friederike, als ich ihr in der Pause davon erzählte. »Wir haben erst Mitte Oktober.«

»Schon, aber ich muß am ersten Dezember zurück in die

Klinik. Der letzte Gips kommt runter. Mit ganz viel Glück bin ich Weihnachten wieder zu Hause. Dieses Jahr möchte ich gerne für jeden ein Geschenk haben.«

»Wir können uns doch in der Stadt treffen, was hältst du davon?«

»Meinetwegen. Aber erst will ich alleine los und gucken.«

Wir verabredeten uns für 17 Uhr vor der Buchhandlung, in der ich für Torsten Gitarrennoten kaufen wollte.

Meine Mutter war über das Treffen mit Friederike ganz glücklich.

»Na hör mal, so toll ist sie auch nicht«, bremste ich sie.

»Kann sein. Ich bin aber viel beruhigter, wenn du mit ihr zusammen zurückfährst.« Ihr war immer noch nicht wohl bei dem Gedanken, daß ich ganz allein in der Stadt unterwegs war.

Ich war an dem Nachmittag glücklich wie lange nicht. Diese Unabhängigkeit, dieses Gefühl von Freiheit. Der Gedanke, daß niemand wußte, wo ich mich wann aufhielt, auch wenn es nur in den Geschäften der überschaubaren Innenstadt war, berauschte mich förmlich. Es machte mir soviel Spaß, in Ruhe Geschenke auszusuchen, einfach nur zu schauen. Ich riskierte sogar einen Blick in die Fenster der großen Modegeschäfte. Wenn die Operation erfolgreich verlief, könnte ich schon bald hier einkaufen. Sorgfältig studierte ich die neue Mode. Was davon würde mir am besten stehen? Jetzt erschien mir alles besser als die weiten Jeans und die wenigen Hemden, mit denen ich mich arrangieren mußte.

Schon in den vier Jahren, in denen ich die Korsetts getragen hatte, hatte ich auf gut sitzende und richtig chice Garderobe verzichten müssen. Ich strahlte.

»Gute Laune?« Friederike stand vor mir.

»Und wie. Guck mal, wie gefällt dir die rotkarierte Bluse?«

»Ich weiß nicht. Ein bißchen brav.«

»Finde ich nicht. Ich glaube, die würde mir stehen. Zum Glück kann ich noch ein paar Wochen drüber nachdenken.«

»Laß uns gehen, ich friere.« Friederike zitterte in ihrer halblange Lederjacke. Seit einigen Tagen war es feucht und kühl. »Mistwetter«, brummte sie.

»Da geht's mir anders. Mir ist ziemlich warm. Kleiner Tip: Laß dir einen Rumpfgips machen, dann frierst du nie.«

Wir zogen los in die Buchhandlung und suchten Noten für moderne Gitarrenstücke.

Die Tage wurden immer kürzer. Vom 22. Oktober an zeichnete ich jeden Abend ein blaues Kreuz in meinen Kalender. Genau zwölf Monate war es her, daß ich in das Krankenhaus gekommen war. Jetzt konnte ich schon die Tage zählen, bis der letzte Gips abgenommen wurde. In den vergangenen vier Wochen hatte sich mein Leben sehr verbessert. Ich kam in der Schule gut mit, wenn ich auch manchmal starke Schmerzen beim Sitzen hatte. Die Herausforderung des Lernens lenkte mich gut ab. Ich war inzwischen dreimal in der Stadt gewesen, zweimal davon alleine. Die Geschenke für Weihnachten lagen in buntem Papier eingewickelt im oberen Fach meines Kleiderschrankes.

»Hast du irgendwelche Wünsche für deinen Geburtstag?«

Meine Mutter bügelte Hemden, ich kniete neben dem Schreibtisch. Das war eine Sitzposition, in der ich meinen Rücken zeitweise gut entlasten und nach dem langen Sitzen auf dem Stuhl die Rückenmuskeln am besten entspannen konnte.

»Wie wäre es mit einem Leben ohne Gips, mit stundenlangen Schaumbädern und richtig engen Hosen?«

»Das heißt, du willst Badeschaum und eine neue Jeans haben?«

»So in etwa. Nein, ehrlich gesagt weiß ich nicht, was ich mir wünschen soll.«

Noch ehrlicher wäre es gewesen zuzugeben, daß ich mich

wahnsinnig auf meinen Geburtstag freute. Es sollte mein vorletzter Tag im Gips werden. Für den 1. Dezember war der Krankenwagen bestellt, der mich in die Klinik fahren sollte. Am darauffolgenden Tag schon würde der letzte Gips entfernt und ich auf ein Leben ohne diese hemmende Hülle vorbereitet werden.

Andererseits fürchtete ich mich auch vor dem Tag. Zu viele Erinnerungen waren damit verbunden. Wäre ich nicht an meinem 15. Geburtstag operiert worden, hätte ich nicht das ganze Jahr im Gips verbringen müssen. Die furchtbaren Ängste, die immer wieder auftauchten, hätten niemals mein Leben bestimmt.

Der letzte Tag im November. Wieder hatte ich Geburtstag. Als ich um halb acht wach wurde, war es stockdunkel. Ich hörte, wie jemand über den Flur schlich und mit Papier raschelte. Heute mußte ich erst zur dritten Stunde in die Schule und hatte deswegen länger schlafen können.

Meine Gedanken wanderten zu meinem Geburtstag vor einem Jahr. Um diese Zeit hatte ich schon im Operationssaal gelegen. Genau ein Jahr war das her. Mir kam es vor, als sei es erst gestern gewesen. Ich konnte mich an jedes Detail erinnern: die wenigen Sätze, die ich mit dem Anästhesisten gewechselt hatte, ehe er mich mit einer Spritze in einen langen Schlaf versetzte; den Geruch der Gummimaske, die mir über das Gesicht gestülpt wurde.

»Bist du schon wach?« Torsten lugte zur Tür herein.

»Längst. Darf ich aufstehen?«

»Ja, aber laß dir Zeit.« Witzbold. Als wenn ich mich mal eben schnell hätte aus dem Bett schwingen können. Wie an all den Tagen zuvor schob ich mich quer übers Bett, drehte ich mich auf den Bauch und stemmte mich hoch. Ich warf mir den blauen Bademantel über, der auf dem Stuhl neben meinem Bett lag. Als ich die Tür zum Flur öffnete, war alles dunkel. Hinter der Glastür aber, die ins Wohnzimmer führte, sah ich einen schwachen Lichterglanz. Ich machte die Tür auf und sah meine Eltern und meinen Bruder, die hinter einer doppelstöckigen Schokoladentorte schon auf mich warten. Auf dem Kuchen brannten neben dem großen Lebenslicht in der Mitte 16 kleine, rosafarbene Kerzen. Für jedes Lebensjahr eine. Ein Geburtstagskuchen mit Kerzen, wie sehr hatte ich den im vergangenen Jahr vermißt. Der leuchtende Gruß hatte bisher jeden meiner Geburtstage eingeleitet. So auch jetzt wieder.

»Herzlichen Glückwunsch und daß im neuen Lebensjahr alle deine Träume in Erfüllung gehen.« Meine Eltern umarmten mich. Ich holte tief Luft und schluckte die Tränen hinunter, die in mir aufstiegen.

»Für alle Wünsche müßte das Jahr doppelt so lang sein«, sagte ich. Meine Stimme war recht zittrig.

»Du mußt die Kerzen auspusten«, drängelte Torsten. Ich atmete tief ein und schaffte es, alle Kerzen auf ein Mal auszublasen.

»Und jetzt darfst du die Geschenke öffnen.« Mein Bruder war mindestens so neugierig wie ich, was sich unter dem bunten Einwickelpapier verbarg.

Sorgfältig öffnete ich ein Päckchen nach dem anderen.

»So viele Bücher«, freute ich mich.

»Damit du im Krankenhaus genug zu lesen hast«, erklärte mein Vater.

Ich warf einen Blick auf meine Armbanduhr. Morgen um diese Zeit würde ich schon im Krankenwagen liegen, der mich in die Klinik bringen sollte. Mein Magen zog sich zusammen bei dem Gedanken, was dort auf mich wartete. Ich beschloß, diese Sorgen erst mal zur Seite zu schieben.

»Wenn ich mich jetzt nicht anziehe, komme ich am letzten Tag im Gips zu spät zur Schule. Das wäre mir doch sehr peinlich.« So schnell ich konnte, machte ich mich für den

Schultag fertig. Ich stülpte den Poncho über meinen Kopf und streifte die wollenen Handschuh mit den Inkamotiven über. Torsten nahm meine Büchertasche und ging zum Auto.

»Es hat ein bißchen gefroren, ich kratze schon mal die Scheibe frei.«

Draußen erwartete mich ein Tag, wie er novembertypischer nicht hätte sein können. Der Himmel bleigrau, die Luft sehr feucht. Ich fröstelte in meinem Gips.

Der Unterricht war für mich heute nur Formsache. Es gelang mir nicht, mich zu konzentrieren. So viele Monate wußte ich nun schon nicht, wie mein Rücken die Operation angenommen hatte. Hatte mich immer gedulden müssen, weil man beim Gipswechseln noch nichts Definitives hatte sagen können. Jetzt, wo die Stunde der Wahrheit fast zum Greifen nah war, brach in mir eine ungekannte Nervosität aus.

Zum Glück war am Nachmittag jede Minute ausgefüllt. Erst mußte meine Reisetasche gepackt werden.

»Welche Hose soll ich mitnehmen?« Unschlüssig stand ich vor meinem Kleiderschrank.

»Pack die engste ein. Und denk an einen Gürtel, falls die Hose doch zu weit ist.« Meine Mutter sortierte Unterwäsche, Blusen, Socken und Pullover in meine Reisetasche.

»Wollen wir jetzt deine Haare waschen?«

»Gerne. Am liebsten noch vor dem Kaffeetrinken, dann haben wir es hinter uns.«

Zum letzten Mal Haare waschen im Gips. Meine Mutter bereitete alles vor, die Schüssel, das handwarme Wasser in der Kanne, mein Lieblingsshampoo mit dem Duft nach frischen grünen Äpfel.

Ich legte mich über das Bett.

»Übermorgen wasche ich mir die Haare alleine. Haben wir genug Shampoo, Duschgel und Seife eingepackt?«

»Keine Sorge. Dein Vorrat ist so groß, der reicht für mehrere Wochen.« Meine Mutter lachte und trocknete meine Haare mit einem Frotteetuch ab. »Willst du die Haare schneiden lassen, wenn du wieder zu Hause bist?«

Ein Besuch beim Friseur war seit der Operation für mich ausgeschlossen gewesen.

»Ich weiß nicht. Jetzt sind sie so schön lang. Ich kann sie schon zu einem kurzen Zopf flechten.«

Nach einer Stunde war ich frisch gewaschen und geföont. Ich strich die Haare mit den Händen zurück. Mein Vater hatte währenddessen im Wohnzimmer den Kaffeetisch gedeckt. Noch konnte ich nicht wie die anderen auf den gepolsterten Eßtischstühlen sitzen, ich mußte mir den hohen Hocker holen lassen. Aber schon bald wollte ich mich auch bequem in der Sofaecke lümmeln.

»Auf zur letzten Tour«, begrüßte mich der Krankenwagenfahrer, als er am 1. Dezember vor unserer Haustür stand. Es war ein kalter Wintertag mit strahlend blauem Himmel.

»Soll ich nicht doch mitkommen?« Mein Vater stellte meine Reisetasche neben die Trage.

»Nein, laß mich das alleine machen. Vielleicht kannst du nächste Woche nachkommen.«

Ich wollte allein sein, wenn der Gips abgenommen würde. Schon jetzt wurde mir ganz mulmig im Magen, wenn ich daran dachte, wie mein Rücken wohl aussah. Zu viele Gefühle würde ich verarbeiten müssen, und das ginge allein am besten. Mein Vater war enttäuscht, tröstete sich aber mit dem Gedanken, mich in ein paar Tagen in der Klinik besuchen zu können.

Im Krankenhaus hatte sich wenig geändert. An einigen Fenstern klebten Faltsterne aus rotem Transparentpapier, in der Empfangshalle hing ein großer Adventskranz, den vier rote Kerzen schmückten.

»Wir haben in Zimmer vier ein Bett für dich«, sagte

Schwester Hannelore nach einem Blick auf dem Belegungsplan. »Ein Zweibettzimmer.«

Der Krankenwagenfahrer stellte meine Reisetasche ab und verabschiedete sich.

»Na, dann viel Glück für den großen Moment.«

»Danke, wünschen Sie mir vor allem gute Nerven.«

»Wozu brauchst du noch gute Nerven, du hast doch alles hinter dir.« Hannelore verstand mal wieder gar nichts.

Das Zimmer begrüßte mich mit den grauen Pferdedecken und dröhnender Musik. Ein Bett war für mich hergerichtet, auf dem zweiten lag ein schmales blondes Mädchen. Als es mich bemerkte, schaltete sie das Radio aus.

»Hallo, ich bin Martina. Meinetwegen kannst du die Musik ruhig anlassen. Bringt ein bißchen Leben in das Wintergrau«, sagte ich, als ich mich vorstellte.

Sie sah mich mit großen Augen an.

»Kommst du zum Gipswechsel?«

»Viel besser. Ich bin zum endgültigen Ausgipsen hier.«

Ich begann, meine Garderobe in den schmalen, braunen Schrank zu legen.

»Hast du es gut«, seufzte das Mädchen. »Ich muß erst noch operiert werden.«

»Gibt es schon einen Termin?«

»Dieses Jahr nicht mehr, wahrscheinlich im Januar oder Februar. Falls ich es hier so lange aushalte.«

»Wie lange bist du denn schon hier?«

»Zwei Wochen. Die längsten zwei Wochen meines Lebens.«

Sie schwang sich aus dem Bett, stellte sich vor den Spiegel und bürstete hingebungsvoll ihre taillenlangen hellen Haare.

»Übrigens, ich heiße Katja.«

Katja, das stellte sich schnell heraus, war eine ideale Bettnachbarin. Sie redete gerne, erzählte stundenlang von ihren

Freund, der zu Hause in Stuttgart auf sie wartete. Immer wieder löcherte sie mich mit Fragen, wie die Operation gewesen war und wie ich den Gips ertragen hätte. Ich hatte nicht den Mut, ihr die Wahrheit zu sagen. Hatte ich das Recht, ihr so wenige Wochen vor ihrer Operation den Optimismus zu nehmen? Vielleicht würde sie ganz andere Erfahrungen machen als ich. Ich wünschte es ihr so sehr.

»Morgen früh kommt der Gips ab«, sagte ich abends, als wir im Bett lagen.

»Aufgeregt?«

»Und wie. Schlimmer als bei jeder Prüfung. Weißt du, ich habe jetzt ein Jahr warten müssen auf das Ergebnis.«

»Hast du irgendeine Vorstellung, wie dein Rücken aussieht?«

»Keine, absolut keine. Ich habe so oft versucht, mir meinen Rücken vorzustellen, aber es gelingt nicht. Ich sehe einfach nichts.«

»Ich habe am meisten Angst vor fiesen Narben.«

»Die sind bestimmt nicht so schlimm. Die Hauptnarbe entlang der Wirbelsäule wurde bei mir innerlich vernäht, mit sich selbst auflösendem Garn. Nur an der Beckennarbe mußten die Fäden gezogen werden.«

Die Narben machten mir wenig Sorgen. In normaler Kleidung waren sie gar nicht zu sehen, höchstens beim Schwimmen könnten sie auffallen. In einem Prospekt für Bademoden aber hatte ich einen wunderschönen nachtblauen Badeanzug entdeckt, der genau entlang der Wirbelsäule einen Streifen Stoff hatte, aus dem an den Schultern die Träger wurden. Damit könnte ich die schlimmsten Verunstaltungen sicher verdecken.

»Schlaf schön«, wünschte mir Katja. »Und freu dich bloß, daß bald alles vorbei ist.«

Ich hatte gerade ein halbes Brötchen gegessen und einen

Schluck Fencheltee getrunken, als Schwester Hannelore am Morgen ins Zimmer kam.

»Martina, leg dich gleich ins Bett. Ich fahre dich zum Ausgipsen.«

»Ich kann doch zu Fuß hingehen.« Schließlich mußte ich nur den Gang hinunterlaufen, einmal links abbiegen und dann noch einmal zehn Meter geradeaus.

»Du mußt doch auch irgendwie zurückkommen. Willst du ohne Gips sofort den Weg zu Fuß zurücklegen?« Es war noch nicht mal 9 Uhr und ich hatte mir schon den ersten Tadel des Tages eingehandelt. Ich ließ den Rest des Frühstücks stehen und legte mich brav ins Bett. Schwungvoll steuerte Hannelore mich über die Flure bis in den Gipsraum.

»Rufen Sie bitte an, wenn Martina fertig ist«, kommandierte sie in den leeren Raum hinein. Hannelores durchdringende Stimme lockte Matthias aus dem kleinen Raum, in dem er seine Geräte lagerte.

»Keine Sorge, mich hat sie heute auch schon angeraunzt«, begrüßte ich Matthias.

»Wahrscheinlich meint sie es nicht so. Aber jetzt erst mal: Guten Tag.« Matthias schüttelte mir die Hand. »Wenn ich mich recht erinnere, kann ich dir auch noch nachträglich zum Geburtstag gratulieren. War doch gestern, oder?«

»Stimmt. Danke für die Glückwünsche. Paß bitte auf, daß ich mein neues Lebensjahr lebend genießen kann.«

Matthias hielt bereits seine kleine Motorsäge in seiner Hand und schloß sie an eine Steckdose an.

»Wie du siehst, sind meine Hände ganz ruhig.«

Ich schloß die Augen, als das kreischende Geräusch den Raum erfüllte. Die Vibrationen ließen meinen ganzen Körper erbeben. Erst sägte Matthias an beiden Seiten von den Hüften bis zu den Achseln, dann kamen die Schultern und der Hals dran. Mit einem sicheren Griff hob Matthias die obere Hälfte meines Gipses ab.

»Dreh dich bitte auf die linke Seite, dann ziehe ich den Gips unter dir weg«, forderte er mich auf.

Meinen linken Arm preßte ich dicht an meinen Körper, streckte das linke Bein aus, stellte den rechten Fuß auf und holte mit dem rechten Arm Schwung. Ich spannte alle Muskeln an und machte mich steif.

»Es ruckelt ein bißchen, wenn ich jetzt ziehe.« Matthias griff die untere Gipshälfte und zog sie nach und nach zu sich. Plötzlich lag ich ohne Gips. Ich spürte Matthias Hände an meinen Schultern und Hüften. Er drehte mich auf den Rücken.

»Geschafft.« Ein hellblaues Leinentuch wurde über mich gebreitet. »Der letzte Gips ist ab.«

Ich konnte es noch nicht ganz glauben. »Tut es dir leid?«

Matthias räumte sein Handwerkszeug zusammen. »Also, ich hatte mich gerade daran gewöhnt, deine Gipse zu wechseln«, gestand Matthias.

»Es macht dir Spaß, mich aus den stinkenden Dingern zu sägen? Hat dir schon mal jemand gesagt, daß du ein bißchen pervers bist?«

Matthias nickte. »Das meinen fast alle. Es macht mir aber nichts aus.«

Er hob meinen Kopf an und schob mir ein flaches Kissen in den Nacken.

»Weißt du, Tina, die Menschen denken sowieso, was sie wollen. Das kann ich nicht ändern. Du verhältst dich scheinbar normal, und die anderen haben ihre Meinung. Du machst etwas völlig Verrücktes, und sie denken sich ebenfalls ihren Teil. Also kann ich doch genauso gut machen, was ich wirklich will.«

Ich schaute ihm ins Gesicht. »War das Matthias' kleiner Kurs in Lebensphilosophie?«

»Lästere du nur. Du kommst auch noch dahinter. Bist doch ein ganz schlaues Köpfchen.«

»Das wollen wir hoffen.«

Nur interessierte mich im Augenblick etwas anderes viel mehr. Ich wollte endlich wissen, wie mein Rücken aussah. Ich hatte nicht genug Mut, Matthias zu fragen. Wenn ich nun nicht so gerade war, wie ich es mir vorstellte? Wenn die ganzen Qualen, die Schmerzen, die Ängste ohne Erfolg waren? Lieber wollte ich gar keine Antwort als eine negative.

»Du wirst gleich auf die Station gefahren«, holte mich Matthias in die Wirklichkeit zurück. »Ich habe angerufen, es kommt jemand.«

Eine Stunde später lag ich sauber wie schon lange nicht mehr in meinem Bett. Schwester Gabi hatte sich viel Zeit für mich genommen. Erst wurde ich mit verdünntem Waschbenzin gesäubert. »Damit der gröbste Dreck endgültig runtergeht«, erklärte sie.

Dann hatte sie eine Schüssel mit warmem Wasser und einer üppigen Portion Badeschaum gefüllt. Ich genoß das Wasser auf meiner Haut, den frischen Duft der Badelotion.

»Das ist wie noch mal Geburtstag«, freute ich mich.

Gabi nickte. »Kann ich mir gut vorstellen.«

Sie holte frisches Wasser, wusch alle Seifenreste ab und trocknete mich sorgfältig ab.

»Wenn du dich auf die Seite drehst, wasche ich dir auch den Rücken«, bot sie an.

»Ehrlich?« Ich war so sehr daran gewöhnt, hier in der Klinik nur mit dem Nötigsten versorgt zu werden, daß ich ihr kaum glauben konnte.

»Natürlich, wenn ich es doch anbiete.«

»Gabi, du bist ein Schatz.«

Ich war richtig glücklich. Behutsam drehte ich mich auf die linke Seite. Ich schloß die Augen. Wenig später spürte ich auf meinem rechten Schulterblatt einen feuchten Schwamm. Mit sanften Bewegungen strich Gabi über meinen Rücken.

»Wenn es weh tut, mußt du dich melden«, sagte sie.

»Es ist einfach himmlisch«, antwortete ich. »Kannst du bitte noch ein, zwei Stunden so weitermachen?«

Sie lachte. »Dir geht es ja wirklich gut. Ich habe einen viel besseren Vorschlag. Morgen kannst du duschen, solange du willst.«

»Oder solange das Wasser reicht«, kicherte ich.

Gabi trocknete meinen Rücken ab.

»Ich creme dich ein bißchen ein«, schlug sie vor.

Ich staunte. »Heute werde ich anscheinend richtig verwöhnt.«

Ich fühlte mich wohl und zufrieden. Trotzdem nagte in mir die Frage, wie mein Rücken aussähe.

»Gabi, sag mal, wie sieht mein Rücken aus?« Die Spannung in mir war inzwischen so gestiegen – ich mußte es einfach wissen. Diese Ungewißheit machte mich total kribbelig. Langsam bekam ich sogar Magenschmerzen.

»Dein Rücken sieht gut aus, richtig gut.«

»Sagst du das nur so, um mich zu beruhigen?« Mir fehlte noch der Mut, ihr zu glauben.

»Du spinnst doch«, fuhr Gabi mich an. »Warum sollte ich dich beruhigen? Du hast doch alles hinter dir. Der letzte Gips ist ab, und du hast einen schönen geraden Rücken. Sauber gewaschen und liebevoll eingecremt.«

Gabi drehte mich auf den Rücken. Sie sah mir in die Augen.

»Dein Rücken ist gerade, vertrau mir doch. Ich bringe dir nachher einen Spiegel, dann kannst du dich überzeugen.«

Ich schluckte.

»Du meinst gerade, wie ein ganz normaler Rücken?«

Gabi setzte sich auf die Bettkante.

»Nicht wie ein normaler Rücken. Du weißt doch, daß du niemals einen normalen Rücken haben wirst. Aber du bist gerade. Wenn du ein T-Shirt oder eine Bluse trägst, sieht kein Mensch deine Skoliose.«

Mir kamen die Tränen.

»Aber bestimmt habe ich eine eklig dicke Narbe?« schluchzte ich.

So ein Mist, ich hatte mir doch vorgenommen, vollkommen gelassen zu bleiben, egal wie das Ergebnis aussah. Jetzt überwältigten mich meine Gefühle doch.

»Natürlich hast du eine Narbe. Schließlich mußten die Ärzte irgendwie an deine Wirbel herankommen. Menschen haben leider keine Reißverschlüsse.«

Unter Tränen mußte ich grinsen.

»Hier«. Gabi drückte mir ein Tempotuch in die Hand. Ich schneuzte mich.

»Die Narbe ist sehr lang, sehr dünn und ziemlich blaß. Fast so wie du.«

Ich protestierte. »Hör mal, ich bin vielleicht groß. Aber weder sehr dünn noch blaß.«

Allerdings hatte ich in dem einen Jahr, das seit der Operation vergangen war, einige Kilo Gewicht verloren. Ohne Gips fühlte ich mich nun tatsächlich ein bißchen mager.

»Deine Narbe ist es schon.«

Gabi klemmte sich die Waschschüssel unter den Arm, ging zur Tür und drehte sich noch mal um.

»Ruh dich ein bißchen aus«, riet sie mir. »In einer halben Stunde kommt Schwester Hannelore. Dann darfst du zum ersten Mal aufstehen.«

Aufstehen. Wieder ohne die schützende Gipshülle leben. Mich richtig waschen. Duschen, so oft ich will. Meine Haare jeden Morgen waschen und fönen. Enge Jeans anziehen und jeden Tag eine andere Bluse.

In meinem Kopf schwirrten die Gedanken. Auf einmal sollte all das wieder möglich sein, worauf ich so lange hatte verzichten müssen. Ich würde wieder mein eigenes Leben führen. Ich könnte alleine in die Stadt fahren, mir eine Cordhose kaufen, vielleicht einen bunten Schal, ich würde ins

Kino gehen, in der Pause mit den anderen auf der Treppe hocken ...

Schon der Gedanke an die vielen Möglichkeiten erschöpfte mich. Dabei sollte ich jetzt lieber meine Kräfte sammeln.

Kaum hatte ich mich ein wenig beruhigt, stand auch schon Schwester Hannelore vor meinem Bett.

»So, dann wollen wir mal.«

»Was denn?«

Ich stellte mich dumm. Mal sehen, was jetzt folgen würde. Irgendwie schien es mir auf einmal wichtig, das erste Aufstehen noch eine Weile hinauszuzögern.

»Du darfst jetzt aus dem Bett kommen.« Schwester Hannelore schlug die Bettdecke zurück.

Hannelore zog mir die Turnschuhe an, die ich bei meiner Ankunft in den schmalen Kleiderschrank gestellt hatte.

»Am besten stehst du genauso auf wie mit dem Gips.«

Da mußte ich ihr zustimmen. Eine andere Art des Aufstehens konnte ich mir gar nicht mehr vorstellen. Hatte es wirklich mal eine Zeit gegeben, in der ich mich auf meine Unterarme gestützt, die Beine aus dem Bett geschwungen und innerhalb weniger Sekunden auf der Bettkante gesessen hatte?

Aufstehen war für mich seit einem Jahr auch ein anderes Wort für »Arbeit«. Richtig harte Arbeit.

Ich drehte mich auf den Bauch, legte mich quer über das Bett, stellte meine Füße auf und drückte mich mit den Armen hoch. Mein Gott, war ich leicht. Ich mußte nur noch mein eigenes Gewicht hochstemmen, nicht mehr die vielen Kilo Gips, die mich in den vergangenen 12 Monaten umhüllt hatten.

Ich stand. Ich stand vor dem Bett und staunte.

»Es geht. Ich kann stehen.«

»Natürlich kannst du stehen. Du hast doch nichts an den Beinen.«

Typisch Hannelore. Immer nur den Sachverhalt sehen. Für mich war es ein kleines Wunder, so zu stehen.

Ich war so leicht. So herrlich leicht. Hannelore reichte mir meinen blauen Schlafanzug. Länger als ein Jahr hatte ich ihn nicht tragen können. Er war mein absoluter Favorit unter den Pyjamas. Blaue lange Hose, blaues Oberteil mit rundem Ausschnitt, auf der Brust einen zartgelben und einen blaßroten Streifen. Ich hatte ihn im Gips nicht getragen, denn alles, was ich darüber gezogen hatte, war schon bald unförmig und ausgeleiert. Das wollte ich dem Schlafanzug nicht antun. Lieber hatte ich so lange auf ihn verzichtet.

»Zieh dich erst mal an.«

Anziehen. Das hieß, ich müßte das Bett loslassen, an das ich mich immer noch klammerte. Ich müßte meine Arme nach oben strecken, in die Schlafanzugjacke schlüpfen, sie über meinen Oberkörper ziehen. Dann müßte ich mich bükken, um in die Hose zu steigen.

Unmöglich. Das ging noch nicht.

»Ich kann nicht loslassen«, wandte ich ein.

»Warum das denn nicht? Was soll dir schon passieren?« Hannelore wurde ungeduldig.

Was mir passieren sollte? So ziemlich alles. Mir konnte schwindlig werden, ich würde auf den Boden fallen und die Metallstäbe würden durchbrechen.

Meine Schultern konnten an den Stäben reiben, wenn ich die Arme zu weit nach oben streckte.

Das Metall würde splittern, sobald ich mich bückte.

Ach, ich konnte mir fast alles vorstellen, was passieren könnte. Hannelore nicht. Sie sah das sehr nüchtern. Ich stand neben meinem Bett und müßte etwas anziehen. Soweit stimmte ich ihr zu.

»Vielleicht nur die Jacke? Die Hose mache ich dann im Liegen?« Ein Vorschlag zur Güte.

Ich streckte meine Arme nach vorne. Hannelore schob die

Ärmel meines Pyjamas darüber. Langsam beugte ich die Arme und hob sie zaghaft an. Hannelore griff sich das Oberteil, zog es über meinen Kopf.

»Siehst du, war doch ganz einfach.«

Von wegen. Ich war völlig durchgeschwitzt.

»Am besten gehst du mal ein paar Schritte.«

Das hatte ich nun von meiner Kompromißbereitschaft. Gehen, allein gehen. Ohne Gips durch das Zimmer. Ich schluckte. Ob ich das wirklich schaffen würde? Ich schob ein Bein nach vorne, zog das andere nach. Tatsächlich, ich fiel nicht um. Allerdings sah es ein bißchen lächerlich aus, so ums Bett zu schlurfen.

Bei den nächsten Schritten hob ich meine Füße an. Nur ein wenig, aber sie lösten sich eindeutig vom Boden. Ich hatte das Bett umrundet. Hannelore war zufrieden.

»Du kannst dich jetzt ruhig wieder hinlegen, ich helfe dir mit der Pyjamahose.«

Schon hatte ich das nächste Problem. Ich konnte mich doch nur von rechts ins Bett legen. Das bedeutete, ich mußte den ganzen Weg zurückgehen, etwas 15 Schritte. Und auf welche Art sollte ich ins Bett kommen?

»Wie denn?« fragte ich mit einem leicht jämmerlichen Ton in der Stimme.

»Du setzt dich aufs Bett und legst dich hin.« Hannelore, die Praktische, sah wieder kein Problem.

»Und wenn ich es so mache wie im Gips?«

»Meinetwegen.«

Ihr war alles recht, solange ich mich nur beeilte. Dabei begann ich gerade Spaß daran zu finden, so leicht im Raum zu stehen.

Im Schneckentempo bewegte ich mich zurück auf die andere Seite. Ich legte mich mit dem Oberkörper aufs Bett, drehte mich auf den Rücken, zog die Beine an und brachte mich in die richtige Position.

Ich war völlig erledigt. Mit sicheren Griffen half mir Hannelore in die Schlafanzughose. Ich zog die Decke bis ans Kinn hoch und wollte nichts als Ruhe haben.

Als ich wieder alleine war, betastete ich meine Rippen. Ziemlich mager, stellte ich fest. Ich ließ die Hand auf meinen Bauch ruhen, die alte Lage. Aber ich war jetzt zu neugierig für ruhiges Nachdenken. Ich wollte endlich mehr über meinen Rücken wissen. Gabis Aussagen hatten mir Mut gemacht. Vielleicht hatte sie die Wahrheit gesagt und ich hatte jetzt einen ziemlich geraden Rücken?

Zaghaft schob ich die rechte Hand unter meinen Rücken. Das fühlte sich ganz gut an. Zumindest flach. Flach war ein gutes Zeichen. Gegenprobe auf der linken Seite. Auch dort konnte ich nichts Ungewöhnliches spüren.

Eine halbe Stunde später bekam ich es aus ärztlicher Sicht bestätigt. Dr. Heisenberg betrat das Zimmer und forderte mich auf, das Bett zu verlassen.

»Du solltest ganz schnell lernen, wieder normal aufzustehen«, riet er mir, als ich vor ihm stand.

Was hieß normal? Ich war nicht sicher, ob ich mit der versteiften Wirbelsäule so aufstehen konnte, wie ich es die ersten 14 Jahre meines Lebens gemacht hatte. Ich hatte noch immer keine Vorstellung, wie ich jetzt leben sollte. Mit dem Gips hatte es sich anders verhalten. Der Gips verhinderte jede Bewegung, die von der Wirbelsäule ausging. Jetzt aber mußte ich lernen, mich so normal wie möglich zu bewegen, allerdings mit einer steifen Wirbelsäule. Ich konnte sie weder beugen noch drehen. Alle Bewegungen mußten aus der Hüfte heraus angegangen werden.

Dr. Heisenberg vertiefte sich in meinen Rücken.

»Sieht doch wunderbar aus«, murmelte er selbstzufrieden. »Sehr schön.«

»Sie meinen, ich bin richtig gerade?« Nun wollte ich endlich eine Antwort aus einem fachmännischen Mund.

»Deine Verkrümmung sieht dir niemand an«, versicherte er mir. »Die Entscheidung, deine Rippen um einige Zentimeter zu verkürzen, war eindeutig richtig.«

Was die Optik anging, hatte er zweifellos recht. Ohne die Rippenresektion wäre ich fast genauso schief gewesen wie vor der Operation.

In der Operation war meine Wirbelsäule viel weniger begradigt worden, als die Ärzte es vor dem Eingriff versprochen hatten. Durch die Versteifung mit den beiden Metallstäben war sie aber derart fixiert worden, daß sich die Skoliose nicht mehr verschlimmern konnte. Und wer mich heute in ganz normaler Kleidung sieht, kommt niemals auf die Idee, ich könnte eine verkrümmte Wirbelsäule haben.

Allerdings ist es gerade das teilweise Entfernen der Rippen, was mir weiterhin, auch mehr als 20 Jahre nach dem Einsetzen der Metallstäbe, häufig noch große Schmerzen bereitet. Immer wieder gibt es Tage, an denen ich kaum durchatmen kann. Bei jeder Bewegung schmerzen dann die Rippen. Die inneren Narben, die beim Zusammenwachsen der verkürzten Rippen entstanden sind, tun weh, sobald ich normal atme. Ich habe gelernt, flach zu atmen und in diesen Momenten jede körperliche Belastung zu vermeiden.

Der Arzt drückte mir ein Blatt Papier in die Hand.

»Hier habe ich aufgeschrieben, was wir in den nächsten Wochen mit dir machen.«

Für heute reichte es. Ich durfte mich wieder ins Bett legen und genoß das sehr. Es war ziemlich anstrengend, ganz ohne Gips zu stehen.

Katja setzte sich auf mein Bett. Sie zog die Füße hoch und öffnete eine Packung Dominosteine.

»Hier, probier mal, hat meine Mutter mir geschickt.«

Ich nahm einen der mit dunkler Schokolade überzogenen Leckerbissen.

»Gut. Aber garantiert nicht kalorienfrei.«

»Genau das richtige für die kräftezehrenden Dinge, die dir bevorstehen. Zeig mir mal den Zettel.«

Sie nahm das gefaltete Blatt von meinem Nachtschrank.

»Gymnastik mußt du machen, und Atemübungen, außerdem sind Schwimmen und Beschäftigungstherapie aufgeführt.«

Ich stöhnte. »Nein, bitte nicht.«

»Was ist denn so schlimm daran?« Katja konnte mich nicht verstehen.

»Ich will nicht schon wieder einen Papierkorb flechten. Du müßtest mal den sehen, den ich im vergangenen Jahr hier gemacht habe. Grauenhaft.«

»Vielleicht steht diesmal etwas anderes auf dem Programm. Ich webe gerade eine kleine Tischdecke.«

»Finde ich auch nicht sehr attraktiv. Lieber Strohsterne oder Scherenschnitte, das kann ich mir schon eher vorstellen.«

Katja gab mir meine Pflichtenliste zurück. Für jeden Tag war vermerkt, was ich zusätzlich zu den regelmäßigen Übungen machen sollte. Am fünften Tag durfte ich mich zum ersten Mal auf den Bauch legen. Wird doch nicht so schwer sein, dachte ich mir. Aber da hatte ich mich gewaltig geirrt.

Auf dem Bauch liegen ist sehr anstrengend, wenn die Wirbelsäule nicht flexibel ist. Die Bauchlage erfordert eine gewisse Beweglichkeit des Rückgrats. Unwillkürlich hebt man den Kopf, wozu die oberen Brustwirbel bewegt werden müssen. Bei mir ist das unmöglich. Selbst nach den vielen Jahren kann ich nicht länger als eine halbe Stunde auf dem Bauch liegen. Zugegeben: daß es mir gelingen würde, 30 Minuten jemals in Bauchlage zu verbringen, davon habe ich während der Gipsentwöhnung nur träumen können.

Morgen früh würde das volle Programm beginnen, das mich auf ein Leben mit versteifter Wirbelsäule und ohne Gips vorbereiten sollte. Solche scheinbaren Selbstverständlichkeiten wie am Tisch zu sitzen mußte ich neu lernen.

»Kommst du mit zum Frühstück?«

Katja war schon fertig, als ich immer noch im Bett lag.

»Vielleicht ist es besser, ich esse hier.«

»Das hast du doch lange genug gemacht. Komm, zieh dich an, damit wir noch ein paar Brötchen abbekommen.« Katja ließ nicht locker,

Vorsichtig, ganz vorsichtig stand ich auf. Genau so, wie ich es die langen Monate im Gips gemacht hatte. Meine Zimmernachbarin stand an der Tür und grinste.

»Lach nur, wenn du erst im Gips bist, geht es bei dir auch nicht anders«, prophezeite ich ihr.

Ich schlich zum Waschbecken. »Eigentlich würde ich lieber duschen.«

»Nachher. Jetzt zieh dich doch zum Frühstück an.«

So schnell, wie Katja es sich wünschte, ging es nicht. Nacheinander, in aller Ruhe, griff ich nach Unterwäsche, T-Shirt, einer karierten Baumwollbluse aus der Zeit vor der Operation. Wirklich spannend wurde es bei der Jeans. Meine Mutter hatte mir meine Lieblingshose eingepackt, die ich seit dem letzen November nicht mehr hatte tragen können. Ich zog die hellblaue Hose hoch und knöpfte sie zu.

»Ich würde mal sagen, du darfst jeden Morgen zwei Brötchen extra essen«, meinte Katja, als sie sah, wie mir die Hose über die Hüften rutschte.

Ich suchte im Schrank nach dem Gürtel, den wir vorausschauend eingepackt hatten. »Ich würde eher meinen, Zeit für neue Hosen. Und jetzt laß uns gehen.«

Mein erstes Frühstück ohne Gips. Das Essen war so unspektakulär wie immer. Brötchen, Butter, viel rote Marmelade, Nougatcreme, Hagebuttentee und lauwarmer Kakao. Ich fühlte mich trotzdem wie bei einem Galadiner. Ich saß hier am Tisch, ohne Gips. Mein Rücken trug mich. Wenn ich mich zurücklehnte, fühlte ich die Stuhllehne an meinen Rippen.

Es war wirklich ein wunderbares Gefühl. Das noch sehr, sehr lange anhielt. Jedes Mal, wenn ich mich auf einen Stuhl setzte, genoß ich es aufs neue. Ich konnte sitzen, ganz allein und aufrecht. Kein Gips umhüllte meinen Körper, und meine Wirbelsäule war kräftig genug, mich zu tragen.

»Und jetzt gehe ich duschen.«

In meinem Gepäck befand sich neben einer großen Tube Duschgel auch ein Flasche Körperlotion. Schnell sagte ich Hannelore Bescheid, daß ich duschen wollte, dann zog ich mich in das Stationsbadezimmer zurück. Mich störte nicht, daß es dort ziemlich ungemütlich war. Sterile weiße Fliesen, eine riesige Badewanne, beigefarbene Gardinen, zwei Holzstühle, auf denen ich meine Kleidung und die Handtücher ablegen konnte. Am wichtigsten für mich war die Dusche. Ich hängte das Schild »Besetzt« an die Tür, stellte mich in die Dusche und drehte den Hahn auf. Minutenlang prasselte das Wasser auf meinen Körper. Ich hob meinen Kopf in den Wasserstrahl. Ein bißchen wärmer durfte es schon sein. Ich regulierte die Temperatur und fühlte mich wie ein junger Seehund, der sich in seinem Element tummelt.

Auch der Teil, der auf das Duschen folgte, war die reinste Freude. Erst hüllte ich mich in das flauschige Badetuch, dann kam die Körpermilch zum Einsatz. Nie wieder im Leben habe ich solche Mengen an Creme verbraucht wie in diesen Tagen in der Klinik.

Meine Haut hatte ein Jahr lang kein Wasser gesehen, hatte kaum Luft bekommen, war eingesperrt gewesen unter Baumwolltrikots, dickem Filz und mehreren Schichten Gips. Jetzt gönnte ich ihr jeden Morgen und jeden Abend eine ausgiebige warme Dusche und pflegte sie mit reichhaltigen Cremes. Mit jedem Tag wurde meine Körperhülle ein bißchen zarter, weicher und gesünder. Nach einer Woche fühlte ich mich in meiner Haut wieder richtig wohl.

»Ich kann nicht mehr.« Kaum zehn Minuten lag ich auf der Gymnastikmatte, schon floß der Schweiß. Ich sollte auf dem Rücken liegen, was ja noch einfach war. Aber die Bauchmuskeln anspannen und langsam beide Beine hochheben?

»Probier es noch einmal«, forderte mich Frau Monbach auf. Sie kniete neben mir und hatte eine Hand auf meinen Bauch gelegt.

»Du mußt nur die Bauchmuskeln anspannen.«

Sie hatte gut reden. Von wegen »nur«. Über ein Jahr hatten meine Muskeln geruht. Jetzt zeigte sich, wie schnell sie verkümmert waren. Auch meine Kondition war durch die mangelnde Bewegung auf dem Nullpunkt.

»Nur noch einmal.«

Ich konzentrierte mich auf meinen Bauch. Anspannen und die Beine heben. Wenigstens ein klitzekleines Stück.

»Es ist leichter, wenn du dabei weiteratmest«, riet mir Frau Monbach.

Sie hatte gemerkt, daß ich die Luft anhielt, sobald ich meine Muskeln anspannte. Ich versuchte es mal mit Atmen. Siehe da, es ging. Ich konnte gleichzeitig meine Übung machen und Luft holen.

Noch fünfmal beide Arme strecken, abheben und ganz langsam wieder senken, dann war ich für diesen Vormittag erlöst.

»Komm ruhig heute nachmittag wieder her. Der Raum ist nicht belegt, so daß du in aller Ruhe üben kannst.«

Ich quälte mich vom Boden hoch. Erst drehte ich mich auf den Bauch, dann zog ich die Beine an, um in den Vierfüßlerstand zu kommen, stützte mich schließlich mit den Armen ab und kam so zum Stehen. Alles drehte sich. Ich ließ mich vorsichtig auf der hellen Holzbank an der Wand nieder.

»Erst muß ich mich etwas ausruhen. Und dann habe ich Schwimmen.« Ich zog einen flauschigen Sweater über mein T-Shirt, rollte mein Handtuch zusammen und schlüpfte in meine Schuhe.

»Vielleicht komme ich nach drei. Ist das in Ordnung?«

Die Krankengymnastin, die schon die Matte für ihren nächsten Patienten zurechtrückte, nickte.

»Ich bin bis vier Uhr hier. Wichtig ist, daß du nicht allein übst. Dazu ist es noch zu früh.«

»Schau mal, wie das aussieht.« Es war Spätnachmittag, ich lag auf dem Bett. Mehr als ein Dutzend Mal hatte ich versucht, normal aus dem Bett aufzustehen, was immer »normal« jetzt für mich bedeutete. Nach mehreren vergeblichen Versuchen hatte ich einen Weg gefunden: Ich drehte mich auf die rechte Seite und stemmte mich mit dem rechten Arm zum Sitzen hoch. Jetzt führte ich Katja meine Künste vor.

»Sieht ganz gut aus, aber geht es nicht anders?«

»Wie denn anders?«

»Probier es doch mal so.« Katja legte sich aufs Bett und richtete sich auf, indem sie ihre Wirbelsäule krümmte, sich dann im Sitzen drehte und beide Beine auf den Boden stellte.

»Hast du gemerkt, daß du gerade deine Wirbelsäule bewegt hast?«

Katja schüttelte den Kopf. »Nein. An welcher Stelle denn?«

»Als du dich im Bett hingesetzt hast. Aber das kann ich nicht mehr. Paß auf, ich versuche es noch mal.«

Ich legte mich wieder hin, um einen weiteren Versuch zu starten.

»Verglichen mit dem, wie du es bisher gemacht hast, ist es schon sehr ›normal‹«, sagte Katja, um mir Mut zu machen. »Trotzdem mußt du bestimmt noch total viel üben.«

»Bestimmt. Dabei war die Gymnastik heute schon so anstrengend.«

Am nächsten Tag kam ich kaum aus dem Bett. Der Rükken schmerzte und der Bauch. Es war mir, als spürte ich jeden einzelnen der acht Haken, mit denen die Stäbe an meiner Wirbelsäule befestigt waren.

»Aua«, jammerte ich beim Aufstehen laut. »Ich fühle mich, als sei ich über Nacht um Jahre gealtert. Hoffentlich ist dem Metall nichts passiert.«

Meine größte Sorge war jetzt, daß ich eine falsche Bewegung machte und sich die Haken aus den Wirbeln drehten.

»Kann eigentlich nicht sein, da ist doch Knochen drumherum«, meinte Katja.

»Was glaubst du, was ich hier alles erlebt habe, was nicht sein kann«, knurrte ich zurück. Es hatte im vergangenen Dezember auch nicht sein können, daß mir das Gipsbett eine Druckstelle an der rechten Schulter verpaßte. Die Narbe der »Unmöglichkeit« war jetzt noch zu sehen, mindestens so deutlich wie die Wirbelsäulennarbe.

»Heute bitte nur sehr vorsichtige Übungen«, bat ich die Krankengymnastin. »Ich habe ziemliche Rückenschmerzen.«

Frau Monbach grinste. »Hervorragend. Ich würde es aber eher Muskelkater nennen. Das ist ein gutes Zeichen. Vergiß nicht, daß deine Muskeln ein ganzes Jahr geruht haben. Gestern hast du dich richtig angestrengt und deine Bauchmuskeln trainiert. Spätestens übermorgen ist der kleiner Kater, der dich ärgert, wieder verschwunden. Am besten hilft dagegen übrigens eifriges Turnen. Laß uns gleich anfangen.«

Mein nicht ganz ernst gemeintes Klagen half nicht. Ein bißchen genoß ich nämlich auch die Beschwerden, denn sie waren so herrlich normal. Keine Schmerzen vom stundenlangen steifen Liegen, sondern Beschwerden, weil ich mich kräftig bewegt hatte.

Ich ging die Turnerei jetzt mit einer anderen Einstellung an. Gymnastik, das war für mich immer ein Mittel gewesen, die Krankheit zu bekämpfen. Jetzt bedeutete jede Übung, dem alltäglichen Leben wieder ein Stück näher zu kommen. Je schneller sich meine Muskeln aufbauten, desto eher durfte ich nach Hause. Also war ich mit Feuereifer bei der Sache. Jeden Vormittag schwamm ich Runde um Runde in dem winzigen Becken unten im Keller. Schwimmen machte richtig Spaß. Ich lag so leicht im Wasser. Allein das Gefühl, rundherum vom Wasser umspült zu sein, kam mir immer noch wie ein Traum vor. Nach zehn Minuten mußte ich eine Pause machen. Ich setzte mich auf den Beckenrand und ließ die Beine baumeln.

Das erste Mal, als ich ins Schwimmbad durfte, war ein richtiger Feiertag. Seit ich als Kind unter der Anleitung eines rauhbeinigen, aber gleichzeitig ungeheuer netten Bademeisters schwimmen gelernt hatte, liebte ich das nasse Element. Wie oft hatte ich während der Zeit im Gips befürchtet, nie wieder schwimmen zu können? An manchen Tagen, an denen ich im Bett lag und wartete, daß die Zeit zerrann, waren meine Gedanken vorausgeeilt. Ich hatte mir vorgestellt, wie ich mich endlich wieder geschmeidig im Wasser treiben ließ. Ich pflügte durch die Wellen, kam mit kräftigen Armstößen rasch voran. Am Ende der Bahn hielt ich mich am Beckenrand fest, um vor einer weiteren Runde Atem zu schöpfen.

»Bist du für heute fertig?« Herr Adrian saß auf einem hellen Plastikstuhl vor seiner Bademeisterkabine. Es galt die Anordnung, daß niemand das Becken benutzen durfte, wenn er nicht dabei war. Das Schwimmbecken war zwar nur 1,50 Meter tief. Wer sollte da schon ertrinken? Aber ich verstand die Sicherheitsregeln.

Ich schüttelte den Kopf. »Nein, ich muß mich nur ein bißchen ausruhen. Gleich lege ich noch mal los.«

So schnell wollte ich nicht aufgeben. Ich holte wieder tief Luft und zog meine Runden, in einem gleichmäßigen Rhythmus. Ganz bewußt spürte ich dabei, wie ich meine Arme und Beine bewegte.

Vor meinem inneren Auge sah ich mich vor genau einem Jahr. Wie ich hilflos im Bett lag, kaum einen Arm heben konnte, um mir meinen Schnabelbecher vom Nachtschrank zu nehmen. Nichts hatte ich damals allein machen können, gar nichts. Jetzt ließ ich mich entspannt im Wasser treiben, gleich würde ich mich in aller Ruhe abtrocknen, mir meine Jeans, eine Bluse und die dunkelblaue Strickjacke anziehen. Ich würde erst mein rechtes Bein auf das linke legen, um mir den rechten Schuh anzuziehen, dann umgekehrt für den linken Schuh verfahren. Ich würde meine Haare trockenfönen, kämmen und mit einer knallroten Schleife im Nacken zusammenhalten.

Das alles dauerte noch sehr lange. Viele Bewegungen fielen mir schwer. Ich lernte erst allmählich, mich aus der Hüfte heraus zu bewegen. Aber ich gewann meine Unabhängigkeit wieder, eroberte mein eigenes Leben zurück. Bei so vielen Dingen, die ich jetzt tat, erlebte ich ein »erstes Mal«: das erste Mal wieder schwimmen, das erste Mal alleine sitzen, das erste Mal ohne Gips quer über das Klinikgelände zur Beschäftigungstherapie gehen. Alltägliche Kleinigkeiten waren neu und aufregend.

»Schau mal, die haben meine Eltern mir mitgebracht.« Stolz schwenkte Katja am Sonntagabend eine kleine Kamera. »Sogar zwei Filme sind dabei. Soll ich dich gleich mal fotografieren?«

Sie fuchtelte mit dem Apparat vor mir herum.

»Ich weiß nicht. Eigentlich lasse ich nicht gerne Bilder von mir machen.« Schon gar nicht so, in der weiten Jeans und ziemlich genervt von diesem Tag. Ich hatte mit meinen

Eltern vereinbart, daß ich an diesem Sonntag auf ihren Besuch verzichten würde. Mein Vater wollte in der nächsten Woche anreisen und ein paar Tage am Ort bleiben. Außerdem lebte ich sowieso nur dafür, in zwei Wochen zu Hause zu sein. Da konnte ich gut einen Sonntag ohne Besuch durchstehen.

Aber es war dann doch ein scheußlicher Tag geworden. Alle anderen hatten Besuch von ihren Eltern, zu manchen waren auch Geschwister oder andere Verwandte gekommen. Ich hatte keinen, mit dem ich einen Spaziergang über das Gelände machen oder einen ausführlichen Plausch halten konnte. Dazu herrschte kaltes, trübes Winterwetter, es wurde den ganzen Tag über nicht richtig hell.

Nach dem Mittagessen zwang ich mich, einmal den See zu umrunden, an dem ich im Sommer mit Tim in die Wolken geträumt hatte. Von Tim war vorgestern wieder ein Brief gekommen. Er hatte sich ein Mofa ins Zimmer gestellt. Zum Entsetzen seiner Mutter. »Ich zähle jeden Tag nach, wie lange es noch dauert, bis ich endlich wieder fahren darf«, hatte er in seiner typisch eckigen Handschrift, die ich nach so vielen Briefen fast so gut wie meine eigene lesen konnte, geschrieben. Immer noch schrieben wir uns mindestens zweimal pro Woche. Über alles, was uns in den Sinn kam.

Im Anschluß an den Spaziergang hatte ich es mir mit einem meiner Geburtstagsbücher auf dem Bett bequem gemacht. Es war so ein unerträglich ruhiger Tag gewesen, und jetzt stieg auch noch Heimweh in mir auf.

»He, war doch nur gut gemeint.« Katja zeigte Verständnis für meine schlechte Laune.

»Schon gut, ich weiß ja.« Ich dachte eine Weile nach. Vielleicht ist es später, in vielen Jahren, ganz nett, ein Foto aus dieser Zeit zu haben. Ein Bild, das mich nur wenige Tage nach dem Ausgipsen zeigt. Mit dem dokumentiert ist, daß sich die ganzen Anstrengungen und Qualen gelohnt haben. Moment mal, das ist doch die Idee.

»Würdest du auch meinen Rücken fotografieren?«

»Deinen Rücken?«

»Ja, genau. Machst du ein Foto von meinem Rücken?« Plötzlich war ich von dieser Vorstellung ganz begeistert.

»Wenn du das willst.«

Katja stellte an der Kamera die Entfernung ein, ich zog Pullover, Bluse und T-Shirt aus.

»Bitte nicht wackeln und schön geradestehen« hörte ich Katjas Stimme hinter mir. Sie drückte zweimal auf den Auslöser.

»So, das war's. Die Patientin darf sich wieder anziehen.«

Jetzt mußten wir nur noch jemanden finden, der den Film, der bei Katjas Vergnügen, alles und jeden zu fotografieren, schnell voll sein würde, zum Entwickeln brachte.

»Ich frage mal Gabi. Eventuell kann sie ihn in die Stadt zu einem Fotogeschäft mitnehmen«, schlug ich vor. Katja stimmte zu. Gabi sei sicher am ehesten bereit zu solchen Extraleistungen.

Montagabend drückten wir der Schwester den Film in die Hand.

»Donnerstag habe ich Spätdienst, dann bringe ich die entwickelten Bilder mit zurück«, versprach sie. Ich konnte es kaum abwarten, sie zu sehen.

»Wer will zuerst gucken?« Gabi schwenkte am Donnerstag wie besprochen die Papiertüte mit den Abzügen.

»Ich«, riefen Katja und ich gleichzeitig.

»Also machen wir es zusammen.« In aller Ruhe legte Gabi ein Bild nach dem anderen auf Katjas Nachttisch. Das Krankenhaus von außen, den winterlich verschlafenen See, Katja beim Turnen, ihre Eltern bei uns im Zimmer und dann endlich – mein Rücken. Ich nahm das Foto in die Hand. So also sah mein Rücken aus. Bisher hatte ich ihn nur mit Hilfe von Spiegeln und niemals vollständig betrachten können. Dank Katjas neuer Leidenschaft für die Fotografie hatte ich ihn jetzt in seiner ganzen Länge vor Augen.

Ein nahezu gerader Rücken. Die Narbe entlang der Wirbelsäule war leicht gerötet und nicht ganz gerade. Ziemlich genau in der Mitte zeigte sie einen kleinen Knubbel. Dort waren die Fäden aneinandergeknotet worden. Auf der rechten Seite waren meine Rippen nur sehr wenig stärker als links vor, Erfolg der Rippenresektion, die während der Operation durchgeführt worden war.

»Gefällt er dir, dein Rücken?«

»Ich fange gerade erst an, mich an ihn zu gewöhnen.« Ich konnte das Bild gar nicht aus der Hand legen.

»Wenn du es willst, kannst du es behalten. Ich schenke es dir«, meinte Katja.

»Ja, ich hätte es wirklich sehr gerne. Danke«, sagte ich lächelnd.

Das Foto stellte ich auf meinen Nachtschrank. Wieder und wieder schaute ich es an diesem Nachmittag intensiv an. Das also war mein Rücken.

Zehn Tage, nachdem ich von meinem Gips befreit worden war, kam mein Vater für vier Tage zu Besuch. Im Gepäck hatte er neues Duschgel und eine Familienflasche Körperlotion.

»Die kann ich wirklich am besten brauchen«, strahlte ich, als ich die Mitbringsel auspackte. Es war so eine ganz andere Stimmung als vor einem Jahr.

Mein Vater kam mich an diesen Tagen nachmittags besuchen, denn die Vormittagsstunden verbrachte ich mit Turnen und Schwimmen, manchmal auch mit Beschäftigungstherapie.

»Spürst du die Stäbe wirklich nicht?« Mein Vater konnte diese Tatsache ebensowenig glauben wie ich.

»Kein bißchen. Ich finde das ja auch selbst sehr eigenartig.«

Bis heute ist der Gedanke, zwei Stäbe in meinem Rücken zu tragen, die meine Wirbelsäule versteifen, an manchen Tagen sehr fremd für mich. Sie sind da, aber ich kann sie weder sehen noch spüren. Ich muß darauf vertrauen, daß sie mich tragen. Es ist keine Behinderung, die äußerlich sichtbar ist.

Mittlerweile habe ich auch gelernt, mich scheinbar normal zu bewegen. Kaum jemandem fällt auf, daß ich viele Bewegungen, die andere mit dem Rücken machen, aus der Hüfte ausführen muß. Wenn ich mich bücke, ist mein Rücken dabei quasi unbeteiligt. Die nicht versteiften Lendenwirbel geben mir einen Rest Beweglichkeit, in den meisten Situationen aber drehe ich mich aus der Hüfte heraus.

Auch das mußte ich in der Klinik erst lernen. Wobei es dafür kein spezielles Trainingsprogramm gibt. Der Körper ist so klug, daß er fast von selbst weiß, wie er sich helfen kann. Nicht immer und nicht in allen Situationen, aber in ganz vielen alltäglichen Momenten, wenn Bewegung gefragt ist.

»Ich finde es ein bißchen nervig, daß ich mich im Bett nicht normal umdrehen kann«, klagte ich einmal meinem Vater mein, zugegeben, recht kleines Leid.

»Vielleicht lernst du das noch. Frag doch mal Dr. Heisenberg.«

Letzteres wollte ich lieber nicht tun. Mein Ziel war ganz klar, Weihnachten zu Hause zu sein. Wenn ich jetzt mit zu vielen Fragen und Unsicherheiten ankam, sah ich die Gefahr, daß der Arzt meine Mobilisierungsphase verlängern würde. Schließlich war heute schon der 12. Dezember. Spätestens in zehn Tagen wollte ich die Heimreise antreten.

»Wilfried will sich einen Tag freinehmen, damit wir dich

in seinem Wagen abholen können«, eröffnete mein Vater mir am zweiten Tag seines Besuchs.

»Er hat das bequemere Auto.« Mein älterer Bruder hatte sich während des ganzen Jahres rührend um mich und meine Eltern gekümmert.

»Er war doch schon immer so um dich besorgt«, hatte meine Mutter gemeint, als ich sie auf diese Tatsache ansprach. »Wie oft hat er dich im Kinderwagen spazierengefahren. Und kannst du dich noch an die bunte Laterne erinnern, die er dir zum dritten Geburtstag geschenkt hat?«

»Keine Spur.«

In den vergangenen 15 Monaten war Wilfried immer da gewesen, wenn Hilfe gebraucht wurde.

»Meinst du, du schaffst die Fahrt im Auto?«

»Ich glaube schon. Außerdem bleibt mir doch gar nichts anderes übrig. Zugfahren halte ich für viel anstrengender.«

»Zumal wir unterwegs ein paar Mal umsteigen müßten«, ergänzte mein Vater.

Ich zählte die Tage bis Weihnachten und turnte, als hinge mein Leben davon ab. Ich wollte hier weg. Von dieser düsteren Krankenhausatmosphäre hatte ich genug. Aber ich mußte nicht nur Erfolge beim Turnen und Schwimmen vorweisen. Es war ebenso wichtig, daß ich mich im Alltag ausreichend bewegen konnte. Nur dann durfte ich nach Hause.

»Zappel doch nicht so rum.« Katja saß auf dem Bett und beobachtete mich, wie ich meine Schuhe anzog, an und aus, an und aus.

»Es wird schon klappen.«

»›Wird schon‹ reicht nicht, Katja. Es muß klappen. Sonst türme ich. Noch ein Weihnachten bleibe ich nicht hier.«

Sie hatte recht, ich war wirklich ziemlich nervös. In einer halben Stunde war Chefarztvisite. Heute würde Dr. Heisenberg entscheiden, wann ich entlassen würde.

Ich hatte mir geschworen, dieses Weihnachtsfest zu Hause zu feiern. Heute war der 21. Dezember. Wenn ich in 30 Minuten das Okay erhielt, könnte ich morgen schon fahren.

Allerdings mußte ich erst beweisen, daß ich mich ausreichend bewegen konnte. Schuhe binden war eine der Aufgaben. Also übte ich wie eine Besessene. Schuhe anziehen, binden, aufstehen. Schuhe wieder aufschnüren und ausziehen. Wieder anziehen, Schleife binden, aufstehen. Es wurde mir nicht langweilig, diesen an sich öden Vorgang zu üben.

»Paß bloß auf, daß du nachher nicht zu nervös bist und nicht mehr weißt, wie eine Schleife geht.« Katja machte sich lustig. Sie hatte gut reden. Ihre Reisetasche war schon gepackt, ihre Eltern würden heute nachmittag kommen, um sie abzuholen. Katja sollte Ende Januar operiert werden. Über die Feiertage wurde ihre Vorbereitung für die Operation unterbrochen.

Voller Elan riß Dr. Heisenberg die Tür auf. Ihm folgten der Stationsarzt, ein neuer Assistenzarzt, der vor drei Wochen hier seinen Dienst angetreten hatte, Stationsschwester Beate und zwei weitere Schwestern. Zunächst galt ihre ganze Aufmerksamkeit Katja. Sie bekam Anordnungen, wann sie sich nach Neujahr wieder in der Klinik einfinden mußte. Außerdem wurde ihr mit Nachdruck angewiesen, jeden Tag zu turnen und regelmäßig zu schwimmen. Ich fragte mich, wo sie in ihrem Heimatort ein Schwimmbad finden würde, das zwischen Weihnachten und Neujahr geöffnet hatte. Lange konnte ich diesem Gedanken nicht nachhängen, denn die ganze Prozession in Weiß wandte sich mir zu.

»Ich habe gehört, du möchtest nach Hause.« Dr. Heisenberg warf einen Blick in meine Krankenakte, die Schwester Beate ihm aufgeschlagen reichte.

»Die letzte Röntgenuntersuchung war in Ordnung. Das Material sitzt gut, es hat sich auch nichts verschoben.«

Ich wagte kaum, mich zu bewegen. Bloß nichts falsch machen. Ich durfte auf keinen Fall ungelenk wirken.

»Wie kommst du im Alltag zurecht?« wollte Dr. Heisenberg wissen.

»Sehr gut. Ich kann mich problemlos anziehen, ich kann mir die Schuhe zubinden, alles geht ganz problemlos.«

»Hast du noch Probleme beim Sitzen?«

Was sollte ich sagen? Einerseits war das Sitzen weiterhin sehr anstrengend, und länger als eine Stunde hielt ich nicht durch. Aber würde er mich nach Hause lassen, wenn ich das zugab?

»Nur wenn ich sehr lange sitze, habe ich Schmerzen« war meine leicht ausweichende Antwort. »Es ist aber schon sehr viel besser als noch vor einer Woche«, fügte ich schnell hinzu.

Ich mußte meinen Oberkörper frei machen und mich bücken. Für einen Menschen mit einer versteiften Wirbelsäule gehört Bücken zu den schwierigsten Dingen. Normalerweise kann ich nur in die Hocke gehen, indem ich die Knie beuge. Jetzt sollte ich aber beweisen, daß ich meinen Oberkörper von der Hüfte aus nach vorne beugen konnte, ohne dabei das Gleichgewicht zu verlieren. Das hatte ich jeden Tag viele Male geübt. Zur Belohnung klappte es auch jetzt. Ich kam weit genug herunter, behielt aber meinen sicheren Stand.

»Das sieht doch ganz gut aus«, lobte Dr. Heisenberg. »Ich denke, es spricht nichts dagegen, daß du morgen nach Hause darfst. Komm aber bitte in einer Stunde noch mal zu mir, damit wir die Nachuntersuchungen absprechen.«

Nach Hause, ich durfte wirklich nach Hause!

Was auch immer jetzt noch gesagt oder geraten wurde, es ging an mir vorbei. Ich nahm es einfach nicht mehr wahr. Alles was ich wollte war, ganz schnell meine Eltern anrufen und die guten Neuigkeiten mit ihnen teilen.

»Mama, hier ist Tina.« Ich umklammerte den Telefonhörer. »Ich komme morgen nach Hause, hörst du.«

»Du kommst morgen nach Hause? Das ist ja wunderbar.« Meine Mutter hatte mich vorsichtig immer wieder darauf vorbereitet, daß eine Entlassung vor Weihnachten nicht hundertprozentig sicher war. Sie hatte mir die Enttäuschung ersparen wollen, falls es im letzten Moment nicht gestattet worden wäre.

»Wann kann Wilfried morgen hier sein?« wollte ich wissen.

»Er hat sich vorsorglich schon einen Tag Urlaub genommen«, erzählte meine Mutter. »Wahrscheinlich ist er schon am frühen Vormittag bei dir.«

»Auf keinen Fall nach dem Mittagessen«, forderte ich. »Ich habe hier oft genug gegessen, jetzt reicht es.«

»Was hat denn Dr. Heisenberg zu deinem Rücken gesagt?« wollte meine Mutter wissen.

»Ist alles in Ordnung. Ich erzähle dir das morgen abend in aller Ruhe«, versprach ich.

Jetzt war ich viel zu aufgekratzt, um lange Gespräche führen zu können. Ich wollte meine Sachen packen und mußte auch schon bald zum Abschlußgespräch.

»Es dauert noch einen Moment, Dr. Heisenberg hat gerade Besuch. Setz dich doch solange dort hin.« Frau Wichert bot mir einen Stuhl an. Die blonde Chefarztsekretärin ordnete die Papiere auf ihrem Schreibtisch.

»Ich habe gehört, du willst uns verlassen.«

Ich strahlte. »Ja, morgen schon. Ich darf endlich nach Hause.«

»Dieses Mal warst du doch gar nicht lange bei uns«, meinte Frau Wichert.

»Drei Wochen, lange genug«, entgegnete ich. »Überhaupt finde ich, daß ich während der ganzen Zeit zu lange hier war.«

Die Sekretärin sah mich an.

»Das kann ich gut verstehen. Es ist für euch alle sicher schwierig: zum einen die Operation, dann die weite Entfernung von zu Hause und wenig Besuch. Du bist bestimmt froh, daß du es alles hinter dir hast.«

Ich nickte. »Und wie.«

»Dr. Heisenberg wird mit dir gleich noch einen Termin für die Nachuntersuchung vereinbaren«, erfuhr ich weiter.

In etwa drei Monaten wolle er mich wieder sehen, sagte der Arzt dann in unserem Gespräch.

»Wenn etwas Außergewöhnliches auftritt, mußt du dich natürlich sofort bei uns melden«, betonte Dr. Heisenberg. »Ansonsten kannst du ganz normal leben. Du solltest noch ein bißchen vorsichtig sein bei ruckartigen Bewegungen.«

Ich wollte wissen, ob ich eine Bescheinigung darüber bekäme, daß meine Wirbelsäule mit Metall versteift ist.

»Wozu brauchst du die?« fragte der Arzt.

»Für den Fall, daß ich einen Unfall habe. Damit die Ärzte wissen, was mit mir los ist und was sie auf keinen Fall mit mir machen dürfen.«

Dr. Heisenberg schüttelte den Kopf.

»Das ist nicht nötig. Du bist jetzt gesund und kannst ganz normal leben. Wenn man deinen Rücken röntgt, ist das Metall doch gar nicht zu übersehen.«

Da hatte er sicher recht. Doch immer wieder stoße ich auf Probleme, wenn ich die Versteifung meiner Wirbelsäule erläutern muß. Etwa im Juni 1990, als ich einen Autounfall hatte. Mit meinem allerersten Wagen, einem roten Golf, fuhr ich an einer Ampel auf das vor mir stehende Fahrzeug auf. Zum Glück war die Geschwindigkeit relativ gering. Trotzdem zog ich mir jede Menge Prellungen zu, viele blaue Flekken und ein leichtes Schleudertrauma. Die Ärzte, die mich in einer Unfallklinik versorgten, standen ziemlich ratlos vor den Röntgenbildern meiner Wirbelsäule. Es sind nicht sehr viele Menschen durch Harrington-Stäbe versteift. Von daher fehlt den Medizinern, die sich nicht gerade die Wirbelsäule als Fachgebiet gesucht haben, oft die Erfahrung mit diesen Patienten.

Es ist für mich wenig ermutigend, wenn ich sehe, wie sich drei Ärzte die Aufnahmen meines Rückens ansehen und sichtlich unsicher sind, ob das Metall und die Versteifung verletzt wurden oder nicht. Eine kurze Erklärung über den Eingriff, die ich in solchen Situationen vorlegen könnte, würde das Problem sicherlich entschärfen.

Dr. Heisenberg und ich trennten uns mit dem Versprechen, daß ich im März zur ersten Nachuntersuchung käme. Für ihn war damit der Fall Martina Walter zum größten Teil erledigt. Er war eine Patientin los, die leider so gar nicht in sein Bild vom typischen Skoliose-Kranken gepaßt hatte und bei der zu viele Schwierigkeiten aufgetreten waren.

Für mich war zwar der Klinikaufenthalt fast beendet, aber die Operation war nur insoweit abgeschlossen, als die Wunden verheilt, der Stab mit dem Knochen verwachsen und ich nicht mehr im Gips war.

Den eigentlichen Teil der Operation, die endgültige und absolute Versteifung meiner Wirbelsäule, würde ich dagegen niemals hinter mir lassen. Mein ganzes Leben, wie auch immer es verlaufen würde, bliebe mein Rücken versteift. Niemals würde ich mich beim Einschlafen gemütlich zusammenkuscheln können. Ich durfte weder Tennisspielen noch Reiten. Beim Tragen mußte ich sehr aufpassen, daß das Gewicht nicht zu groß würde. Ich mußte alles vermeiden, bei dem ich fallen und damit die Wirbelsäule verletzten konnte.

Das alles hatte ich im Hinterkopf, als ich mich am Abend zum letzten Mal in der Klinik ins Bett legte. Meine Tasche war gepackt, auf einem Stuhl neben dem Schrank lagen die Sachen, die ich morgen anziehen wollte: blaue Jeans, hellrote Bluse, dunkelroter Pullover, dazu Wollsocken und knöchelhohe sandfarbene Boots.

Ich war so aufgeregt, daß ich nicht einschlafen konnte. Wie viele Abende hatte ich hier gelegen. Im Oktober vergangenen Jahres voller Heimweh und mit einer unbeschreiblichen Angst vor dem, was kommen würde. Zwei Monate später, nach der Operation, mit starken Schmerzen, immer angewiesen auf die Hilfe anderer. Kurz vor Weihnachten, als das Fieber stieg und ich am Lungenentzündung litt. Während der Feiertage, an denen ich so gern mit meinen Eltern und Geschwistern zu Hause gefeiert hatte. Meine Gedanken gingen auch zurück zum Jahreswechsel, an dem mir so bang ums Herz gewesen war. Dann der Abend im Januar, bevor ich endlich wieder nach Hause durfte. Es waren schwere Monate gewesen. Wenn ich zurückdachte, fielen mir viele Kleinigkeiten wieder ein.

Ich erinnerte mich an einen Abend Anfang November. Draußen war es schon stockdunkel, als wir uns um 18 Uhr zum Abendbrot trafen. Es gab fades Graubrot, wahlweise roten Tee oder wässerigen Kakao, Käseecken und statt Aufschnitt ausnahmsweise Teewurst. Wir saßen zu sechst am Tisch und fanden alle wenig Geschmack an dem Essen.

»Wer will noch Teewurst?« fragte Silke in die Runde. In ihrer Heimat gab es diese Wurstsorte nicht, und sie wollte sich den Rest sichern.

»Ich natürlich«, antwortete Stefan. Schneller als wir gukken konnten, hatte er die Streichwurst in seine Teetasse befördert, rührte kräftig um und nahm einen Schluck. Er verzog das Gesicht.

»Igitt«, schüttelte er sich. »Ich habe ja schon viel Tee getrunken, aber nie so ekligen. Nach Tee schmeckt diese Wurst nun wirklich nicht.« Nach einem ersten Moment der Verblüffung setzte ein Kichern ein, das den ganzen Abend nicht wieder aufhörte. Mit unserem Gegiggel trieben wir in jenen

Stunden alle Schwestern nahezu zum Wahnsinn. Sie konnten nicht verstehen, was wir daran so witzig fanden. Wir ehrlich gesagt auch nicht. Wir waren einfach nur Teenager, die einen Augenblick lang die Krankheit, das Klinikleben und die Gefahr vergessen wollten.

IX

Auch das war jetzt Vergangenheit. Ich hatte die Operation überlebt, ich konnte meine Beine bewegen, die 12 Monate im Gips hatte ich überstanden und auch darin war ich erfolgreich gewesen, in nur drei Wochen eine gewisse Beweglichkeit zu entwickeln. Nun mußte ich im wirklichen Leben bestehen.

»Wir haben dir ein Kissen mitgebracht, damit du bequemer sitzt.« Wilfried verstaute meine Tasche im Kofferraum seines Wagens. Mein Vater hatte es sich nicht nehmen lassen, mich gemeinsam mit meinem Bruder aus der Klinik abzuholen.

Noch schaffte ich es nicht, mich auf die Rückbank des Wagens zu setzen. Es fiel mir schon schwer, auf dem Beifahrersitz Platz zu nehmen: Ich beugte den Kopf, drehte mich aus der Hüfte so, daß ich fast gerade im Auto saß, dann zog ich meine Beine nach.

Ich war wütend. »Wenn das immer so lange dauert«, murmelte ich vor mich hin.

»Nun sei mal nicht so ungeduldig«, ermahnte mich mein Bruder, der das Kissen in meinem Rücken glättete. »Beim ersten Mal kannst du wohl kaum Wunder erwarten. Das wird schon besser werden.«

»Hoffentlich hast du recht.«

Wir fuhren los. Langsam steuerte Wilfried den Wagen über die lange Ausfahrt.

»Willst du dich noch mal umdrehen?« fragte er mich, bevor er sich in den Verkehr auf der Hauptstraße einfädelte.

»Lieber nicht. So toll war es hier nun wirklich nicht.«

»Bereust du es etwa?« wollte mein Bruder wissen.

»Was heißt schon bereuen.« So einfach war es nicht. »Ich muß doch erst mal sehen, wie ich jetzt mit dem Metall leben kann.«

»Schlimmer als im Gips wohl kaum«, meinte Wilfried.

»Anders, Wilfried, es wird einfach anders werden.«

Während wir über die Autobahn fuhren, erlebte meine Mutter zum zweiten Mal in einem Jahr Stunden, in denen sie zwischen Hoffen und Bangen schwankte. Sie wartete zu Hause auf unsere Rückkehr. Als wir in unsere Straße einbogen, sah ich sie schon am Fenster stehen.

Wilfried parkte direkt vor dem Haus.

»Na dann, willkommen zu Hause«, sagte er, als er mir die Wagentür öffnete. Ich stieg aus dem Fahrzeug. Erst ein wenig drehen, natürlich aus der Hüfte, die Beine nach draußen. Kopf beugen, um keine Beule zu riskieren, dann mit beiden Armen abstützen und aufstehen. Es ging erstaunlich gut und auch schon schneller als beim Einsteigen. Wahrscheinlich war es auch hier wie bei den meisten Dingen im Leben: Übung macht eben doch den Meister.

Meine Mutter stand wie hypnotisiert am Fenster. Sie fixierte mich, als ich aus dem Wagen kletterte. Zwar hatte mein Vater ihr beteuert, wie gut mein Rücken aussah. Er hatte ihr auch immer wieder gesagt, daß ich mich bewegen könnte. Aber sie konnte es erst im diesen Augenblicken glauben: Als sie sah, daß ich alleine, ohne Hilfe aus dem Auto aussteigen konnte, als sie sah, daß mein Rücken gerade aussah – am 22. Dezember 1977, einem grauen Wintertag kurz vor Weihnachten, fand sie ihre Antwort auf die Frage »War es richtig, Tina operieren zu lassen?«. Nichts konnte ihren

Mut, das große Wagnis einzugehen, besser belohnen als ich, die ich gerade war und gehen konnte.

Den ersten Abend zu Hause verbrachte ich in der Badewanne. Im Krankenhaus hatte ich zwar duschen können, so lange es mir Spaß machte. Jetzt wollte ich mich stundenlang im warmen Badewasser entspannen, umhüllt von einem süßen Duft und unter einer weichen Schaumschicht versinkend.

»Bist du schon ertrunken?« Meine Mutter kam ins Badezimmer.

»Keine Sorge, so tief ist das Wasser nicht. Aber ich glaube, ich komme raus. Das Wasser wird nämlich kalt.«

So elegant wie ich es schon konnte, stieg ich aus der Badewanne. Meine Mutter reichte mir ein dickes Paket.

»Hier, habe ich dir gekauft.«

»Weihnachten ist doch erst übermorgen.« Ich öffnete das Papier. Zum Vorschein kam ein fast bodenlanger weißer Bademantel aus Frottee, mit einer Kapuze und einem rot-weißgestreiften Paspelband an allen Rändern. Ich zog den Bademantel sofort an. Er paßte wie angegossen.

»Super, vielen Dank.« Ich bewunderte mich im Spiegel und strahlte.

»Und jetzt?«

»Jetzt will ich ganz gemütlich fernsehen«, sagte ich. In einer Ankündigung hatte ich gelesen, daß es heute abend einen richtig schönen Hollywood-Streifen gab mit Bing Crosby und Grace Kelly, »Die oberen Zehntausend«. Ich machte es mir vor dem Fernsehgerät auf dem Fußboden bequem und versank in die Welt der amerikanischen Traumfabrik. Grace Kelly sonnte sich anmutig unter einem heißen Sommerhimmel an einem nierenförmigen Swimmingpool und wußte nicht so recht, ob sie von einem Leben mit dem aufregenden und unkonventionellen Bing oder von ihrem langweiligen, aber sehr verläßlichen Verlobten träumen sollte. Ich saß hier im winterkalten Deutschland und träumte glücklich von einem neuen Leben, einem neuen Anfang.

Die erste Nacht ohne Gips im eigenen Bett. Leider schlief ich nicht so ruhig, wie ich es mir erhofft hatte. Ein paarmal wachte ich auf mit dem Gefühl, der Gips drückte.

»Gut geschlafen?« Mein Vater saß schon am Frühstückstisch.

»Nein, ich hatte immer noch das Gefühl, eingegipst zu sein.«

»Das gibt sich noch«, meinte mein Vater. »Das ist so eine Art Phantomschmerz, wie ihn auch Menschen haben, denen ein Körperteil amputiert wurde.«

Es sollte noch Wochen dauern, bis das Gefühl schwächer wurde. Selbst heute, mehr als 20 Jahre nach der Operation, gibt es Nächte, nach denen ich morgens wie gerädert aufwache, weil der – nicht vorhandene – Gips gedrückt hat.

»Ich brauche was zum Anziehen«, erklärte ich und strich Himbeermarmelade auf mein Brötchen. »Mindestens eine neue Jeans. Die alten Hosen sind viel zu weit.«

»Dann sollten wir heute vormittag einkaufen gehen«, schlug meine Mutter vor. »Nachmittags ist es in der Stadt unerträglich voll mit all den Menschen, denen heute erst einfällt, daß morgen Heiligabend ist.«

Mein Vater bot an, uns in die Stadt zu fahren. »Wenn ihr fertig seid, ruft kurz an, und wir vereinbaren einen Treffpunkt. Dann müßt ihr euch nicht in die vollen Bussen zwängen.«

Eine Hose wollte ich haben, dunkelblau und schmal geschnitten. Das war noch relativ einfach.

»Du brauchst auch irgendwas drüber«, setzte meine Mutter hinzu. »Die alten Sachen sind doch viel zu weit.«

Wir wechselten in die Abteilung mit Blusen und Pullover.

»Ob ich da was Passendes finde?«

»Hör mal, das Angebot ist wohl groß genug.«

»Stimmt, genau das ist ja mein Problem. Ich kann mich gar nicht entscheiden.«

Dann wählte ich doch eine beige Leinenbluse mit roter Stickerei aus, eine schlichte weiße Bluse mit Stehkragen und einen dunkelgrünen Nickipullover.

»Sie können die Sachen dort in der Kabine anprobieren«, wies uns eine Verkäuferin den Weg.

Ich zog mein altes kariertes Flanellhemd aus und die Leinenbluse über. Sie saß gut. Am Hals hatte sie einen runden Ausschnitt. Ich kam mir fast ein bißchen nackt vor.

»Wie findest du die?« Ich drehte mich in der Kabine vor meiner Mutter, und auf einmal drehte sich alles um mich herum. Vor meinen Augen wurde es schwarz.

»Ich glaube, mir wird schlecht«, stieß ich noch hervor, dann ließ ich mich auf den runden Hocker fallen, auf dem mein Hemd lag.

»Was ist denn los?« Meine Mutter sah mich besorgt an.

»Mir ist auf einmal so komisch.«

»Soll ich dir einen Schluck Wasser holen?«

Bloß nicht, dazu müßte sie weggehen und ich wäre allein in der Umkleidekabine. Das wollte ich auf keinen Fall.

»Geht gleich wieder. Irgendwie ist hier die Luft so schlecht.«

Ich atmete tief ein und aus und merkte, wie es mir besser wurde.

»Wahrscheinlich die Umstellung und die ganze Aufregung«, schwächte ich mein Problem ab.

»Zieh dich in Ruhe wieder um. Wir bezahlen die Bluse und den Nicki und lassen uns abholen. Bis Papa kommt, können wir irgendwo einen Tee trinken.«

Bei dem heißen, süßen Getränk kehrten meine Kräfte endgültig zurück.

»Weißt du, es ist alles noch so irreal für mich. Ich kann gar nicht glauben, daß wir hier sitzen und gerade eine Bluse, einen Pullover und eine Hose gekauft haben. Richtig modische Sachen, nicht so Säcke, die ich über dem Gips tragen mußte. Ich habe bis heute nicht geglaubt, daß ich das mal wieder kann.« Jetzt ließ Stück für Stück die ganze Anspannung nach, die mich seit dem Oktober vor mehr als einem Jahr gefangengehalten hatte. 15 Monate lang war ich von einer Angst in die andere gefallen. Hatte in einem Ausnahmezustand gelebt.

Jetzt merkte ich, wie sehr ich mich daran gewöhnt hatte und daß ein Teil von mir glaubte, jenes Leben sei Normalität.

Denn die Lebensumstände, wie ich sie jetzt erlebte, erschienen mir gefährlich. Der Lärm in der Stadt, die vielen Menschen, die warme Luft in den Geschäften, das hektische Treiben waren schlicht und einfach zuviel für meine Nerven. Ich hatte so lange in einer Welt der Ruhe und Vorsicht, des Ausruhens und Wartens gelebt, daß mir die Umstellung nicht von einem Tag zum anderen gelang. Selbst dieser Alltag, nach dem ich mich monatelang gesehnt hatte und der in den vergangenen Wochen ein Stück Lebendigkeit für mich gebracht hatte, schien mir auf einmal bedrohlich.

Weihnachten war selten ein so freudig überstrahltes Fest für uns alle wie in diesem Jahr. Wie unbedeutend waren doch die Geschenke. Wir waren alle unglaublich froh, daß die anstrengende Zeit ein Ende hatte und ich mit geradem Rücken und gesunden Beinen gemeinsam mit meinen Eltern und Geschwistern die Feiertage genießen durfte.

Die Tage bedeuteten auch eine Verschnaufpause zwischen den anstrengenden 15 Monaten, die hinter mir lagen, und der Rückkehr in das ganz normale Leben. Glücklicherweise schlossen sich noch die Schulferien bis Anfang Januar an. Jetzt stellte sich heraus, wie wichtig die Monate gewesen waren, in denen ich gelernt hatte, wieder zur Schule zu gehen, und in denen ich alleine oder in Begleitung zum Einkaufen gegangen war. Sie bildeten eine Brücke zwischen der Zeit, die ich nur mit mir allein verbracht hatte, und dem üblichen Leben eines 16jährigen Mädchens. Ich wußte nicht genau, was auf mich zukam. Würde ich wirklich ganz normal leben können? Oder waren die Einschränkungen durch die Versteifung doch zu groß?

Und überhaupt, was war schon ein »normales« Leben? 15 Monate lang hatten für mich Dinge zum Leben gehört, die nur die wenigsten Menschen kennenlernen und erleben. Gab es überhaupt so etwas wie Normalität? Was stellte ich mir denn darunter vor? Dinge zu tun, die so alltäglich waren wie duschen, alleine zur Schule gehen, sich nachmittags mit Freunden treffen, entscheiden, ob ich Lust habe, etwas zu unternehmen, unabhängig sein von der Hilfe anderer. Das alles war für mich schon Normalität. Und wenn dann auch noch der Traumprinz auf dem weißen Pferd mit wehenden Fahnen käme, der mich auf sein Schloß brächte ...

Er kam. Sogar schneller, als ich es mir je hätte vorstellen können. Er besaß weder Pferd noch Schloß, aber ein Herz, das für mich schlug. Er ließ mich ein ganz normales 16jähriges Mädchen sein, mit verrückten Träumen und dem festen Glauben an die Zukunft.

»Und rück und vor und Wechselschritt.« Wieso Wechselschritt? Daran konnte ich mich gar nicht erinnern, und die letzte Tanzstunde hatte doch erst vor einer Woche stattgefunden. Ich sah Sebastian an.

»Haben wir da was falsch gemacht?«

»Du warst nur ein bißchen zu schnell. Hör einfach stärker auf die Musik, dann funktioniert es gleich.« Er legte seinen Arm um meine Taille und zog mich enger an sich.

»Halt, ich kriege gar keine Luft mehr«, protestierte ich.

»So auf Distanz kann ich aber nicht tanzen«, sagte er lächelnd. »Komm, wir fangen noch mal an.«

Wir warteten auf den passenden Takt und drehten uns wieder über die Tanzfläche. Ich konzentrierte mich ganz auf die Musik und zählte im Geist mit.

Seit vier Wochen besuchte ich mit Sebastian den Tanzkurs.

»Hast du nicht Lust, tanzen zu lernen?« hatte er mich gefragt, schon bald nach unserem Kennenlernen.

»Lust schon. Aber ich bin mir nicht sicher, ob ich das kann.«

Tanzen, das bedeutete schnelle und sich ändernde Bewegungen. Ich war unsicher, ob ich mit meiner versteiften Wirbelsäule mithalten konnte.

»Wir können es doch einfach mal probieren. Wenn es nicht klappt, brechen wir den Kurs ab.«

»Ich denke drüber nach«, hatte ich versprochen, um Zeit zu gewinnen.

»Aber nicht zu lange, sonst sind die Anmeldezeiten verstrichen und wir müssen bis auf die nächsten Anfängerkurse im Herbst warten.«

Für Sebastian schien das alles so leicht. Meine Wirbelsäulenversteifung war für ihn ein Fakt, den er als ganz normal hinnahm. »Andere haben Sommersprossen oder Segelohren, du hast eben Metall im Rücken.«

Keine drei Monate waren vergangen, seit der letzte Gips entfernt worden war. Ich war gerade erst dabei gewesen, mich an mein neues Leben zu gewöhnen, als Sebastian wie ein Wirbelwind meine Gefühle und mein Leben durcheinanderbrachte.

»Heute nachmittag gehe ich mit Friederike in die Stadt.« Ich hatte gerade fünf Schulstunden hinter mir und fühlte mich taufrisch. Mittlerweile war Februar. Ich stand weiterhin jeden Morgen strahlend auf. Ich konnte duschen, anziehen, was ich wollte, ich durfte zur Schule gehen. Die Nachmittage waren ausgefüllt mit Hausaufgaben und Arbeitsgemeinschaften. Es gab immer noch Momente, in denen ich nicht glauben konnte, daß ich wirklich wieder so selbständig leben durfte. Jeder Tag war ein kleines Wunder.

Die Operation, das Jahr im Gips, meine Hilflosigkeit damals hatten mir beigebracht, bewußter zu leben. Es gab so viele Dinge, die ich früher als selbstverständlich hingenommen hatte. Seit dem Eingriff wußte ich, daß fast nichts selbstverständlich war. Ich genoß das Leben, allerdings auf eine eher sanfte Art. Bis aus den ruhig dahinplätschernden Tagen ein wirbelnder Strom wurde, der mich mitriß.

Ich saß mit Friederike im Café, als ihr Bruder mit einem Freund hereinkam.

»He, Bernd, wollt ihr euch nicht zu uns setzen?« Friederike winkte den beiden Jungen zu.

»Das ist Sebastian«, stellte Bernd seinen Begleiter vor.

Sebastian war sehr groß, sogar größer als ich. Er hatte dunkle, dichte Haare, trug eine silberne Pilotenbrille, hellblaue Jeans und einen dunkelroten Nicki. Auf den ersten Blick wirkte er ziemlich ruhig und sehr nett.

»Was habt ihr denn noch vor?« Bernd rührte in seinem Kaffee.

»Keine Ahnung. Eigentlich wollten wir nur ein bißchen Leute gucken«, antwortete ich. »Leute gucken« gehörte in diesen Wochen zu meinen Lieblingsbeschäftigungen. Einfach nur dasitzen und zuschauen, wie sich andere Menschen verhalten, welche Garderobe sie tragen, was sie sagen. Ich weiß, es ist unfein, bei fremden Gesprächen zu lauschen. Aber es ist sehr interessant.

»Wir könnten Schlittschuhlaufen gehen«, schlug Sebastian vor.

Tolle Idee. Schlittschuhlaufen stand ganz oben auf der Liste der Dinge, die mir verboten waren.

»Och nö, auf der Eisbahn ist es mir zu voll. Nachmittags sind da nur Kinder.« Friederike winkte ab.

»Bleiben wir doch einfach hier und trinken noch einen Milchkaffee.« Bernd hatte sich in den Stuhl gelümmelt und fühlte sich sichtbar wohl.

»Was trinkst du?« Sebastian wandte sich mir zu.

»Tee. Schwarz mit viel Zucker und Milch.« Schon damals war ich dem englischen Nationalgetränk verfallen.

Sebastian erzählte von der Schule. Er war ein Jahr älter als ich und ging ebenfalls aufs Gymnasium. Schule schien für ihn fast ein Alptraum zu sein.

»Kann ich nicht verstehen. Ich liebe es, zur Schule zu gehen.«

»Aber nur, weil du so lange nicht durftest«, fiel Friederike mir ins Wort.

»Wieso, warum durftest du denn nicht?« Jetzt war Sebastians Neugier geweckt.

»Ach, ich war eine Weile krank und ein paar Wochen im Krankenhaus. Ist aber kein sehr spannendes Thema.«

Ich hatte wirklich nicht vor, als erstes meine Operation mit ihm zu besprechen. Glücklicherweise vertiefte er das Thema nicht weiter. Nach einer halben Stunde stand ich auf. Ich hatte versprochen, spätestens um sechs zu Hause zu sein.

»Tut mir leid, ich muß los.«

Es tat mir wirklich leid. Denn ich hatte gerade gemerkt, daß ich zum ersten Mal dabei war, mich zu heftig verlieben. Jedesmal, wenn Sebastian sich an mich wandte, spürte ich dieses Kribbeln in meinem Bauch. Ich beobachtete genau, was er tat, wie er sich bewegte. Leider fehlten mir immer, wenn er mich ansprach, die Worte für schlagfertige Antworten. Ein für mich ungewohnter Zustand.

Am gleichen Abend saß ich an meinem Schreibtisch und

schrieb an Albert. »Ich habe den tollsten Jungen der Welt kennengelernt. Er ist absolut süß. Bestimmt findet er mich langweilig, blaß, uninteressant. Was kann ich denn schon Aufregendes erzählen?« In dem Jahr, das ich vornehmlich mit mir allein zugebracht hatte, hatte ich viele Erfahrungen nicht machen können. Ich war in keiner Discothek gewesen, hatte keinen anregenden Schüleraustausch hinter mir, ging nicht zur Reitstunde. Es hatte nur meine eigene, enge Welt gegeben. Warum sollte sich Sebastian da ausgerechnet für mich interessieren, wo es doch so viele normale Mädchen gab.

»Hat er dich schon angerufen«, wollte Friederike am nächsten Morgen in der Schule wissen.

»Wer?« Ich kramte in meiner Tasche und tat, als wisse ich gar nicht, wovon sie sprach.

»Na, Sebastian. Gestern abend hat er noch bei uns angerufen und nach deiner Telefonnummer gefragt.«

Mir fiel vor Schreck ein ganzes Bündel Hefte aus der Hand. Mein Puls schlug schneller. Während ich mich bemühte, alles wieder einzusammeln, bohrte Friederike weiter.

»Du fandest ihn doch auch ganz süß. Das habe ich genau gesehen.«

»Ging so. Ich finde, er ist ein bißchen neugierig und stellt zu viele Fragen.«

»Quatsch, der ist in dich verliebt.«

»Meinst du?« Ich wollte das lieber gar nicht erst glauben.

Was, wenn Friederike sich irrte und ich hinterher um so mehr enttäuscht war? Ich hatte keine Lust auf unerfüllte Hoffnung, auf Träumereien von Dingen, die nie kämen. Die Warterei hatte ich ein ganzes Jahr und länger gehabt. Jetzt wollte ich richtig leben.

Ich bemühte mich, ihre Euphorie zu dämpfen. »Würde mich wundern, wenn er sich meldet.«

»Aber du sagst mir sofort Bescheid, wenn er es doch tut«, drängelte Friederike.

Das konnte ich schon am nächsten Tag in der großen Pause. Am Abend hatte bei uns das Telefon geklingelt. Ich saß betont desinteressiert im Wohnzimmer und versuchte, mich auf einen Krimi zu konzentrieren.

»Tina, für dich. Ein Sebastian oder so.« Mein Bruder hielt mir den Telefonhörer hin.

»Hallo, hier ist Martina.«

»Ich bin's, Sebastian.«

Pause. Was kam jetzt?

»Störe ich dich bei etwas Wichtigem?«

»Nein, ich hänge nur vor dem Fernseher. Ich habe den ganzen Nachmittag für eine Matheklausur gelernt, da raucht mir noch der Kopf.«

»Bist du gut in Mathe?«

»Kann ich nicht gerade behaupten. Aber ich tue mein Bestes, um einigermaßen durchzukommen.«

»Hör mal, ich wollte dich fragen, ob wir vielleicht mal ins Kino gehen?«

»Meinetwegen.« Bloß keine Begeisterung zeigen. Ich bemühte mich, ganz gelassen zu bleiben. »Aber nicht in einen Western und auch keinen ›Krieg der Sterne‹.«

»Such dir was Schönes aus.«

Ich hatte keine Ahnung, was gerade im Kino lief. Kino gehörte für mich zu den Dingen, die so lange unerreichbar gewesen waren.

»Keine Ahnung, was läuft denn gerade?«

»Wenn du willst, schaue ich in der Zeitung nach und wir treffen uns am Dienstag um fünf im Kaffeestübchen.«

Das war dort, wo wir uns zum ersten Mal begegnet waren.

»Einverstanden«, sagte ich.

Ich verbrachte eine schlaflose Nacht. Jetzt gab es keinen Gips mehr, der mich am Schlafen hinderte. Es war die Aufregung. Hatte Friederike recht? War Sebastian wirklich in mich verliebt? Ich starrte an die Zimmerdecke, als könnte ich dort die Antwort lesen. Am nächsten Morgen war ich müde und schlecht gelaunt.

Wortlos ließ ich das Frühstück über mich ergehen, schnappte meine Büchertasche und machte mich auf den Weg zur Schule. Falls Friederike ausnahmsweise mal pünktlich käme, könnte ich sie noch vor der ersten Stunde abfangen. Sie huschte jedoch auf ihren Platz, als es längst zum Unterrichtsbeginn geläutet hatte.

»Tut mir leid«, flüsterte sie und drapierte ihre Hefte und Bücher auf dem Tisch. »Hat er angerufen?«

Ich nickte.

»Und? Erzähl schon.«

»Später«, zischte ich. Die Sache war mir zu wichtig, als daß ich sie flüsternd zwischen französischen Grammatikregeln klären wollte. »In der Pause.«

Wir konnten es beide kaum abwarten und stürmten beim Klingeln in die Cafeteria.

»Also, er hat gestern abend angerufen. Dienstag gehen wir zusammen ins Kino.«

»Super. Und was ziehst du an?«

»Hör mal, wir gehen ins Kino. Da ist es sowieso dunkel. Außerdem habe ich nicht die große Auswahl!«

Nach dem Ausgipsen hatte gar nichts mehr gepaßt. Die alten Hosen und Blusen waren viel zu weit, meine geliebten Pullover schlotterten um mich herum und sahen aus, als hätte ich sie mir geliehen. Erst nach und nach füllte sich mein Kleiderschrank mit neuer Garderobe. Ich genoß jedes Stück, das dazukam. Vergangene Woche hatte meine Mutter mir eine dunkelgrüne Cordhose gekauft. Sie saß richtig eng, war schön lang und hatte schmal geschnittene Beine. Endlich wieder Hosen tragen, die am Körper anlagen, das war immer noch ein Ereignis für mich.

»Irgendwas Schickes solltest du aber schon tragen«, quasselte Friederike weiter.

Ich zuckte mit den Schultern. »Wie wäre es mit dem beigen Rollkragenpullover?«

»Viel zu brav.«

»Wir wollen ins Kino, nicht in eine Nachtbar. Außerdem haben wir Anfang Februar, und draußen ist es bitterkalt. Ich habe kein Interesse, mir eine Erkältung zu holen.«

Damit war für mich die Frage der Kleidung erledigt.

»Wie du meinst«, maulte Friederike. »Aber komm hinterher nicht und beschwere dich, wenn es nicht geklappt hat.«

»Friederike, da soll nichts klappen. Entweder ist Sebastian in mich verliebt, dann ist es ihm völlig gleichgültig, was ich anhabe. Wenn er mich nicht mag, hilft mir auch die tiefdekolltierte Seidenbluse nicht.«

»So kann nur jemand reden, der ein ganzes Jahr lang Gips getragen hat. Das entschuldigt vieles.« Friederike grinste mich gutmütig an. »Darf es wenigstens ein bißchen Lippenstift sein?«

Sehr gerne sogar. Schon während der Monate im Gips hatte ich mich manches Mal mit Begeisterung geschminkt, einfach für mich. Es hatte mir die Zeit vertrieben, und wenn ich mich im Spiegel ansah, blickte mir statt eines stubenblassen Gesichtes ein wohlgetöntes entgegen.

Sebastian wartete bereits im »Kaffeestübchen«, als ich – pünktlich auf die Minute – ankam. Ich hatte mich für die dunkelgrüne Cordhose und einen weiten Shetlandpullover entschieden. Meine Haare hatte ich nach dem Mittagessen noch mal gewaschen, damit sie auch schön duftig über meine Schultern fielen. Sie waren inzwischen so lang, daß ich problemlos einen französischen Zopf hätte flechten können, den im Moment jeder trug, der modisch auf dem neuesten Stand war. Zwar fand ich die Frisur auch sehr, aber für mich war es wichtiger, meine offenen Haare zu spüren. Zu lange hatte ich auf dieses Gefühl verzichten müssen.

Sebastian strahlte, als er mich sah.

»Wenn du willst, können wir gleich los.« Er schnappte sich seine weiße Lammfelljacke und legte das Geld für den Milchkaffee neben seine Tasse. »Der Film fängt in einer Viertelstunde an. Es ist eine französische Komödie, ist das okay?«

Ich stimmte zu.

Bis zum Kino waren es nur wenige Minuten Fußweg. Ich schlug den Kragen meiner Jacke hoch und zog Handschuhe an. »Was für eine Kälte«, sagte ich.

»Finde ich gar nicht«, entgegnete Sebastian. »Genau das richtige Wetter für Februar.«

Da hatte er wahrscheinlich recht. Ich merkte immer wieder, daß ich seit dem Ausgipsen schneller fror als früher und als die meisten anderen Menschen. Durch den Gips war ich es gewöhnt, ständig eine wärmende Hülle auf der Haut zu haben. Mein Körper mußte mein erst wieder lernen, auf Kältereize normal zu reagieren.

An der Kinokasse zeigten wir beide unsere Schülerausweise und bekamen die preiswerteren Eintrittskarten ausgehändigt. Das Kino war schwach beleuchtet und gut beheizt.

»Hier wirst du kaum frieren«, meinte Sebastian.

Schon nach ein paar Minuten legte ich Jacke, Schal und Handschuhe auf den Nebensitz. Ich rutschte ein paar Mal in dem Kinosessel hin und her, ehe ich eine bequeme Sitzposition gefunden hatte.

Sebastian lümmelte sich derweil in seinem Sessel, zog die Beine an und legte den Kopf auf die Rücklehne. Das sah sehr entspannt aus. Leider war es für mich unmöglich. Da ich meine Wirbelsäule lediglich in den untersten Lendenwirbel noch bewegen konnte, saß ich selbst bei so lockeren Vergnügungen wie Kino immer aufrecht und absolut gerade auf meinem Platz.

Der Film gefiel mir nur mittelprächtig. Viele der Darsteller kamen mir eher wie Laienschauspieler vor. Aber das war auch gar nicht wichtig. Wichtig war, daß Sebastian seinen Arm um meine Schultern gelegt hatte. Ich schloß die Augen. Die Dialoge aus den Lautsprechern drangen nicht bis in meine Ohren. Ich saß hier im Kino, mit dem aufregendsten Jungen der Welt, und war einfach nur glücklich. Ich merkte, wie ich mich einen Schritt von der Vergangenheit entfernte. Es gab ein Leben nach der Operation, auch mit versteifter Wirbelsäule. Und ich war schon mittendrin. Ich war hineingegangen, ohne es richtig zu bemerken. Ein Leben, so ganz normal. Mit all den Dingen, die alle 16jährigen Mädchen der Welt tun. Ich atmete tief aus.

»Ist dir nicht gut?«

Ich machte die Augen auf und sah Sebastian an. »Oh doch, sogar sehr gut. Ich lebe nämlich, weißt du. Ich lebe ganz normal.«

Sebastian, der zu diesem Zeitpunkt noch nichts wußte von meiner Operation, von meinen Ängsten und Sorgen, sah mich etwas erstaunt an. Dann zog er mich näher heran und küßte mich ganz sanft auf den Mund.

»Darüber bin ich sehr froh«, murmelte er zwischen zwei Küssen.

Ich kniff mich in den linken Unterarm. Die Schmerzen verrieten, daß ich nicht träumte. Ich lebte einen Traum. Sebastian war wirklich in mich verliebt. Er ließ mich gar nicht wieder aus seinem Arm. Wenn jemand auf der Leinwand das Telefonbuch vorgelesen hätte, ich hätte es nicht gemerkt.

Er hielt mich auch noch eng umschlungen, als mich nach dem Kino zur Straßenbahn brachte. Es hatte angefangen zu schneien, und die Flocken tanzten vor unseren Gesichtern.

»Was hältst du davon, wenn ich dich morgen nach der Schule abhole?«

Ich zögerte. »Das ist schlecht. Ich gehe nachmittags in die Pantomimegruppe und bleibe über Mittag in der Schule. Es lohnt sich nicht, für eine Stunde nach Hause zu gehen.«

Ich sah die Enttäuschung auf Sebastians Gesicht.

»Und danach?«

»Danach muß ich Hausaufgaben machen.« Und mich ausruhen. Mittwochs, wenn sich die Arbeitsgemeinschaft fast übergangslos an der Unterricht anschloß, war ich abends völlig erschöpft. Oft erledigte ich dann sogar meine Hausaufgaben im Liegen. Das war aber kein Thema, das ich jetzt, auf die Bahn wartend, ansprechen wollte.

»Wir können uns am Freitag treffen. Da bin ich sowieso mit Friederike verabredet. Kommst du um vier ins ›Kaffeestübchen‹?«

Sebastian wischte die Schneeflocke weg, die sich auf meine Nase gesetzt hatte.

»Klar – das heißt, vielleicht bin ich bis dahin schon vor Sehnsucht gestorben.«

Ich lachte. »Keine Sorge, so schnell stirbst du nicht. Wenn du es gar nicht aushältst, darfst du mich morgen abend anrufen.« Telefonieren konnte ich auch im Liegen.

Ganz schnell und ganz selbstverständlich nahm Sebastian einen großen Platz in meinem gerade neu beginnenden Leben ein. Manchmal hatte ich Schwierigkeiten, innerlich dem Tempo meines äußeren Lebens zu folgen. Es war doch erst ein paar Wochen her, daß ich vor meinem Schreibtisch gekniet hatte, bei dem Gedanken an mein weiteres Leben von tiefen Zweifeln befallen. Jetzt tat ich so herrliche Dinge wie händchenhaltend im Schnee spazierengehen. Auch der Tanzkurs war eine der Aktivitäten, mit denen ich auf dem Weg ins normale Leben vorankam.

An einem ruhigen Nachmittag, an dem wir bei Sebastian

die neuesten Schallplatten gehört hatten, hatte ich ihm von meiner Operation erzählt. In dürren Worten hatte ich ihm die Fakten geschildert. Noch war ich nicht in der Lage, die ganze Geschichte zu erzählen. Davon zu berichten, wie sehr mich die Versteifung der Wirbelsäule geprägt hatte, welche Veränderungen in mir stattgefunden hatten. Es sollten noch viele Jahre vergehen, ehe ich mehr erzählte als »Also, ich hatte eine Operation, bei der wurde meine Wirbelsäule versteift. Danach war ich 12 Monate von der Hüfte bis zum Hals eingegipst, durfte vier Monate lang nicht sitzen, mußte ein Jahr mit der Schule pausieren und jetzt darf ich auf keinen Fall hinfallen«. Das war die Kurzversion, die diejenigen zu hören bekommen, von denen ich glaubte, es sei aus irgendeinem Grunde wichtig, daß sie von der Versteifung wußten. Diese Sachlichkeit war ein Schutz für mich, ein Schutz gegen die Geister der Vergangenheit, die irgendwo auf mich lauerten und mich zurückholten in die Zeit der Gefahren und Ängste. Auch Sebastian mußte mit dieser knappen Version leben.

Für ihn war es überhaupt nicht wichtig, ob ich eine gesunde oder eine versteifte Wirbelsäule hatte. Er ging mit dem Thema genauso sachlich um, wie ich es ihm geschildert hatte, wofür ich ihm sehr dankbar war. Es war nichts, was immer wieder angesprochen werden mußte. Er nahm es einfach hin und achtete gleichzeitig sehr darauf, daß ich nicht in Gefahr geriet. Das tat er so dezent, daß ich mich niemals eingeschränkt fühlte, sondern eher sicherer. Ich war froh, daß Sebastian so selbstverständlich mit mir und meiner Krankheit umging. Daß ich mich zu jedem Zeitpunkt in meinem Leben trotz der Wirbelsäulenversteifung als vollkommen normales Mädchen und Frau gefühlt habe und fühle, hängt zu einem großen Teil auch mit den positive Erfahrungen zusammen, die mir Sebastian vermittelt hat. Für ihn war ich wichtig, das Mädchen Martina. Ob ich da nun eine Narbe auf dem Rükken hatte und eine am Becken, ob meine Wirbelsäule mit Metall versteift war, was bedeutete das schon?

Meine Entscheidung, dem Tanzkurs zuzustimmen, war richtig, das zeigte sich bald. Meine Bewegungen waren nicht ganz so geschmeidig wie die der anderen Mädchen, aber das störte mich nicht.

»Zu anstrengend?«

»Nein, ich bin nur ein bißchen unkonzentriert. Nächste Woche habe ich einen Termin im Krankenhaus zur ersten Nachuntersuchung.« Ich bemühte mich, Sebastian die Situation zu schildern und gleichzeitig im Takt zu bleiben. »Ich erzähle es dir heute abend ausführlich.«

Während wir zur Bushaltestelle schlenderten, dachte ich wieder an die Untersuchung.

»Mußt du länger dort bleiben?«

»Nein, nur einen Tag. Ich bin ziemlich nervös, weißt du. Immerhin erfahre ich, ob das Metall noch fest sitzt und alles in Ordnung ist.«

»Hast du denn das Gefühl, irgend etwas stimmt nicht?«

Ich schüttelte den Kopf. »Es fühlt sich alles unverändert an. Nur diese Sorge, die ist eben doch immer mal wieder da.«

Sebastian drückte meine Hand.

»Wird schon alles in Ordnung sein, verlaß dich drauf.«

So dankbar ich ihm für seinen Optimismus war, es blieb trotzdem ein Unbehagen. Ich fühlte mich durch die erneute Fahrt in die Klinik in meinem jetzigen Leben gestört. Endlich war ich glücklich. Ich hatte meinen Traumprinzen gefunden und lebte mit ihm im Normalität. Das vergangene Jahr, das wollte ich aus meinem Gedächtnis streichen. Der Termin zur Untersuchung brachte mich knallhart in die Wirklichkeit zurück.

»Schnupper mal. Es riecht immer noch wie sonst.« Ich saß mit meinem Vater im Warteraum vor dem Sprechzimmer von Dr. Heisenberg. Vor einer Viertelstunde war ich schon zum Röntgen gewesen. Die Bilder hielt ich, sicher in einem braunen Papierumschlag verpackt, auf meinem Schoß.

Dr. Heisenberg bat uns herein und hängte die Röntgenbilder an die Leuchtwand. Mit scharfen Konturen zeichneten sich die beiden Stäbe und die acht Haken ab. »Das sieht sehr gut aus«, bemerkte der Arzt und klemmte ein Röntgenbild daneben, das im vergangenen Dezember gemacht worden war. Ich konnte die Bilder nicht deuten, aber es schien, als hätte sich das Material nicht verschoben.

»Hast du irgendwelche Beschwerden?«

»Nicht direkt. Allerdings habe ich öfter und schneller als früher Rückenprobleme.«

Vor der Operation hatte es mir nichts ausgemacht, sechs Schulstunden lang zu sitzen. Das war jetzt anders. Häufig schmerzte mir schon nach der vierten Stunde der Rücken. In den Pausen reckte ich mich, soweit es die Versteifung zuließ. Manchmal half es auch, wenn ich meinen Oberkörper in der Hüfte abknickte und nach vorne baumeln ließ.

»Das liegt zum größten Teil daran, daß du erst deine Muskulatur weiter aufbauen mußt«, erklärte Dr. Heisenberg. Nach dem Jahr im Gips waren die Muskeln zu schwach. Sie brauchten auch jetzt noch aktives Training.

»Ich gehe regelmäßig schwimmen.«

»Das ist das Beste, was du machen kannst. Beim Schwimmen ist die Verletzungsgefahr relativ gering, und du benutzt genau die Teile deiner Muskulatur, die für den Rücken wichtig sind.«

Auf die Idee, schwimmen zu gehen, hatte mich Sebastian gebracht. »Du wohnst doch so nah an diesem neuen Hallenbad, warum gehen wir da nicht mal hin?«

Zunächst bedeutet der Entschluß, daß ich einen neuen Badeanzug besorgen müßte. Mit dem alten dunkelroten Ding wollte ich mich nirgends zeigen.

»Ich sollte mir erst einen neuen Badeanzug kaufen«, wich ich aus. »Vor nächster Woche wird das nichts.«

Lange stand ich in der Abteilung mit Bademoden. Die meisten Sachen gefielen mir einfach nicht. Sie waren zu altmodisch. In der Überzeugung, daß Sebastian die Narbe häßlich finden mußte, suchte ich etwas wirklich Schickes, das sie möglichst verdecken sollte. Nachdem ich mehrere Einteiler anprobiert hatte, schlich ich mißmutig nach Hause.

»Was hast du denn gefunden?« Sebastian war am Abend vorbeigekommen.

»Nichts. Irgendwie paßt mir nichts richtig gut.«

»Hast du es mal mit einem Bikini versucht?«

Ein Bikini. Nicht im Traum hatte ich daran gedacht. Der würde nun wirklich meinen ganzen Rücken zeigen.

»Weißt du, ich habe doch die Narbe auf der Wirbelsäule. Da wäre ein Bikini wohl kaum das passende Kleidungsstück.«

Sebastian lachte. »Du kannst natürlich auch im T-Shirt schwimmen gehen. Ich fände allerdings einen Bikini besser. Glaubst du wirklich, alle starren nur auf deinen Rükken und suchen ihn nach eventuell vorhandenen Narben ab?«

Ich mußte schlucken. »Macht es dir denn gar nichts aus, wenn man meine Narbe sieht?«

»Erstens sieht sie bestimmt gar nicht so schlimm aus. Und zweitens – was glaubst du denn, was du mir bedeutest? Ich will doch keine Schönheitskönigin, ich will dich, ob mit oder ohne Narbe.«

Sebastian legte seine Arme um mich. »Sollen wir zusammen einkaufen gehen?«

Das wollte ich nicht. Diesen Schritt mußte ich alleine machen.

Bei meinem nächsten Besuch in der Bademodenabteilung war ich mutiger. Ich nahm drei bunte Bikinis mit in die Ankleidekabine. Ein dunkelgrüner gefiel mir besonders gut. Er hatte eine flott geschnittene Hose und ein schmales Oberteil, das im Rücken und im Nacken von je einem Träger gehalten wurde. Ich drehte und wendete mich vor den Spiegeln. Sah gut aus. Weil ich so viel Gewicht verloren hatte, konnte ich mir den Bikini auch leisten. Aber mein Rücken, der war damit zur Ansicht freigegeben. Fünf Minuten lang starrte ich mein Spiegelbild an. Die Wirbelsäulennarbe wurde immer blasser, die Beckennarbe war durch die Bikinihose verdeckt. Sollte ich es wagen? Sollte ich wirklich in diesem knappen Bikini zum ersten Mal mit Sebastian schwimmen gehen? An der Kasse zahlte ich 50 Mark für wenig Stoff, steckte die beiden Teile in meine Tasche und ging nach Hause.

»Wie wäre es mit Schwimmen, heute abend?« schlug ich Sebastian nachmittags vor.

Er grinste. »Im T-Shirt?«

»Warte einfach ab.«

Als ich in meinem grünen Bikini die Schwimmhalle betrat, drängte ich die letzten Zweifel einfach beiseite. Jetzt gab es kein Zurück mehr. Sebastian kraulte durch das Wasser auf mich zu. Ich setzte mich an den Beckenrand.

»Komm rein, es ist gar nicht kalt.« Er zog mich an den Beinen ins Wasser. »Außerdem willst du doch kein Aufsehen erregen. Wenn du am Rand sitzenbleibst, starren bestimmt alle auf deine Narbe.« Er grinste mich frech an.

»Spinner. So groß ist sie ja nun auch nicht.«

»Stimmt, ich weiß das. Aber du bildest dir schließlich was anderes ein.«

Ich stürzte mich auf Sebastian. »Sei nicht so frech. Die

meisten gucken nur, weil sie meinen neuen Bikini so toll finden.«

»Das ist er auch. Aber dich finde ich noch viel interessanter.« Sebastian zog mich enger an sich, küßte mich und ließ mich dann abrupt los.

»Wer zuerst am anderen Beckenende ist, hat einen Wunsch frei«, rief er und schnellte davon.

Von dem Tag an habe ich nie mehr einen Gedanken daran verschwendet, jemand könnte sich an meinen Narben auf dem Rücken stören. Sie sind ein Teil von mir, so simpel ist das.

»Schwimmen ist sehr gut, möglichst mehrmals die Woche«, lobte mich Dr. Heisenberg und holte mich aus meinem Erinnerungen. »Außerdem mußt du weiterhin darauf achten, nicht zu schwer zu tragen.«

Bisher durfte ich höchstens sechs Pfund tragen. Manchmal hatte ich das Gefühl, daß meine Schultasche mit all den Büchern und Heften um einiges schwerer war. Das war aber kein Punkt, den ich jetzt bei dieser ersten Nachuntersuchung erörtern wollte. Weil alles ganz normal aussah, erhielt ich einen Termin für den Herbst, zur erneuten Kontrolle.

»Bis dahin kannst du noch besser mit deinem versteiften Rücken leben als jetzt schon«, versprach mir der Arzt zum Abschied.

Mein Vater seufzte erleichtert auf, als wir im Flur standen. Ich sah ihm an, wie glücklich er über die gute Diagnose war.

»Laß uns schnell zum Bahnhof fahren, vielleicht erwischen wir einen früheren Zug«, bat ich und zog ihn aus dem Krankenhaus. Ich wollte sofort hier weg. Mit den guten Untersuchungsergebnisse war ich mehr als zufrieden und sehnte mich zurück in meinen Alltag, in mein normales Leben.

Mit jedem Tag, der verging, wurde es für mich selbstverständlicher, mit einer versteiften Wirbelsäule zu leben. Meine Bewegungen wurden geschmeidiger, ich lernte, die fehlende Beweglichkeit der Wirbelsäule zu kompensieren.

Die Zukunft war endlich wieder realer. Ich konnte etwas tun, statt nur zu warten und mich in Geduld üben zu müssen. Was wollte ich nach dem Abitur machen? Mein längerfristiges Ziel stand schon einige Zeit fest: Ich wollte schreiben. Zunächst aber studieren.

Die Jahre an der Universität waren die reine Freude. Ich las Goethe und Grass, Yeats und Shakespeare, vertiefte mich in die englische Grammatik, lernte Altenglisch und Latein. Wieder eine neue Freiheit. Jetzt konnte ich mir zum großen Teil sogar aussuchen, was ich lernen wollte. Jeder Tag war ein neues Abenteuer.

Ich genoß es auch, mit Menschen zusammenzusein, die nichts von meiner Krankheit, der Operation, der langen Zeit im Gips wußten. Die mich nicht als Mädchen kennengelernt hatten, das so große Schwierigkeiten beim Bewegen hatte. Jetzt war ich nichts weiter als eine ganz normale Studentin, die über das Mensaessen klagte und in der Bibliothek die Zeit vergaß.

Nebenbei begann ich, für eine Tageszeitung zu schreiben. Hier die literarische Theorie, da die Praxis, das war so ganz nach meinem Geschmack. Es gelang mir, beide Tätigkeiten in Einklang zu bringen. Ich lebte auf, denn endlich lebte ich richtig, lebte normal. Mein Rücken ließ mich gewähren. Wenn ich zu lange gesessen hatte, meldete er sich mit Schmerzen. Aber das war eher selten der Fall.

Studieren ist eine faszinierende Angelegenheit, aber irgendwann kommt der Abschluß und damit die Frage »Und jetzt?« Bei mir ergab sich die Antwort ganz rasch und fast wie von selbst. Drei Wochen, nachdem ich die Magisterprüfung erfolgreich abgelegt hatte, hatte ich eine feste Stelle als Redakteurin.

Auch in meinem neuen Leben blieb immer Platz für die Menschen, die ich in den anstrengenden Zeiten in der Klinik kennengelernt hatte. Waren in meinen ersten Briefen mit Albert Fragen wie »Heilt Deine Wunde« und »Drückt der Gips« das Wichtigste gewesen, entdeckten wir später neue Dinge, über die es zu schreiben lohnte: das Abitur, dann das Studium, die ersten längeren Beziehungen, Reisen, Pläne für das nächste Jahr. Auch Silke gehörte noch lange Zeit zu den Menschen die sehr wichtig für mich waren. Nachdem wir uns dann aber doch für einige Jahre aus den Augen verloren hatten, besteht heute wieder ein lockerer Kontakt. So verschieden sich unsere Leben nach der Operation doch gestaltet haben, die gemeinsame Basis, die in der Klinik entstanden ist, trägt. Aus Elisabeth, die mich so liebevoll betreut hat, ist eine Freundin geworden. Wir erinnern uns immer mal wieder über die Wochen und Monate vor und nach der Operation. Aber auch hier ist das Repertoire breiter geworden. Die Zeit in der Klinik war wichtig und hat mein Leben mehr als alles andere geprägt. Aber nach und nach wurde mir klar, daß es auch noch andere Dinge gibt, die ihren Raum brauchen, über die es zu reden und schreiben lohnt. Auch und gerade mit den Menschen, die mich damals begleitet haben.

Hin und wieder gibt es Tage, an denen ich kaum daran denke, daß meine Wirbelsäule versteift ist. Denn ich bewege mich völlig normal. Niemand kann mir anmerken, daß meine Wirbelsäule versteift ist. Meine Bewegungen sind so wie die anderer Menschen, und wohl nur jemand, der selber einen versteiften Rücken hat, kann erkennen, daß ich die Bewegungen nicht aus dem Rücken, sondern aus der Hüfte mache.

Viele Menschen reagieren etwas irritiert, wenn ich heute sage, ich lebe mit einer versteiften Wirbelsäule. Ein unsicherer Blick, ein fragendes Hochziehen der Augenbrauen. »Wie denn versteift?« ist eine Frage, die ich häufig beantworten muß.

»Durch zwei Metallstäbe und acht Haken«, erkläre ich dann.

Immer wieder erlebe ich es, daß die Menschen daraufhin meinen Rücken ansehen, als wäre das Material außen befestigt. »Innen«, erkläre ich bei solchen Gelegenheiten, »die Stäbe sind innen. Sie können sie wirklich nicht sehen. Zumal sich jetzt Knochenmasse darum gebildet hat.«

Ab und zu muß ich auch von Amts wegen bescheinigt bekommen, daß ich trotz der Versteifung zu bestimmten Dingen fähig bin. Wie anläßlich meiner Führerscheinprüfung. Ich hatte ausreichend Fahrstunden genommen, den theoretischen Test mit Bravour bestanden, nur zur praktischen Prüfung wurde ich nicht zugelassen. Erst mußte ich ein Attest meines Orthopäden vorlegen, der bestätigte, ich könne trotz der eingeschränkten Beweglichkeit problemlos ein Auto lenken. Das reichte noch nicht. Zusätzlich mußte ich die Untersuchung eines Amtsarztes über mich ergehen lassen. Ich mußte vorweisen, daß ich mich beim Umdrehen – etwa zum Einparken oder um festzustellen, ob von rechts hinten ein Radfahrer naht – zwar nicht in der Wirbelsäule drehen konnte, aber ganz schnell aus der Hüfte heraus. Mir fiel dies inzwischen leicht. Ich verlagerte mein Gewicht auf den linken Oberschenkel, hob die rechte Hüfte an und schob sie nach hinten. Das Ganze natürlich blitzschnell. Der Amtsarzt ließ es mich ein paar Mal vorführen, ehe er zu einem Urteil gelangt. Dann erst durfte ich während der Prüfung beweisen, daß ich mit einer versteiften Wirbelsäule genausogut Auto fahren konnte wie jeder andere Fahranfänger.

Auch das Abitur durfte ich nur ablegen, nachdem ein Amtsarzt mit Unterschrift und Siegel bestätigt hatte, daß ich aufgrund der Versteifung nicht am Sportunterricht in der Schule hatte teilnehmen können. In Niedersachsen ist Sport bis zum Abitur Pflichtfach. Jeder muß eine gewisse Anzahl an Sportkursen absolvieren und diese zur Ermittlung der Gesamtnote in das Abitur einbringen. Ich durfte zwar keinen Sport in der Schule treiben, mußte aber ebenso viele Kurse vorweisen wie meine Schulkameraden. Statt Sport belegte ich zusätzliche Kurse in Erdkunde, Gemeinschaftskunde, Französisch. Das war alles in Ordnung, bis wir uns zum Abitur meldeten. Dann wieherte der Amtsschimmel. Allen Lehrern, dem Schulleiter, selbst dem Vorsitzenden der Prüfungskommission war meine Situation bekannt, und es hatte nie Probleme gegeben, einen Platz in den Ersatzkursen zu bekommen. Jetzt aber mußte ein Arzt im Gesundheitsamt, der mich noch nie gesehen hatte (und den ich auch hoffentlich nie wiedersehen würde), bekräftigen, daß ich während der vergangenen drei Jahre in der Oberstufe berechtigterweise nicht am Sportunterricht teilgenommen hatte.

Sind dies vorübergehende, lästige Hemmnisse, so ist mein ständiger Begleiter seit der Operation die Angst zu fallen. Selbst wenn der Alltag trotz der Versteifung und der Stäbe nach und nach besser zu bewältigen war, wußte ich doch immer, daß ein Sturz für mich extrem gefährlich ist. Hält das Material? Werde ich mich schwerer als andere verletzen, weil ich mich beim Fallen nicht abrollen kann? Ein paarmal ist es bisher geschehen, daß ich gefallen bin. Im Winter wegen Glatteis, oder wie vor einiger Zeit, als ich über einen lockeren Pflasterstein gestolpert bin. In dem Moment, als ich mit dem rechten Fuß an dem Stein hängenblieb und merkte, wie ich stürzte, war sofort der Gedanke da: mein Rücken. Mit der linken Körperhälfte knallte ich auf den Asphalt. Ich hörte das dumpfe Geräusch, als mein Kopf aufschlug.

»Warten Sie, ich helfe Ihnen.« Sofort kniete ein Mann mittleren Alters neben mir. »Tut Ihnen irgend etwas weh?«

»Mein Rücken«, stammelte ich. »Mein Rücken.«

»Wo tut Ihnen der Rücken weh?« wollte der nette Helfer wissen.

»Gar nicht. Aber meine Wirbelsäule ist doch versteift.«

Der Mann ließ mich in exakt der Position liegen, in die ich gefallen war. Er nahm meine rechte Hand und strich über die Handinnenfläche. »Merken Sie das?«

»Ja. Ja, Sie fassen meine Hand an.« Der Mann lockerte meinen rechten Schuh, zog ihn aus und faßte meine Fußsohle an. »Können Sie das auch spüren?« Das merkte ich ebenfalls.

»Was für einen Tag haben wir heute?« Was sollte diese Frage?

»Heute ist der sechste Dezember, Nikolaus«, antwortete ich.

»Welches Fest feiern wir demnächst?« Na, Weihnachten stand in ein paar Wochen an. Ich sagte das meinem Helfer, der mir den Schuhe wieder anzog und zuschnürte und mit meinen Antworten zufrieden zu sein schien.

»Ich glaube, Sie haben sich nicht sehr verletzt«, tröstete mich der Mann. Jetzt half er mir, von dem schmutzigen, kalten Boden aufzustehen. »Was ist denn mit Ihrem Rücken?«

Während wir ganz langsam zu einem direkt gegenüber liegenden Café gingen, erzählte ich dem Mann in wenigen Worten von der Wirbelsäulenversteifung. Vorsichtig setzte ich mich auf einen Stuhl. »Ich bin gleich wieder da«, versprach er, dessen Namen ich nie erfahren würde. Wenige Momente später stand er mit einem aufgerollten Handtuch vor mir.

»Hier, drücken Sie das auf Ihr Gesicht. Da sind Eiswürfel drin, die helfen gegen die Schwellung.« Ich spürte, daß mein linkes Auge schon jetzt immer kleiner wurde.

»Zur Sicherheit rufe ich aber einen Krankenwagen, Sie müssen unbedingt geröntgt werden.« Während er mit dem

Mobiltelefon den Rettungsdienst benachrichtigte, hielt er meine Hand.

»Sie zittern ja.« Er rieb meine Hand warm. Gemeinsam warteten wir auf die Rettungssanitäter. Ich bedankte mich für die umsichtige und liebevolle Hilfe.

»Keine Ursache«, lächelte der Mann. »Mit solchen Dingen kenne ich mich aus.« Er erzählte mir, daß er der Leiter der Städtischen Rettungsdienste war und früher selbst viele Einsätze gefahren hatte. »Ich drücke die Daumen, daß es nur Prellungen und blaue Flecke sind«, sagte er zum Abschied.

In der Unfallklinik wurde mir erst so richtig bewußt, was passiert war. Ich war hingefallen, der Länge nach. Auch wenn alles ganz gut aussah, wußte ich noch nicht, ob das Metall wirklich keinen Schaden genommen hatte.

Mehr als eine Stunde und ein halbes Dutzend Röntgenbilder später erhielt ich die Diagnose. Mein Knie tat sehr weh, die linke Schulter war inzwischen dunkelblau, mein Gesicht sah aus, als hätte man mich verprügelt. Aber meinem Rücken war nichts passiert. Jetzt erst kamen mir die Tränen. Diese Angst, die unsägliche Angst, es könnte meinem Rücken etwas passieren, sie würde mich nie loslassen. Das wurde mir in diesen Stunden wieder klar.

In dem Maße, in dem ich mich nach dem Ausgipsen und Mobilisieren mit aller Intensität in das normale Leben gestürzt hatte, verdrängte ich gleichzeitig jeden Gedanken an die Operation. Das Kapitel war für mich abgeschlossen, aus, fertig. Mein Rücken war gerade, ich lernte mit den Beeinträchtigungen, die eine Wirbelsäulenversteifung mit sich bringt, zu leben. Aber die Erinnerungen an die Zeit im Krankenhaus, an die Monate im Gips, an die Schmerzen nach der Operation, an die Einsamkeit und Verzweiflung, die schob ich weg, ganz weit weg. Sie störten nur in meinem Alltag. Jeder, dessen Leben durch ein einschneidendes Erlebnis verändert wurde, kennt diese Reaktionen. Sie sind stets auch eine Art Schutz, damit die Schatten der schlimmen Zeiten nicht zu lang werden. Die Verdrängung funktioniert aber nicht wirklich. Eine Zeitlang geht es gut, Wochen, Monate, auch viele Jahre. Dann werden sie stärker, die Erinnerungen. Die Gedanken an die Operation, an die quälende Zeit kamen mir öfter. Ganz langsam schoben sie sich in mein Leben und erwischten mich mitten im Alltag.

XI

Zwei Jahrzehnte waren vergangen. Wieder einmal stand für mich ein Umzug an. An die Zimmertüren hatte ich Zettel gehängt, was wann eingepackt werden mußte. Ich stand inmitten Hunderter Bücher, die in Umzugskartons gepackt werden mußten. Schön nach Themen geordnet, damit jede Kiste einen Aufkleber bekommen konnte. Ich wollte in der neuen Wohnung beim Auspacken möglichst effektiv vorgehen. Regale an die Wand, Bücherkisten auf und hinaus mit dem Lesestoff, auf die Bücherborde. Ich war stolz, so systematisch vorzugehen.

Bis mir beim Einpacken ein Buch in die Hände fiel, das einen recht verschlissenen Schutzumschlag trug. Ein Roman, den ich in den Wochen vor der Operation gelesen hatte. Ich hockte mich auf einen bereits fertig gepackten Karton und schlug das Buch auf. Aus den Seiten sprangen mich die Bilder an, die ich so lange verdrängt hatte. Ich las in das erste Kapitel hinein und spürte den Zug des Lederriemens an meinem Kinn. Ich blätterte durch die Seiten und fand als Lesezeichen einen Zeitungsausschnitt vom 26. November 1976. Mit einem Schlag war alles wieder da. Draußen herrschte spätsommerliche Septemberhitze, durch die geöffneten Fenster wehte nur ein leichter Windhauch herein. Ich fröstelte in der Novemberkälte und spürte, wie die Angst vor einer Querschnittslähmung sich in mir ausbreitete. Wie soll ich weiterleben im Rollstuhl? Werde ich solch ein Leben ertragen? Ich bin doch noch so jung und will soviel!

Eine halbe Stunde später fand ich mich tränenüberströmt wieder in einem Chaos aus jahrelang verdrängten Ängsten, gepackten Kartons, herumliegenden Bücher und naßgeweinten Taschentüchern. Die Mauer, die ich vor 20 Jahren errichtet hatte, bekam ihren ersten Riß. Ich weinte um das Kind, das so gelitten hatte. Um das Mädchen, dem soviel Kindheit genommen worden war.

Ich begann, über die Operation zu sprechen. Nicht nur über die Fakten, sondern über die Auswirkungen auf mich, meine Seele, mein Leben. Natürlich sprach ich nicht mit jedem darüber und auch nur, wenn es sich ergab. Ich sah mir die Menschen genau an, von denen ich annahm, sie würden mich in Ruhe anhören und auch begreifen, was sie erfahren würden. Ich merkte, wie bewegt viele Menschen nach den Gesprächen waren. Sie wollten mehr wissen, über die Krankheit und über das Leben mit einer so großen Belastung.

Ich kann es nicht jedem erzählen, aber ich kann es aufschreiben, dachte ich mir schließlich. In meinem eigenen Tempo kann ich dann berichten, wie es wirklich war. Um mehr Verständnis zu schaffen für Kinder, deren Leben nicht sorglos und fröhlich ist. Die schon in jungen Jahren Schmerz, Einsamkeit und Verzweiflung durchleben.

Ich habe meine Geschichte auch festgehalten, um Mut zu machen. Mut, Risiken einzugehen und etwas zu wagen. Ich gebe zu, ich hatte mehr als Glück. Ich hatte mindestens ein ganzes Dutzend Schutzengel an meiner Seite, immer dann, wenn ich sie brauchte. Im Rückblick habe ich begriffen, daß kritische Situationen nur mit einer großen Portion Vertrauen gemeistert werden können. Vertrauen, ohne zu wissen, was kommen wird. Vorschußvertrauen.

Während ich meine Erinnerungen zu Papier brachte, waren

einige sehr wichtige Menschen, die mir in der schweren Zeit zur Seite gestanden haben, nicht mehr um mich. Mein Vater ist 12 Jahre nach meiner Operation gestorben. Mehrere schwere Herzinfarkte hatte er überlebt. Er hatte jedesmal um sein Leben gekämpft und stets gewonnen. Mit aller Kraft wollte er leben. Doch dann ein neuer Herzinfarkt. Wieder eiligst mit dem Rettungswagen in ein Krankenhaus. Wieder alles versuchen, um stärker zu sein. Es sah auch gut aus, richtig gut. Nach drei Tagen wurde er von der Intensivstation in ein normales Krankenzimmer verlegt. Er las wieder Zeitung, hörte Radio, wollte wissen, wie es in der Welt draußen weiterging. Meine Mutter, mein Bruder, ich: Wir alle glaubten an eine weitere Chance. Die Ärzte äußerten sich optimistisch, die blutverdünnenden Infusionen konnten entfernt werden. »Morgen darf ich das erste Mal aufstehen«, erzählte mein Vater, als ich ihn am Freitagmorgen besuchte. Ich war auf dem Weg in die Redaktion und schaute für eine Viertelstunde bei meinem Vater vorbei.

»Vor allem will ich duschen und Haare waschen«, äußerte er voller Ungeduld seine Pläne für den nächsten Tag. Er konnte es nicht ausstehen, wenn er untätig im Bett liegen mußte.

»Das muß wohl in der Familie liegen«, sagte ich grinsend. Wir unterhielten uns über die Alltäglichkeiten des Lebens, nichts Besonderes. Keiner von uns ahnte, daß es unser letztes Gespräch war. 24 Stunden später war mein Vater tot. Sein Herz hatte einem weiteren Infarkt nicht standgehalten.

Mein Vater fehlt mir heute noch mehr, als ich sagen kann. Auch Wilfried ist seit einigen Jahren tot. Er wurde nur wenig älter als 40 Jahre. Wieder war ein Teil meiner Kindheit dahin, war ein Mensch fort, der in schweren Zeiten immer für mich dagewesen war. Wilfried hat durch seine Unterstützung ganz wesentlich dazu beigetragen, die schlimmen Monate etwas erträglicher zu machen.

Er und mein Vater sind gestorben, bevor ich den beiden sagen konnte, wie dankbar ich ihnen bin für alles, was sie für mich getan haben. Aber ich bin überzeugt, sie spüren es, wissen es.

Für mich ist dieses Buch eine Reise in die Vergangenheit und gleichzeitig eine Brücke in meine Zukunft. Ich habe beim Schreiben soviel gelernt, über das Leben, über die Menschen, über mich. Mit den Augen einer Erwachsenen habe ich das Leben eines Kindes gesehen, bis ich das Herz des Kindes in mir wiederentdeckt habe. Heute weiß ich, daß ich mir trotz all der schlimmen Dinge, die ich erleben mußte, keine andere Kindheit wünsche. So wie sie war, war sie genau richtig. Denn sie hat mich stark gemacht für das Leben. Sie hat mir beigebracht, was im Leben wirklich zählt. Sie hat mich gelehrt, mit dem Herzen zu sehen.

Jetzt ist es mehr als 20 Jahre her, seit an einem kalten Dienstag im November meine Wirbelsäule versteift wurde. 20 Jahre, in denen mein Leben wirklich so war, wie ich es mir in der Zeit im Krankenhaus erträumt habe: abwechslungsreich, aufregend – und auch ganz schön anstrengend.

Danksagung

Viele Menschen haben zum Entstehen dieses Buches beigetragen, jeder auf seine ganz persönliche Weise.

Mein Dank geht an:

Friedrich, der mir die Freiheit läßt, meinen eigenen Weg zu finden;
meinen Bruder Torsten für die unermüdliche Ermunterung und die Aufforderung, Träume Realität werden zu lassen;
Helga für viele Telefonate und hilfreiche Anregungen;
Eva, auf deren Freundschaft ich seit vielen Jahren bauen kann;
Rolf für Briefe, Gespräche und gemeinsames Lachen;
Inge Clauß, die vieles leichter gemacht hat;
Ilse Lohmann, die so aufmerksam mein Manuskript gelesen hat;
Christina Pax für die vielen wertvollen Hinweise.

Meine Gedanken gehen zu meinem Vater, der mir beigebracht hat, aufrecht durch das Leben zu gehen.

Ich widme dieses Buch meiner Mutter. Ich werde ihr niemals zurückgeben können, was sie für mich getan hat.
Es war die richtige Entscheidung.

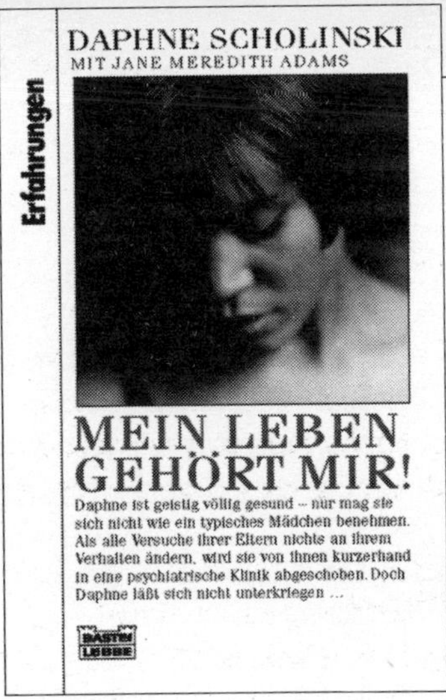

Typisch weibliche Themen und Beschäftigungen interessieren Daphne nicht im geringsten. Sie zieht es vor, sich burschikos zu kleiden, die Haare kurz wie ein Junge zu tragen und sich gegen ihren Vater aufzulehnen. Doch nach der Scheidung ihrer Eltern wird ihr Verhalten immer auffälliger: Sie lügt, stiehlt, schwänzt die Schule und nimmt sogar Drogen.

Schließlich wird die 15jährige in eine psychiatrische Klinik eingewiesen, in der die Therapeuten dem vermeintlichen Grund dafür auf die Spur kommen: Angeblich liege bei ihr eine »geschlechtsspezifische Identitässtörung« vor. Daphne soll »lernen«, sich femininer zu benehmen, sich zu schminken, ihren Gang zu verändern, sich über die »richtigen« Themen zu unterhalten ...

Aber Daphne kann es nicht verstehen, daß niemand sich wirklich dafür interessiert, wie es in ihr aussieht, was eigentlich hinter ihrem Verhalten steckt, und versucht mit allen Mitteln, aus der Klinik entlassen zu werden ...

ISBN 3-404-61427-5

BASTEI LÜBBE

Erfahrungen

Lori Schiller

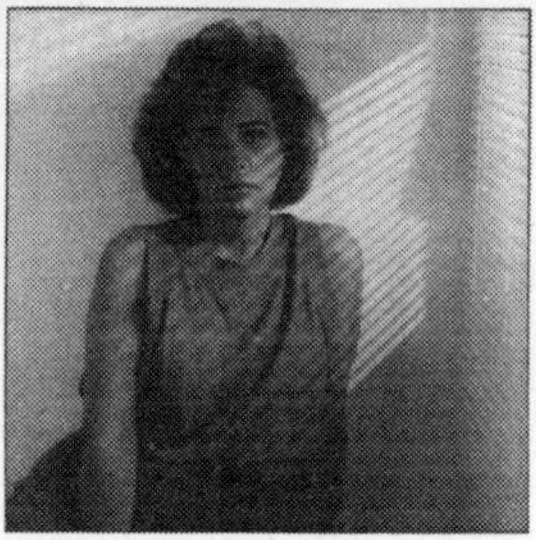

Wahnsinn im Kopf

Lori ist siebzehn, als sie plötzlich Stimmen hört, die ihr das Leben zur Hölle machen. Gefangen in ihrer eigenen Welt, verbringt sie mehrere Jahre in Kliniken, bis klar wird, daß sie an **Schizophrenie** leidet. Mutig nimmt sie den Kampf gegen diese schreckliche Krankheit auf ...

BASTEI LÜBBE

Als Lori siebzehn ist, ändert sich Ihr Leben schlagartig: Stimmen dringen zu ihr und verschaffen sich ungebeten Gehör. Sie machen Lori Vorwürfe, stacheln sie auf und stiften sie zu Taten an, die ihr vorher nie in den Sinn gekommen wären. Zuerst versucht Lori, die Stimmen einfach zu ignorieren, doch schon bald kann sie den Schein der Normalität nicht mehr länger aufrecht erhalten. Ihre Familie ist entsetzt über ihr verändertes Verhalten, und die behandelnden Ärzte können die Ursachen und Symptome nicht richtig einordnen.
Gefangen und isoliert in ihrer inneren Welt, verbringt sie mehrere Jahre in einer geschlossenen Abteilung, bis eine Ärztin und eine Therapeutin ihr endlich helfen können. Ihnen gelingt es, ihrer Patientin neues Selbstvertrauen zu geben für den Kampf gegen die Schizophrenie. Wird Lori es schaffen, mit ihren Ängsten, den Agressionen, den Stimmen und ihrer Krankheit fertigzuwerden?

ISBN 3-404-61377-5

BASTEI LÜBBE